コンパクト
応用栄養学

鈴木和春　重田公子　近藤雅雄
編

池田尚子　久保和弘　近藤雅雄
笹田陽子　重田公子　庄司フミ
鈴木和春　須藤紀子　中島　滋
真鍋祐之　山田徳広　山本由喜子
吉田隆子　吉野佳織
著

朝倉書店

編集者

鈴木 和春	東京農業大学応用生物科学部教授
重田 公子	東京都市大学都市生活学部教授
近藤 雅雄	東京都市大学人間科学部教授

執筆者（五十音順）

池田 尚子	昭和女子大学生活科学部専任講師
久保 和弘	岐阜大学教育学部准教授
近藤 雅雄	東京都市大学人間科学部教授
笹田 陽子	盛岡大学栄養科学部教授
重田 公子	東京都市大学都市生活学部教授
庄司 フミ	相模女子大学栄養科学部教授
鈴木 和春	東京農業大学応用生物科学部教授
須藤 紀子	お茶の水女子大学大学院人間文化創成科学研究科准教授
中島 滋	文教大学健康栄養学部教授
真鍋 祐之	兵庫大学健康科学部教授
山田 德広	帝塚山大学現代生活学部准教授
山本 由喜子	東海学園大学健康栄養学部教授
吉田 隆子	日本大学国際関係学部非常勤講師
吉野 佳織	常磐大学人間科学部准教授

序

　1994（平成6）年に朝倉書店から『コンパクト公衆衛生学』が刊行され，人間集団の健康を維持・増進し，疾病予防を図る学問として実に幅広い分野からなる公衆衛生領域をコンパクトにまとめあげた教科書として好評を得ている．また，2010（平成22）年には『コンパクト公衆栄養学』を発行し，病気の予防，健康に関する知識と技術を普及・啓発し，地域，社会集団の栄養改善さらには健康の維持増進を図る学問としての幅広い領域をわかりやすくまとめ，公衆衛生学と同様，保健・医療分野で広く利用されている．

　さて，応用栄養学はこれまで栄養学の一部として扱われてきたが，その後，特殊栄養学，栄養学各論と名称が変わり，応用栄養学へと変遷した．1998（平成10）年「21世紀の管理栄養士等のあり方検討会報告」において管理栄養士業務のあり方，国家試験のあり方などの検討が行われた．2000（平成12）年4月に栄養士法の一部改正が行われ，管理栄養士は登録資格から免許資格とされ，その業務についても従来の「複雑困難な栄養の指導等」から「傷病者に対する療養のために必要な栄養の指導，特別の配慮を必要とする給食及びこれらの施設に対する栄養改善上必要な指導等」と明文化された．この趣旨を踏まえ，管理栄養士養成施設の教育カリキュラムの検討が行われ，2002（平成14）年「管理栄養士国家試験出題基準（ガイドライン）」が発表されたのを受けて，従来の「栄養学各論」を「応用栄養学」と名称変更した．内容も成長・発達・加齢といった生涯における栄養管理として，新生児期から高齢期までの各ライフステージ別に，また妊娠期，授乳期，運動・スポーツ，環境と栄養について項目ごとにまとめた．

　本書は，2006（平成18）年3月の新しいガイドラインに沿って，応用栄養学の「教育目標」および管理栄養士国家試験「出題のねらい」に準拠して2010年暮れに作成し，2011（平成23）年4月に出版する予定で準備を行った．しかし，2010年12月24日に，厚生労働省よりガイドライン改定検討会の報告書が提出され，項目（大，中，小）の修正が図られたのを期にただちにこの新ガイドラインの各項目に従って改訂を行った．したがって，2010年の新改訂版としては最も新しい教科書であると自負する．本書は管理栄養士等養成校の学生はもちろんのこと，保健・医療・福祉などにかかわる領域を勉強している学生，一般社会人にもわかりやすく「コンパクト」にまとめた．本書を読まれた読者は，ヒトの生涯にかかわる栄養問題を学習し，保健・医療・福祉・文化・環境などの幅広い分野との関連性を理解し，社会にしっかりと貢献して欲しいと願っている．

　本書は「応用栄養学」の各項目において，第一線の教育・研究者によって執筆されたが，出版する前に，2010年12月の新ガイドラインの改定に沿って新たに修正した．これも執筆者の熱意によって短期間にて迅速な対応が行われたことは快挙であり，このような優秀な執筆者によって書かれたことは本書にとって誇りであり，執筆者に感謝したい．今後とも時代に応じて内容を書き改め，ますます使いやすいコンパクト教科書として成長・発展していくことを希望している．そのためには読者の本書に対する忌憚のないご批判，ご助言等，ご意見をいただければ幸いである．

　最後に，本書の企画編集にあたり朝倉書店編集部には大変お世話になった．ここに厚く御礼申し上げる．

2011年3月

編者ら

目次

1 栄養ケア・マネジメント 〔鈴木和春・重田公子〕…1
A 栄養ケア・マネジメントの概念…1
- a 栄養ケア・マネジメントの定義…1
- b 栄養ケア・マネジメントの過程…1
B 栄養スクリーニング…2
- a 栄養リスクの判定…2
C 栄養アセスメント…3
- a 栄養アセスメントの意義と目的…4
- b 静的アセスメントと動的アセスメント…4
- c 問診,観察…4
- d 身体計測…4
- e 臨床検査…7
- f 栄養・食事調査…10
- g 健康・栄養問題(課題)の検出と決定…10
D 栄養ケア計画の実施,モニタリング,評価,フィードバック…11
- a PDCAサイクル…11
- b 栄養補給…11
- c 栄養教育…11
- d 多領域からの栄養ケア…12
- e 短期目標,中期目標,長期目標…12
- f 評価…12
- g フィードバック…14

2 食事摂取基準の基礎的理解 〔久保和弘〕…15
A 食事摂取基準の意義…15
- a 食事摂取基準の目的…15
- b 科学的根拠に基づいた策定…15
B 食事摂取基準策定の基礎理論…15
- a エネルギー摂取の過不足からの回避を目的とした指標の特徴…15
- b 栄養素の摂取不足からの回避を目的とした指標の特徴…16
- c 栄養素の過剰摂取からの回避を目的とした指標の特徴…16
- d 生活習慣病の一次予防を目的とした指標の特徴…16
- e 策定における基本的留意事項…16
C 食事摂取基準活用の基礎理論…16
- a 食事調査などによるアセスメントの留意事項…16
- b 活用における基本的留意事項…17

目次

- c 個人の食事改善を目的とした評価・計画と実施 …17
- d 集団の食事改善を目的とした評価・計画と実施 …17
- e 給食管理を目的とした評価と計画の決定 …17
- D エネルギー・栄養素別食事摂取基準 …17
  - a エネルギー（基礎代謝基準値，身体活動レベル）…17
  - b たんぱく質 …20
  - c 炭水化物 …21
  - d 脂質 …21
  - e ビタミン …21
  - f ミネラル …22
- E ライフステージ別エネルギー・栄養素必要量 …23
  - a 妊娠期 …23
  - b 授乳期 …24
  - c 乳児期 …24
  - d 幼児期 …25
  - e 学童期 …25
  - f 思春期 …26
  - g 成人期 …26
  - h 高齢期 …28

3 成長・発達，加齢（老化） 〔近藤雅雄〕…29

- A 成長，発達，加齢の概念 …29
  - a 成長 …29
  - b 発達 …29
  - c 加齢 …30
- B 成長，発達，加齢に伴う身体的・精神的変化と栄養 …30
  - a 身長，体重，体組成 …30
  - b 消化，吸収 …31
  - c 代謝 …31
  - d 運動，知能，言語発達，精神発達，社会性 …32
  - e 食生活，栄養状態 …33
  - f 加齢に伴う身体的・精神的変化と栄養 …34

4 妊娠期，授乳期 〔山本由喜子〕…38

4.1 妊娠期 …38

- A 妊娠期の生理的特徴 …38
  - a 性周期 …38
  - b 妊娠の成立・維持 …38
  - c 胎児付属物 …39
  - d 胎児の成長 …40
  - e 母体の生理的変化 …41

目次

  B 妊娠期の栄養アセスメントと栄養ケア……………………………………42
   a 栄養アセスメント…………………………………………………………42
   b 妊婦の食事摂取基準………………………………………………………43
   c 妊産婦のための食生活指針………………………………………………45
   d やせと肥満…………………………………………………………………45
   e 鉄摂取と貧血………………………………………………………………45
   f 食欲不振と妊娠悪阻………………………………………………………45
   g 肥満と妊娠糖尿病…………………………………………………………46
   h 妊娠高血圧症候群…………………………………………………………47
   i 葉酸摂取と神経管閉鎖障害………………………………………………49
   j ビタミン A 過剰摂取と奇形………………………………………………50
   k 脂質異常症…………………………………………………………………50
   l 出産後の健康・栄養状態および QOL の維持・向上……………………50
4.2 授　乳　期……………………………………………………………………51
  A 授乳期の生理的特徴…………………………………………………………51
   a 母体の生理的変化…………………………………………………………51
   b 乳汁分泌の機序……………………………………………………………51
   c 初乳，成乳…………………………………………………………………51
   d 母乳成分と母乳量の変化…………………………………………………51
  B 授乳期の栄養アセスメントと栄養ケア……………………………………52
   a 栄養アセスメント…………………………………………………………52
   b 授乳婦の食事摂取基準……………………………………………………54
   c 栄養と病態・疾患…………………………………………………………54
   d 栄養ケアのあり方…………………………………………………………54
   e 新生児・乳児の正常成長・発達…………………………………………55
   f 人工栄養法と離乳食………………………………………………………55

5 新生児期，乳児期……………………………………………〔須藤紀子〕…56
  A 新生児期，乳児期の生理的特徴……………………………………………56
   a 呼吸器系・循環器系の適応………………………………………………56
   b 体水分量と生理的体重減少………………………………………………56
   c 腎機能の未熟性……………………………………………………………56
   d 体温調節の未熟性…………………………………………………………56
   e 新生児期，乳児期の発育…………………………………………………57
   f 摂食・消化管機能の発達…………………………………………………57
  B 新生児期，乳児期の栄養アセスメントと栄養ケア………………………59
   a 乳児の食事摂取基準………………………………………………………59
   b 授乳・離乳の支援ガイド…………………………………………………59
   c 乳児期の栄養補給法（母乳栄養，人工栄養，混合栄養，離乳食）……59
   d 低出生体重児………………………………………………………………62
   e 低体重と過体重……………………………………………………………62

f	哺乳量と母乳性黄疸·······63
g	ビタミンK摂取と乳児ビタミンK欠乏性出血症·······63
h	鉄摂取と貧血·······63
i	乳児下痢症と脱水·······63
j	二次性乳糖不耐症·······63
k	食物アレルギー·······64
l	便　秘·······64

6　成長期（幼児期，学童期，思春期）·······65

6.1　幼　児　期·······〔吉田隆子・重田公子〕···65
 A　幼児期の生理的特徴·······65
  a　生理機能の発達·······65
  b　運動機能の発達·······66
  c　精神機能の発達·······67
  d　社会性の発達·······68
 B　幼児期の栄養アセスメントと栄養ケア·······68
  a　小児の食事摂取基準·······70
  b　やせ・低栄養と過体重・肥満·······70
  c　脱　水·······71
  d　う　歯·······71
  e　偏　食·······72
  f　適切な栄養状態の維持，疾病予防，健康の維持増進·······72

6.2　学　童　期·······〔真鍋祐之〕···74
 A　学童期の生理的特徴·······74
  a　生理機能の発達·······74
  b　運動機能の発達·······74
  c　精神機能の発達·······75
  d　社会性の発達·······75
 B　学童期の栄養アセスメントと栄養ケア·······76
  a　学童期の食事摂取基準·······76
  b　やせ・低栄養と過体重・肥満·······76
  c　鉄摂取と貧血·······76
  d　適切な栄養状態の維持，疾病予防，健康の維持増進·······76

6.3　思　春　期·······〔笹田陽子〕···82
 A　思春期の生理的特徴·······82
  a　生理機能の発達·······82
  b　精神機能の発達と精神的不安定·······82
  c　社会性の発達·······83
  d　二次性徴·······84
 B　思春期の栄養アセスメントと栄養ケア·······84
  a　思春期の食事摂取基準·······84

	b	やせ・低栄養と過体重・肥満	85
	c	生活習慣病予防	86
	d	摂食障害	87
	e	鉄摂取と貧血	88
	f	適切な栄養状態の維持，疾病予防，健康の維持増進	88

7 成　人　期 ……………………………………………………………………………… 90

7.1 成　人　期 ………………………………………………………〔吉野佳織・近藤雅雄〕… 90

 A 成人期の生理的特徴 …………………………………………………………………… 90
  a 生理的変化と生活習慣の変化 ………………………………………………………… 90
 B 成人期の栄養アセスメントと栄養ケア ……………………………………………… 91
  a 成人期の栄養の特徴 …………………………………………………………………… 91
  b 成人の食事摂取基準 …………………………………………………………………… 92
  c 生活習慣病の予防 ……………………………………………………………………… 93
  d 肥満とメタボリックシンドローム …………………………………………………… 94
  e 主な生活習慣病の一次予防 …………………………………………………………… 95

7.2 更年期（閉経期） …………………………………………………………〔池田尚子〕… 97

 A 更年期の生理的特徴 …………………………………………………………………… 97
  a 更年期の生理的変化 …………………………………………………………………… 98
 B 更年期の栄養アセスメントと栄養ケア ……………………………………………… 98
  a 栄養ケアのあり方 ……………………………………………………………………… 99
  b 更年期障害 ……………………………………………………………………………… 99
  c 骨粗鬆症の一次予防 …………………………………………………………………… 99

8 高　齢　期 ……………………………………………………………〔庄司フミ〕… 101

 A 高齢期の生理的特徴 …………………………………………………………………… 101
  a 感覚機能 ………………………………………………………………………………… 101
  b 咀嚼・嚥下機能 ………………………………………………………………………… 101
  c 消化・吸収機能 ………………………………………………………………………… 101
  d 食欲不振，食事摂取量の低下 ………………………………………………………… 101
  e たんぱく質・エネルギー代謝の変化 ………………………………………………… 102
  f カルシウム代謝の変化 ………………………………………………………………… 102
  g 身体活動レベルの低下 ………………………………………………………………… 102
  h 日常生活動作（ADL）の低下 ………………………………………………………… 102
 B 高齢期の栄養アセスメントと栄養ケア ……………………………………………… 103
  a 高齢者の食事摂取基準 ………………………………………………………………… 103
  b 低栄養の予防・対応 …………………………………………………………………… 104
  c 脱水と水分補給 ………………………………………………………………………… 105
  d 転倒・骨折予防 ………………………………………………………………………… 106
  e 認知症への対応 ………………………………………………………………………… 106
  f 咀嚼・嚥下障害への対応 ……………………………………………………………… 106

g　日常生活動作の支援………………………………………………………………107
　　h　介護予防・合併症予防のための栄養ケア…………………………………………107

9　運動・スポーツと栄養……………………………………………〔山田徳広〕…108
A　運動時の生理的特徴とエネルギー代謝…………………………………………108
　　a　骨格筋とエネルギー代謝……………………………………………………108
　　b　運動時の呼吸・循環応答……………………………………………………109
　　c　体　力…………………………………………………………………………110
　　d　運動トレーニング……………………………………………………………111
B　運動と栄養ケア……………………………………………………………………111
　　a　運動の健康影響（メリット・デメリット）………………………………111
　　b　運動基準………………………………………………………………………114
　　c　糖質・たんぱく質摂取………………………………………………………115
　　d　水分・電解質補給……………………………………………………………115
　　e　スポーツ性貧血………………………………………………………………116
　　f　食事内容と摂取のタイミング………………………………………………116
　　g　筋グリコーゲンの再補充……………………………………………………117
　　h　運動時の食事摂取基準の活用………………………………………………117
　　i　ウエイトコントロール（減量）と運動・栄養……………………………117
　　j　栄養補助食品の利用…………………………………………………………118

10　環境と栄養……………………………………………………………〔中島　滋〕…119
A　ストレスと栄養ケア………………………………………………………………119
　　a　恒常性の維持とストレッサー………………………………………………119
　　b　生体の応答性と自己防衛……………………………………………………119
　　c　酸化ストレスとその対応……………………………………………………120
　　d　ストレスによる代謝の変動…………………………………………………122
　　e　ストレスと栄養………………………………………………………………123
　　f　「健康日本21」におけるストレス対策……………………………………123
B　生体内リズムと栄養………………………………………………………………124
　　a　生体機能の日内リズム………………………………………………………124
　　b　食事摂取による同調…………………………………………………………124
　　c　代謝の月周・年周リズム……………………………………………………125
C　特殊環境と栄養……………………………………………………………………126
　　a　特殊環境下の代謝変化………………………………………………………126
　　b　熱けいれん，うつ熱，熱疲弊と水分・電解質補給………………………127
　　c　寒冷環境と脂質およびたんぱく質の補給…………………………………127
　　d　高温・低温環境と栄養………………………………………………………127
D　高圧・低圧環境と栄養……………………………………………………………128
　　a　高圧環境とエネルギー補給…………………………………………………128
　　b　低圧環境における栄養問題（食欲不振，脱水）…………………………128

		c	酸素解離特性	128
	E	無重力環境（宇宙環境）と栄養		129
		a	無重力環境（宇宙環境）	129
		b	無重力環境における栄養・代謝変化と順応	129

参 考 書 ………………………………………………………………………… 131
用 語 解 説 …………………………………………………………………… 135
参 考 資 料 …………………………………………………………………… 143
索　　　引 …………………………………………………………………… 163

● コラム一覧 ●

コラム	著者	頁
「歩数」は，生活活動の良好な指標	〔久保和弘〕	19
外挿法とは？	〔久保和弘〕	24
基本的生活習慣の確立	〔近藤雅雄〕	32
肥満，脂肪組織	〔近藤雅雄〕	33
テロメア	〔近藤雅雄〕	35
「こ」食	〔近藤雅雄〕	36
低出生体重児と発育後の生活習慣病	〔山本由喜子〕	41
妊婦検診と母子手帳	〔山本由喜子〕	42
妊娠中毒症と妊娠高血圧症候群	〔山本由喜子〕	48
葉酸の栄養補助食品	〔山本由喜子〕	49
親子のスキンシップ	〔山本由喜子〕	53
母子感染	〔山本由喜子〕	55
災害時の乳児栄養	〔須藤紀子〕	60
医療の進歩と低出生体重児の増加	〔須藤紀子〕	62
カイスの3つの輪	〔吉田隆子〕	71
乳幼児期の食事の味付け	〔吉田隆子〕	71
野菜嫌い	〔吉田隆子〕	72
自分で食べる	〔吉田隆子〕	73
からだの栄養とこころの栄養	〔真鍋祐之〕	80
食育活動	〔真鍋祐之〕	82
「健康日本21」	〔吉野佳織・近藤雅雄〕	93
カプサイシンと嚥下反射	〔庄司フミ〕	107
アディポサイトカイン	〔山田徳広〕	113
酸化と老化	〔中島　滋〕	122
睡眠リズム	〔中島　滋〕	124
基礎代謝の季節変化	〔中島　滋〕	126

1 栄養ケア・マネジメント

　栄養状態を評価することの目的は，収集しうる限り最良の科学的根拠（エビデンス）に基づく栄養ケア計画によって最大の治療効果を出すことにあり，栄養ケア・マネジメントはそのためにある．人体の構造と機能，疾病の成り立ちについて正しく理解し，予後（アウトカム）を考慮した栄養アセスメント，行動科学理論の応用に基づく栄養ケア・マネジメントの方法を理解する．

A　栄養ケア・マネジメントの概念

a　栄養ケア・マネジメントの定義

　栄養ケア・マネジメント（栄養管理：nutritional care management）とは，対象（個人または特定集団）の栄養状態および健康状態を客観的に評価し，適切かつ効率的な栄養ケア計画を実施して，QOL（quality of life：生活の質，人生の質）を向上させるシステムのことである．

b　栄養ケア・マネジメントの過程

　栄養ケア・マネジメントは，スクリーニング，アセスメント，ケア計画の作成と実施，モニタリング，栄養リスク改善の評価・判定，フィードバックから構成される．この一連の過程（図1.1）を系統的に繰り返しながら問題の解決に結びつけていくことにより，効果的に栄養ケアを行うことが可能となる．対象が個人または特定集団であっても栄養ケア・マネジメントの過程は変わらないが，集団を対象とする場合は集団のなかの個人への関与が必要となる．

1）栄養スクリーニング（nutritional screening）

　対象者の栄養状態のリスクを，侵襲性の少ない簡便な方法を用いて迅速に判定する．

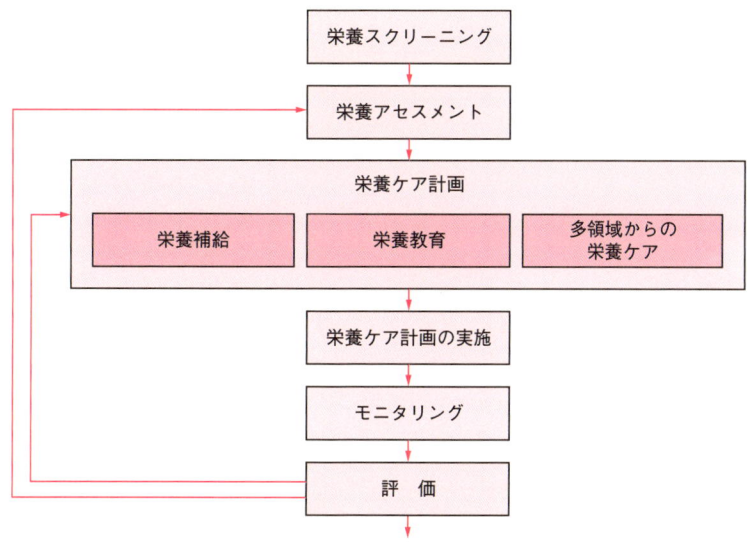

〈図1.1〉　栄養ケア・マネジメントシステム

2) 栄養アセスメント (nutritional assessment)

身体計測，臨床診査，臨床検査，食事調査などによって，エビデンスに基づく栄養状態の指標を得る．

3) 栄養ケア計画 (nutritional care plan)

対象者の栄養状態を改善するために，栄養補給，栄養教育，多領域からの栄養ケアの3項目について実行可能なプランを策定する．

栄養補給 (nutritional support)：栄養ケアが必要であると判断されると栄養補給法の選択が行われる．エネルギーおよび栄養素の適正な補給量は，食事摂取基準(**参考資料1参照**)などを参考に策定する．栄養補給法には，食形態による経口栄養，経管(経腸，経鼻)栄養，静脈栄養があり，対象者の生体機能の状態に応じた適切な栄養補給計画を策定する．

栄養教育 (nutritional education)：栄養や食生活に関する知識や技術を習得させ，行動変容をもとに適正な生活習慣へと導いていく．

多領域からの栄養ケア (multidisciplinary nutritional care)：栄養状態には，対象者の身体的問題をはじめ精神的，経済的，社会的問題が深くかかわるため，管理栄養士と他の領域の専門家(医師，看護師，薬剤師，理学療法士，ソーシャルワーカーなど)が連携し，総合的な栄養ケアを計画する．

4) 実施 (implementation)

栄養ケアの実施にあたっては，対象者のもつ課題のうち緊急性のある項目の優先性に配慮し，指標をもとに課題の達成度をチェックしながら実施する．

5) モニタリング (経過観察：monitoring)

栄養ケア介入後の経過観察により，栄養リスク改善の程度，実施上の問題(対象者の問題行動，栄養補給方法の不適正，病状の進行，協力者の状況など)を把握する．

6) 評価 (evaluation)

モニタリングをもとに課題達成の現状を評価する．評価を繰り返しながら栄養リスク改善目標に到達されれば栄養ケアを終了させ，実施した栄養ケア・マネジメントの有効性，人員の配置・効率の判定，さらに，対象者の満足度などについても系統的に評価する．

7) フィードバック (feed back)

モニタリングおよび評価を栄養アセスメントにフィードバックさせる．また，栄養ケアに問題があれば，ただちに栄養ケア計画を修正する．フィードバックを繰り返しながら最終目標に到達する．

B 栄養スクリーニング

a 栄養リスクの判定

各種の栄養パラメータ(**表1.1**)についてスクリーニングを行い，複数の栄養指標を組み合わせ，栄養状態を総合的にアセスメントする．これをもとに，手術施行の可否，手術後の回復や合併症発症のリスク，創傷治癒の状態を推定し，アウトカムを予測・評価する．指標として血清アルブミン，血清トランスフェリン，遅延型皮膚過敏反応(protein purified derivative；PPD)，上腕三頭筋部皮下脂肪厚などを指標として活用する．低栄養の状態のままでは，種々の機能障害，免疫能の低下，筋力の低下，呼吸機能の低下などが発生するため，術前の低栄養状態の改善を目指すことは，治療効果を上げ，アウトカムの改善につながる．

⟨表1.1⟩ 栄養パラメータ

身体計測
1. ％理想体重，身長・体重比（weight for height；W/H），身長・年齢比（age for height；A/H）
2. 平常時体重に対する体重比（％ usual body weight；％ UBW）
3. 体重減少率
4. 肥満指標（BMI）
5. ウエスト・ヒップ比（W/H）
6. 皮下脂肪厚
   キャリパー，超音波断層撮影法，近赤外線インタラクタンス法
7. 上腕筋囲長（AMC），上腕筋面積（AMA）
   CT 法，MRI 法

body composition
1. 体内脂肪量（lean body mass）
   体密度（水中体重秤量法，空気中体重秤量法，生体インピーダンス法（BIA），生体内電気伝導度測定法（TOBEC）
2. 体内窒素量（たんぱく量），窒素指標（Nitrogen index）
   生体中性子励起分析法（IVNAA）
3. 骨塩量，体内脂肪量
   二重光子吸収測定法（DPA），二重エネルギーＸ線吸収測定法（DEXA）
4. 体内総カリウム量（TBK）
   全身計測（whole body counter，^{40}K）
5. 体内総水分量（TBW），細胞内水分量（ICW），細胞外水分量（ECW），体内交換性ナトリウム（Nae），体内交換性カリウム（Ke），体内交換性ナトリウム・カリウム比（Nae/Ke），アイソトープ希釈法（isotope dilution technique）：重水（D_2O），トリチウム（T_2O），同位元素

血液・尿化学検査
1. 血清たんぱく：総たんぱく，アルブミン，トランスフェリン，プレアルブミン，レチノール結合たんぱく，フィブロネクチン，その他
2. 血漿アミノ酸値，Fischer 比
3. 血漿脂質：総コレステロール，リン脂質，トリグリセリド，リポたんぱく分画，脂肪酸
4. クレアチン身長係数，尿中 3-メチルヒスチジン排泄量，尿中 3-ヒドロキシプロリン排泄量，ヒドロキシプロリン・クレアチニン比，ヒドロキシプロリンインデックス
5. 尿素窒素排泄量・窒素バランス
6. 微量栄養素（ビタミン，微量元素）
7. ホルモン：ソマトメジン-C，甲状腺ホルモン，カテコールアミンなど
8. サイトカイン：1L-2, IL-6, TNF など

免疫パラメータ
総リンパ球数，遅延型皮膚過敏反応（PPD 皮内反応），リンパ球幼若化反応，末梢リンパ球（T/B 細胞比など），NK 細胞活性，免疫グロブリン，補体

機能検査
筋力測定（握力，呼吸筋力），電気生理学的刺激測定，味覚試験，創傷治癒

代謝動態検査
間接カロリメトリー，安定同位元素，二重アイソトープ希釈法（double isotope dilution technique），MRS（magnetic resonance spectroscopy），PET（positron emission tomography）

（山東勤弥，2005 より改変）

C 栄養アセスメント

　　身体的状態が良好な人の健康の維持・増進，生活習慣病の一次予防としての栄養アセスメントと，疾病と治療経過にある人の栄養アセスメントはまったく異なるものである．しかも，人体の構造と機能，疾病の成り立ちは，1つとして同じ状態，同じ経過にある人はいないことから，最良かつ収集できる限り最新のエビデンスに基づき，アウトカムを考慮した栄養アセスメントとすることが大切である．

a　栄養アセスメントの意義と目的

　栄養ケアを検証するためのエビデンスを得ることが栄養アセスメントの目的である．すなわち，栄養アセスメントのもつ意義は，対象者に備わった潜在的な治癒力に栄養ケアが働きかけた健康状態のアウトカムを，多面的に，客観的に把握することにある．

b　静的アセスメントと動的アセスメント

　栄養アセスメントには，栄養スクリーニングや問診などによって病的兆候の存在を見つけ出した患者に対して行う静的アセスメントと動的アセスメントがある．

1）静的アセスメント（static assessment）

　栄養ケア介入を行う前の栄養状態を静的アセスメント指標として評価・判定する．上腕筋囲，上腕筋面積，免疫能，血清総たんぱく質，血清アルブミンなど，比較的短期間での変動が少ないパラメータを指標として用いる．

2）動的アセスメント（dynamic assessment）

　栄養ケア介入後，アウトカムの経時的改善の指標を動的アセスメントとして測定し，栄養ケア計画の有効性を評価・判定する．血清中のプレアルブミン（トランスサイレチン），血清レチノール結合たんぱく質，血清トランスフェリンなど，半減期の短いたんぱく質を指標として用いる．

c　問診，観察

1）問　診

　対象者の既往歴，現病歴，家族歴，自覚症状の有無，平常時の体重とその変化，生活状況，生活習慣，食欲，咀嚼・嚥下の状況などを聞き取り，健康および栄養状態について把握する．主訴（自覚症状）は主観的ではあるが，重要な情報が得られる．

2）観　察

　視診（眼，皮膚，爪，毛髪の状態，ふるえの有無など），触診（浮腫，腫瘤の有無など），打診（胸水や腹水の状態），聴診（心音，呼吸音など）のほか，問診時にはビタミン，ミネラルの欠乏や過剰摂取による特有の病的兆候の有無を観察する．

d　身体計測

　身体計測は，スクリーニングやモニタリングの最も簡便で安価な方法である．栄養アセスメントの基本であり，栄養ケア・マネジメントの必要な対象の選別や栄養ケアの効果を客観的に評価する指標となる．身体計測によって日常的な身体活動によるエネルギー出納，体脂肪量や筋肉量を推定することもできる．また，身体計測値は，慢性疾患や代謝変動の遅い，長期的な推移でとらえるべき疾患の栄養状態やアウトカム指標として有用である．しかし，身長を除く各計測値は経時的に変動することから，測定値としての妥当性に留意する必要がある．

1）身長・体重

　身　長：　身長は体格指数や推定エネルギー必要量の計算に使用されることから，正確に測定されていないと，計算値に誤差を生じ，栄養アセスメントの質の低下を招く可能性がある．

　高齢や身体障害で身長や体重の実測が困難な場合，身体計測値をもとに次式で推定値を算出する．

〈身長推定式〉
男性（cm）＝64.19＋（2.02×膝高）－（0.04×年齢）
女性（cm）＝84.88＋（1.83×膝高）－（0.24×年齢）

C 栄養アセスメント

〈表1.2〉 栄養指標

対象	算出法	評価基準	
乳幼児期	カウプ指数（kaup index） ＝体重（kg）/身長（cm）^{2}×10^4	図1.2による発育状況の判定	
学童期	ローレル指数（rohrer index） ＝体重（kg）/身長（cm）^{3}×10^7	やせすぎ 117以下 標準 118〜148	やや肥満 149〜159 肥りすぎ 160以上
成人期	BMI（body mass index） ＝体重（kg）/身長（m）^{2}	低体重 <18.5 正常 18.5≦BMI<25 肥満Ⅰ 25≦BMI<30	肥満Ⅱ 30≦BMI<35 肥満Ⅲ 35≦BMI<40 肥満Ⅳ 40≦BMI

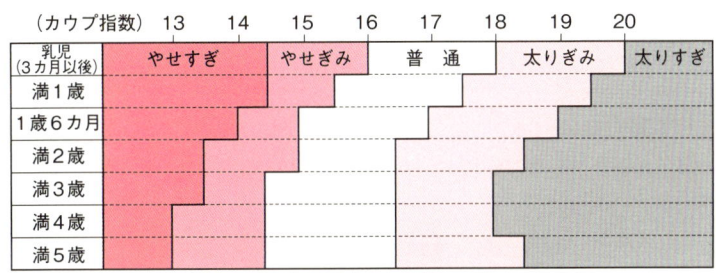

〈図1.2〉 カウプ指数による発育状況の判定
（今村榮一・巷野悟郎編：新・小児保健，第8版，2004）

体　重：　短期間のエネルギー出納を反映して変動するため，栄養状態を評価するきわめて重要な指標となる．測定体重の減少は，エネルギー代謝やたんぱく質代謝が負のバランスにあることを示す．ただし，浮腫や腹水，外傷などがある症例においては，その状態を考慮して評価する必要がある．また，測定体重と身長から得られる BMI，理想体重（IBM）に対する割合，標準体重との比較，体重そのものの変化を観察し全身の栄養状態を評価する．

〈体重推定式〉
男性（kg）＝（0.98×下腿周囲長）＋（1.16×膝高）＋（1.73×上腕周囲長）
　　　　　＋（1.37×肩甲骨下部皮下脂肪厚）−81.69
女性（kg）＝（1.27×下腿周囲長）＋（0.87×膝高）＋（1.98×上腕周囲長）
　　　　　＋（0.4×肩甲骨下部皮下脂肪厚）−62.35

体格指数：　身長と体重をもとに算出される体格指数は，栄養状態を簡便に判定する指標として広く使用されている．成人の栄養アセスメントでは，体重減少や喫食量の変動を速やかに反映する BMI が重要な評価項目となっている．しかし，乳幼児期，学童期の評価には適切でないとされ，対象別に体格指数と算出法，評価基準（**表1.2**）を決めている．「日本人の食事摂取基準（2010年版）」では，基本的に BMI を用いてエネルギー摂取量を評価することを推奨している．すなわち，BMI が適正な範囲（18.5以上25.0未満）にあれば，エネルギー摂取量はおおむね適切であると評価する．

％標準体重比（％ ideal body weight；％ IBW）：　最も有病率が低いとされる BMI 22.0 kg/m^2 を用いて算出した標準体重（kg：日本肥満学会提唱）に対する個人の測定体重（kg）の比率である．高度の栄養障害；70％ IBW 以下，中等度；70〜80％ IBW，軽度；80〜90％ IBW．％ IBW は次式にて算出する．

$$\text{\%IBW}＝測定体重(kg)÷標準体重(kg)×100$$
$$標準体重（kg）＝身長(m)^2×22$$

体重減少率： 高齢者や疾病をもつ人の体重減少率の経時変化は，低栄養状態の判定に有効な指標となる．1週間に2％以上，1カ月に5％以上の体重減少では高度の栄養障害，6カ月に10％以上の体重減少では中等度以上の栄養障害が疑われる．体重減少率は次式にて算出する．

$$体重減少率（％）＝（平常時体重－測定体重）÷平常時体重×100$$

2） 体脂肪量（body fat）

体脂肪は，皮下脂肪と内臓脂肪に分けられ，体脂肪量の測定は体内の貯蔵エネルギー量の推定に有用である．体脂肪率と肥満度の判定基準を**表1.3**に示す．

〈表1.3〉 体脂肪率による肥満度の判定基準

対象		軽度肥満	中等度肥満	重度肥満
男性		20％以上	25％以上	30％以上
女性	6～14歳	25％以上	30％以上	35％以上
	15歳以上	30％以上	35％以上	40％以上

皮下脂肪厚（skinfold thickness）：
皮下脂肪厚を用い，体脂肪量を推定することができる．測定にはキャリパー（**図1.3**）を用い，利き腕ではない上腕三頭筋皮下脂肪厚（triceps skinfold thickness；TSF）と肩甲骨下端部皮下脂肪厚（subscapular skinfold thickness；SSF）を3回測定し，平均値を用いる．簡便な測定方法であるが，測定時の姿勢や方法によって誤差を生じやすいので注意を要する．

生体インピーダンス法（bioelectric impedance analysis；BIA）： 脂肪組織と除脂肪組織では電気伝導度が異なる性質を利用，極微量の電流が流れる際の電気抵抗（インピーダンス）を測定して水分量を推定する．小型で持ち運びが簡単，迅速，測定者による誤差も少なく簡便な方法である．しかし，インピーダンスはごく小さい値を示し，体内の水分状態の変動や体温変化は，インピーダンスに影響を及ぼすので，測定時間や測定条件に留意しなければならない．ペースメーカー使用者は禁忌．胎児への影響が不明なので，妊婦は原則として避けるべきである．

内臓脂肪測定法： 腹部の断層写真（CTスキャン）により内臓の脂肪量を測定する．または，腹囲測定によって内臓脂肪量を推測する方法がある．日本では男性が85 cm以上，女性が90 cm以上の場合には内臓脂肪面積が100 cm^{2}以上となる．

3） その他の指標

上腕周囲長，上腕筋周囲長，上腕筋面積： 上腕三頭筋皮下脂肪厚（TSF）と同じ位置でインサーテープ（**図1.4**）を用いて上腕周囲長（arm circumference；AC）を測定し，上腕筋周囲長（arm muscle circumference；AMC）と上腕筋面積（arm muscle area；AMA）を算出す

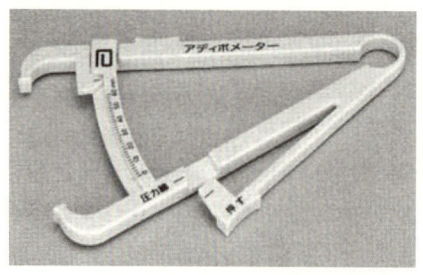

〈図1.3〉 キャリパー（アボット ジャパン社製）

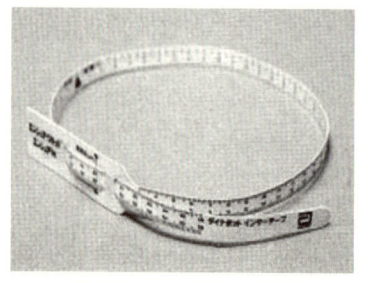

〈図1.4〉 インサーテープ

C 栄養アセスメント

〈表1.4〉 日本人の新身体計測基準値（中央値）

年齢（歳）	男性			女性		
	上腕三頭筋皮下脂肪厚（mm）	上腕周囲長（cm）	上腕筋周囲長（cm）	上腕三頭筋皮下脂肪厚（mm）	上腕周囲長（cm）	上腕筋周囲長（cm）
18〜24	10.00	27.00	23.23	14.00	24.60	19.90
25〜29	11.00	27.35	23.69	14.00	24.25	19.47
30〜34	13.00	28.60	24.41	14.00	24.30	19.90
35〜39	12.00	28.00	24.10	15.00	25.00	20.23
40〜44	11.00	27.98	24.36	15.50	26.40	21.09
45〜49	10.17	27.80	24.00	16.00	26.00	20.60
50〜54	10.00	27.60	23.82	14.50	25.60	20.78
55〜59	9.00	27.00	23.68	16.00	26.20	20.52
60〜64	9.00	26.75	23.35	15.10	25.70	20.56
65〜69	10.00	27.50	24.04	20.00	26.20	20.08
70〜74	10.00	26.80	23.57	16.00	25.60	20.28
75〜79	9.25	26.20	22.86	14.00	24.78	20.16
80〜84	10.00	25.00	21.80	12.50	24.00	19.96
85〜	8.00	24.00	21.43	10.00	22.60	19.25

（日本栄養アセスメント研究会，2002より作成）

る．AMCとAMAは，筋たんぱく質貯蔵量をよく反映することから，骨格筋量を推定する指標として有用である．

$$AMC(cm) = AC(cm) - \pi \times TSF(mm) \div 10$$
$$AMA(cm)^2 = \{AMC(cm)\}^2 \div 4 \times \pi \qquad (\pi = 3.14)$$

インサーテープとキャリパーを用いて測定・分析した日本人の新身体計測基準値JARD 2001（Japanese Anthropometric Reference Data 2001．**表1.4**）が2002年に策定された．実測したパラメータをJARD 2001と比較し，パーセンタイル値で評価する．90％以上は正常，80〜90％は軽度，60〜80％は中等度，60％以下は高度の消耗状態にある．低栄養時の体組成の変化は，体たんぱく質量の減少と浮腫（細胞外液の増加）であることから，体重の変化より除脂肪体重減少が筋たんぱく質の変動をよく反映する．

下腿周囲長： 体重の計測が困難な場合に，体重と相関の高い下腿周囲長（calf circumference；CC）を指標として用いる．

ウエスト周囲長（腹囲）： メタボリックシンドロームの診断にも用いられるウエスト周囲長は，臍レベルで測定する．男性85 cm以上，女性90 cm以上を内臓脂肪蓄積型肥満とし，糖尿病や脂質異常症，高血圧の発症率が高いことから注意を要する．また，内臓脂肪蓄積量を推定する指標として，ウエスト周囲長（W）をヒップ周囲長（H）で割って算出する方法（ウエスト/ヒップ比）もある．男性0.9以上，女性0.8以上であれば内臓脂肪蓄積型肥満を疑う．

e 臨床検査

尿や血液成分を分析する生化学的検査，エコーやCTスキャンなどの画像検査，心電図や呼吸機能の生理機能検査などがある．臨床検査結果は，多種の項目を科学的に，客観的な数値で示すことから，対象者の病態や健康状態，栄養状態を早期に診断することが可能となった．今

後は一次予防の観点から，遺伝子診断などへの活用が期待される．

1) 尿検査

窒素出納（nitrogen balance；N-balance）： 尿中に排泄される窒素量を測定することにより，生体内でのたんぱく質の同化と異化の状態を評価することができる．同化が亢進していれば窒素出納値は正となり，異化が亢進していれば負となる．腎機能が低下すると尿中窒素排泄量は低下，血中尿素窒素濃度（blood urea nitrogen；BUN）は高値を示し，腎不全，浮腫，がんなどの指標となる．低値の場合は，肝不全，低たんぱく質食が疑われる．

クレアチニン（creatinine）： 骨格筋肉内のクレアチンリン酸はクレアチニンキナーゼによってクレアチンとなり，非酵素的に代謝されてクレアチニンとなる．クレアチニンは糸球体で濾過され尿細管での再吸収もなく尿中へ排泄される．しかも，尿中クレアチニン濃度は食事や尿量の影響を受けにくいので，クレアチニンの尿中排泄量から筋肉量を推定することができる．低値を示す場合，腎炎，腎不全など糸球体濾過機能低下の指標となる．

2) 血液検査

● たんぱく質代謝

総たんぱく質（total protein；TP）： 血清に含有されるたんぱく質の総称である．総たんぱく質の低下は，低アルブミン血症（急性肝炎，ネフローゼ症候群，急性腎炎など）が疑われ，栄養状態低下の指標となる．高値を示す場合は，脱水症，高グロブリン血症（がん，肝硬変，慢性肝炎など）が疑われる．

血清アルブミン（albumin；Alb）： 血清たんぱく質の約60％はアルブミンであり，肝臓で合成され，内臓貯蔵たんぱく質をよく反映していることから重要なパラメータとなる．しかし，肝臓での合成能，体外への漏出のほか，感染や炎症，ストレスなどに影響されて合成抑制・分解・排泄促進により，結果としてアルブミン値が低下することがある．アルブミンの半減期は2～3週間と長いため，比較的長期間のたんぱく質栄養状態を評価するのに適している．したがって，慢性疾患や代謝変動が遅い対象の栄養状態やアウトカム指標として有用である．

急速代謝回転たんぱく質（rapid turnover protein；RTP）： 肝臓で合成されるトランスフェリン（Tf，半減期約8日），プレアルブミン（トランスサイレチン：TTR，同2～4日），レチノール結合たんぱく質（RBP，同12～16時間）は半減期が短く，代謝回転の速いたんぱく質である．これらのたんぱく質は，短期間に栄養状態が低下した場合や栄養介入による効果判定を速やかに行えることが特徴であり，急性期医療の動的栄養アセスメント指標として有用である．

● 脂質代謝

コレステロールは細胞膜の構成成分，副腎皮質ホルモンや性ホルモン，胆汁酸の生産材料となるが，必要以上の増大は脂質異常症や動脈硬化症などのリスクファクターとなる．脂質代謝を反映する指標には，総コレステロール値，トリアシルグリセロール値，LDLコレステロール値，HDLコレステロール値がある．

総コレステロール（total cholesterol；TC）： 血清コレステロールには，脂肪酸とエステル結合したものと遊離したものがある．この2つを合わせたものをTCという．TCのうちLDLコレステロールが高値の場合には，飽和脂肪酸やコレステロール摂取量の増大，食物繊維の摂取不足，遺伝的体質などの要因が考えられる．また，HDLコレステロールが低値の場合には，運動不足や肥満などの要因が考えられる．

トリアシルグリセロール（中性脂肪：TG）： TGはグリセロールに脂肪酸（アシル基）が3個結合したものである．過食，糖質やアルコールの過剰摂取，肥満，遺伝的体質などにより

C 栄養アセスメント

〈表 1.5〉 空腹時血糖値および 75 g 経口負荷試験（OGTT）による判定基準

	血糖測定時間		判定区分
	空腹時	負荷後 2 時間	
グルコース濃度 （静脈血漿値）	126 mg/dL（7.0）以上 ←または→	200 mg/dL（11.1）以上	糖尿病型
	糖尿病型にも正常型にも属さないもの		境界型
	110 mg/dL（6.1）未満 ←または→	140 mg/dL（7.8）未満	正常型

随時血糖値 ≧200 mg/dL（≧11.1 mmol/L）および HbA1c≧6.5%（JDS 値 6.1%）も糖尿病とみなす．
（日本糖尿病学会，2010 より作成）

〈表 1.6〉 白血球の役割

分類	細分類	役割	正常での生存率（%）
顆粒球	好中球	貪食・殺菌作用	40〜75
	好酸球	寄生虫，抗原抗体複合物の処理	0.2〜8
	好塩基球	アレルギー反応	0.2〜2
無顆粒球	単球	貪食・殺菌作用／抗原提示	3〜8
	リンパ球 B 細胞 T 細胞 NK 細胞	液性免疫（抗体産生） 細胞性免疫 主に腫瘍細胞を障害	20〜50

（小山 諭・畠山勝義：総リンパ球数．JCN セレクト「ワンステップアップ栄養素アセスメント基礎編」，p.63，医歯薬出版より作成）

TG 値は上昇する．異常に高値を示す場合，脂質異常症，糖尿病，甲状腺機能低下症，アルコール性肝障害，脂肪肝などが疑われる．

● **糖質代謝**

糖質代謝を反映する指標には，血糖値，血中インスリン値，ヘモグロビン A1c があり，糖尿病の診断を含む糖質代謝評価の重要な指標となる．

血 糖： 血糖値の測定には，空腹時血糖値，経口糖負荷試験（75 g OGTT）が用いられる．空腹時血糖の基準値は 70〜110 mg/dL であるが，糖尿病の診断基準は WHO（世界保健機関）に準拠し，日本糖尿病学会が勧告（2010 年）した空腹時血糖値 126 mg/dL 以上，または，75 g OGTT 2 時間血糖値 200 mg/dL 以上のどちらかを満たせば「糖尿病型」と判定する（**表 1.5**）．

糖化ヘモグロビン（HbA1c）： ヘモグロビンの β 鎖 N 末端のバリンにグルコースが不可逆的結合した HbA1c の寿命は約 4 カ月である．したがって，受診時の測定値は測定日以前 1〜2 カ月（半減期）の血糖コントロール状態を反映することから，糖尿病診断の指標として用いられる．糖尿病と判定する HbA1c のカットオフ値は 6.5% 以上（JDS 値 6.1%）とする．

● **その他の検査項目**

貧 血： ヘモグロビン濃度（Hb），赤血球数（RBC），ヘマトクリット値（Ht）をもとに貧血の診断が行われる．低色素性貧血である鉄欠乏性貧血の場合は，食事摂取との関連が深く，血清鉄，血清フェリチンを指標に，鉄の吸収をよくする栄養ケア計画を実施する．

免疫機能： 免疫機能は栄養状態を反映し，栄養不良では総リンパ球数（TLC）の減少により，感染症の危険性が増大，遅延型皮膚過敏反応の陰性化など細胞性免疫の低下もみられる（**表 1.6**）．

f　栄養・食事調査

栄養・食事調査は，対象者が摂取した食品の種類や量，エネルギー・栄養素摂取量，食習慣などを知るために行われる．調査票の記入方法には，対象者が自ら記入する自記式記入法（自記式留置法）と，調査者が対象者に面接して聞き取り，調査者が記入する他式記入法がある．

1）秤量記録法

食事のたびに料理や食品の重量，容積を秤量して記録する方法であり，休日や特別な日を除く1日以上を記録する．秤量記録法は，最も正確な食事調査方法とされているが，人手，時間がかかるのが難点である．

2）24時間思い出し法（面接記録法）

対象者は，24時間以内に摂取した食品や料理を思い出して記録する，または調査者が聞き取る方法である．対象者の負担は比較的少ないが，摂取量の正確度は記憶に依存するので，日常の食事を十分に把握することは困難である．調査時にフードモデルや盛りつけ実物大写真，食器などを用いると精度が上がる．

3）食物摂取頻度調査法

特定期間の食物摂取頻度と摂取量を思い出し法で調査する方法である．各料理や食品は，ポーションサイズを示して摂取量，摂取頻度を推定し，事前に作成した加重平均栄養成分表を使用してエネルギー・栄養素摂取量を推定する．秤量記録法より精度は欠けるが，日常の食事内容は反映される．申告誤差，とくに肥満者の過小申告，痩身者の過大申告傾向を考慮して評価する．

4）陰膳法（化学分析法）

対象者が摂取したものと同じものを買い上げて計量，一部を化学分析する方法である．精度は高いが，分析に要する時間と経費がかかり，その場で評価することはできない．

g　健康・栄養問題（課題）の検出と決定

厚生労働省は，「21世紀における国民健康づくり運動（健康日本21）」を展開し，健康づくりを支援するための環境整備の充実と，健康・栄養問題を抱える人の検出，栄養ケア・マネジメントの実施，健康行動を支援するための環境づくりを行っている．2005（平成17）年にメタボリックシンドロームの診断基準（**表7.3**参照）を策定し，2008（平成20）年4月から実施された特定健康診査の結果をもとに，リスク程度に応じて情報提供，動機づけ支援，積極的支援などの特定保健指導が行われている．2006（平成18）年には6～15歳の小・中学生対象の小児メタボリックシンドローム診断基準（**表6.11**参照）も作成された．これらの基準をもとに栄養管理上の問題を検出し，生活習慣病予防・改善を目的に栄養アセスメントにて評価・判定ののち課題が決定する．栄養ケア・マネジメントは栄養ケア計画に沿って実施されるが，対象者が受け入れ，実施することのできる計画を立案することが重要である．

1）食環境の調査

対象者と家族をはじめとする人びととのかかわり，調理担当者，社会・経済的環境，文化的環境，自然環境までを含めた食環境調査を実施して，問題点を整理し評価・分析する．

2）生活習慣，食習慣，生活環境の調査

私たちを取り巻く環境は日々変化し，多様化していることから，対象者の健康・栄養状態に影響を与える生活習慣，食習慣，生活環境などの調査を実施し把握することが重要である．具体的には，対象者の歯の状態，認知症を含む健康状態，服薬，喫煙，飲酒，嗜好品などの喫食習慣，身体活動・労働，休養（睡眠），趣味，社会とのかかわり，経済力，居住地域の特性など，

日常生活全般の実態と意識について調査する．

3) QOLの調査

WHOはQOLの定義を「生活する文化や価値観の中で個人が持つ人生の目標，基準，期待や関心などに対する自分自身の認識」としている．QOLを調査する方法にはさまざまなものがあるが，日常生活や人生の質に対する精神的，社会的，文化的欲求，情緒の適応，身体機能などについて，対象者の主観的な満足感や幸福感，健康観などを調査し，対象者の立場に立って評価する．

D 栄養ケア計画の実施，モニタリング，評価，フィードバック

栄養ケア計画の実施にあたっては管理栄養士と他の領域の専門家を含めて協議し，栄養ケアの必要性と解決すべき課題の緊急性を考慮して優先順位を決定する．対象者には栄養ケア計画を提示し，理解と協力，同意のうえで実施する．モニタリングにより目標達成過程を評価し，アセスメントやケア計画にフィードバックしながら，最終目標（goal）へと導いていく．

a PDCAサイクル

栄養ケア・マネジメントは，従来plan（計画）→ do（実行）→ see（評価）のPDSマネジメントサイクルによって実施されていたが，近年，栄養マネジメントの考え方が導入されplan（計画）→ do（実行）→ check（確認・評価）→ action（修正・処置）のPDCAサイクルが普及している．このPDCAサイクルは，栄養状態を主観的または客観的，全体的（包括的）に絶えず確認・評価しながら実行する．計画と実行に差が生じた時点でただちにモニタリングを分析して迅速に的確な栄養ケア・マネジメントに修正する．

b 栄養補給

栄養補給法には，経口栄養，経管栄養，静脈栄養がある．経口栄養は，摂食・消化・吸収が可能な対象に用いられ，日常食，治療食，咀嚼・嚥下困難者用などの食形態があり，保健機能食品や特別用途食品なども利用することができる．経管栄養は，経腸栄養剤や経腸栄養食品などをカテーテルで鼻腔や胃ろうから直接消化管に挿入する方法で，高エネルギーの栄養補給が可能であり細菌感染の確率も低い．静脈栄養には，末梢静脈栄養と中心静脈栄養がある．末梢静脈栄養は，主に水分，糖質，電解質の補給が行われ，中心静脈栄養では，必要に応じてアミノ酸，ビタミン，脂質やその他の栄養素が投与される．栄養補給の方法には，それぞれ特徴があるが，ここで重要なのは，口や腸を用いない栄養補給は生体機能を著しく損なうことを忘れてはならない．すなわち，単にエネルギー・栄養素の補給だけでなく，腸管免疫系が正常に機能するためには適切な腸内フローラ（腸内細菌叢）が必須であり，生体の消化・吸収機能保持に重要な役割を担っているという点で，対象者のアウトカムを左右する．

c 栄養教育

栄養状態の改善は，対象者が意識していない癖や食習慣，食に対する知識と行動のずれなど，対象者自身の行動特性や問題行動を認識することから始まる．栄養教育によって適切な行動への変容，自己健康管理能力を培っていくためには，食知識，食態度，食スキルと食行動など，現時点での健康・栄養状態やアウトカムの問題点とリスクについて整理する．

① 食知識：食品・食材，食事バランスに関する正しい知識

② 食態度：食に対する考え方や関心，知識と行動の整合性・実践意欲

③ 食スキル：正しい知識を活用するための技術・技能

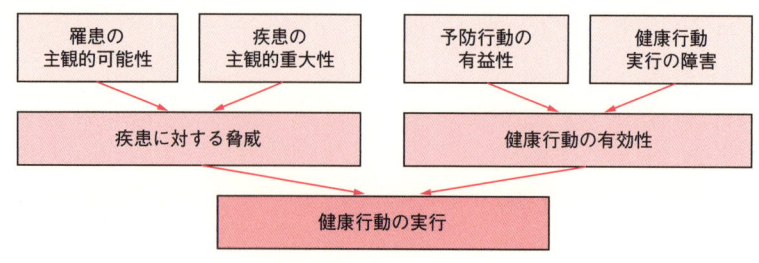

〈図1.5〉 健康信念モデル（Becker, 1974）

　④食行動：食に関する知識，態度，スキルなどの実践

　さらに，人間の行動を総合的にとらえ，科学的手法によって客観的に観察・記録・分析し，その法則性を明らかにすることによって対象者の特性を理解し，健康の維持・増進，栄養教育による疾病の予防と治療に健康信念モデル（**図1.5**）を有効に活用しながら栄養教育を実行し，行動の変容に結びつけていくことが期待される．

d　多領域からの栄養ケア

　栄養アセスメントから抽出された課題について当該施設における改善実施の可能性，人的資源（管理栄養士・栄養士，医師，看護師，理学療法士など），物的資源（施設・設備，機械・器具，時間など），社会的資源（健康増進センター，保健所・保健センターなどの公的機関や組織，栄養改善活動を推進する法律や制度など）の有無と限界，費用の概算など，栄養ケア・マネジメントにかかわる人びとを中心に協議する．文章化してまとめた栄養ケア計画書を提示しながら対象者およびその家族に具体的に説明し，理解と協力，同意を得ることが不可欠である．

e　短期目標，中期目標，長期目標

　対象者の栄養アセスメントによって抽出した問題点を，解決に向けて具体的，段階的（短期・中期・長期）に整理・分析，課題を整理したうえで短期目標を設定する．目標を1つずつ達成していくことで，中期目標に達し，最終的に長期目標に到達するように計画する．

　栄養ケア・マネジメントの最終目標は，生活習慣病や老化の予防，疾病の改善・再発予防，健康維持・増進など，自ら設定した課題の改善に取り組み健康行動へと結びつけ，QOLの高い生活を獲得・継続していくことにある．

1）短期目標

　課題のなかからいくつかの短期目標を整理し，優先順位が高く実現可能な目標を1つ選定する．栄養ケアの実施とモニタリング，フィードバックを繰り返しながら目標が達成されれば次の目標へとつなげていく．

2）中期目標

　柔軟性をもたせ，数カ月から数年で達成する中期目標を設定する．一定期間ごとにケアにかかわる多領域の関係者で評価を協議して計画の修正や見直しを行いながら長期目標に達する．

3）長期目標

　セルフモニタリングを中心に1年から数年にわたって実施する長期目標を設定する．その間，一定期間ごとに評価を実施し，健康上の問題が解決され，健康増進に向けて健康行動が習慣化し，最終の目標が達成されれば栄養ケアを終了させる．

f　評　　価（evaluation）

1）評価の種類

　栄養ケア・マネジメントの質を高度にしていくためには，栄養プログラムの各段階における

D 栄養ケア計画の実施，モニタリング，評価，フィードバック

効果，効率，有効性および改善点を定期的に評価し，目標の達成度を明らかにすることが必要である．さらに，栄養ケア・マネジメント実施上の問題が生じていないかモニタリングを分析・評価し，変更が必要な場合は速やかに修正する．これと並行して，多領域との連携や担当者の業務に問題が生じていないかについても評価する．これらの評価がデータとして蓄積されることによって，エビデンスに基づいた栄養ケア・マネジメントを提供することが可能となる．また，評価・判定方法やカンファレンス，モニタリング期間を設定しておくことも大切である．

過程（経過）評価： 栄養ケア・マネジメントの内容，方法，管理栄養士（栄養士）の対応，献立・調理・料理，費用，栄養教育など，ケア計画が計画どおり進行し，対象者に受け入れられているか，栄養プログラム実施過程（経過）を評価する．

影響評価（短期目標）： 優先性を考慮して実施した栄養ケア計画によって，疾病や健康状態に影響を及ぼすような変化が日常の身体活動や行動にみられるか，栄養状態の改善がみられるか，短期目標の達成度への影響を評価する．

結果評価（中・長期目標）： 栄養アセスメントに用いた身体計測，臨床診査，臨床検査，食知識・行動の変容，健康度，QOL などの指標から，中・長期改善目標達成度と結果，栄養ケア計画の有効性を評価する．

総合評価： 栄養ケア計画を実施したことで，最終目標をどの程度達成できたか総合的に評価する．達成度合いを示すには，対象者の実態を適正に把握し，目標を具体的に示し，評価指標を客観的に数量化して示し，達成できた明確な評価を文章で記録する．

経済評価（費用効果，費用便益）： 経済（費用）面から栄養ケア・マネジメントで得られる効果を評価する方法に，費用効果と費用便益がある．

費用効果とは，複数の栄養ケア・マネジメントの効果を費用との関連でとらえる方法であり，一定の効果を得るために必要な費用を表示したものである．

費用便益とは，一定の便益（医薬品利用数，在院日数，疾病・障害の改善，QOL の向上など）を得るために必要な費用であり，栄養プログラムの成果を金銭に換算して表示したものである．

2) 評価のデザイン

栄養ケア・マネジメント実施の過程（経過），影響，結果，経済的負担の度合いなどの項目について，プログラム実施後評価のデザインを検証する．評価のデザインは，信頼性と妥当性が検証され，再現性の高い方法を選び実施する．

無作為化比較試験（randomized controlled trial：RCT）： 対象者を介入群（新しい栄養ケア・マネジメントを実施）と対照群（従来どおりの栄養ケア・マネジメントを実施）とに無作為に割りあて，厳密に比較しながら経過を観察，評価する方法を RCT という．現在行われている評価方法のなかで最も信頼のおける実験的評価法である．

コホート研究の応用： 疫学的研究法の１つであるコホート研究は，追跡調査，縦断研究などと同義語として用いられ，仮説である要因に曝露（ばくろ）されている群と曝露されていない群の観察を長期間継続して追跡する調査方法である．すなわち，異なるグループの疾病構造や罹患（りかん）率，実施した栄養ケア・マネジメント，食文化や食環境の違いなどを比較，評価する方法である．

① 前向きコホート研究：現在健康な人たちの食生活や生活習慣などを調査したうえで追跡調査を開始し，その後疾病を確認した時点で，記録をもとに要因と疾病との関連や相対的危険度を検討する方法である．信頼度の高い情報を得ることができるが，研究は長期にわたるので費用と手間がかかる．

② 後ろ向きコホート研究：すでに発症した人たちを調査対象とし，健康な群と比較検討して

疾病の発症要因を推察する方法である．

介入前後の比較： 栄養ケア・プログラム介入前・後を評価する非実験的な方法である．対照群を設定しないため，推定や不明確な部分が多く，結果の信頼性は低い．

症例対照研究の応用： 疾病発症群と健常者を対照群とし，疾病の感染，発症などの原因を過去にさかのぼって比較することによって，当該疾病と要因との関連性について仮説を立て検証する方法．ただし，過去の情報が欠損していたり忘れられていることが多く，信頼性に欠ける．

事例評価（個別評価）： 栄養ケア・プログラム実施後，栄養ケア計画と手順，その結果得られた成果，新たな課題の有無，栄養アセスメントに用いた指標，対象者の満足度，改善点などを個別に評価し，今後の対応を検討する際に反映させる．

g　フィードバック

1)　アセスメント，計画，実施へのフィードバック

栄養ケア計画を実施した際に，モニタリングで得られた情報や課題に対して定期的に評価を加え，栄養アセスメントと比較し，修正が必要であれば栄養ケア計画へフィードバックしていくことが大切である．すなわち，栄養リスクが改善されるまでPDCAサイクルを繰り返し，新たな目標設定に反映させ，より高いQOLの実現に向けてマネジメントする．

2)　栄養ケア・マネジメントの見直し

モニタリングをフィードバックし，期待する目標に対してずれが生じている場合には，栄養ケア・マネジメントの見直しを行う．対象者の特性，欲求にあった提言，効果的な栄養ケア・マネジメントの実施に向けて，問題点を明確にし，修正していく．

3)　栄養ケア・マネジメントの標準化

対象者（個人）に対する栄養ケア・マネジメントの効果・評価が明確になり，データとして蓄積されることによって，エビデンスに基づいた栄養ケア・マネジメントを提供することが可能となる．すなわち，系統的に整理された数多くの症例や評価は，貴重な情報として標準化され，実践の場にフィードバックすることによって，エビデンスに基づいた栄養ケア・マネジメントの手法として定着することとなる．

4)　栄養ケア・マネジメントの記録（報告書）

栄養ケア計画を実施するにあたって，多領域の担当者が，対象者のデータや経過などの情報を共有するには，記録を文書化し，報告書とすることが大切である．どのような書式にするか，どの項目を記録するかは，個々の施設や対象者によって異なるが，共通する検査データや介入の概要，モニタリングの記録，アセスメントの効果と評価などを図やグラフを用いて示し，誰が見てもわかりやすい記録（報告書）を作成する．

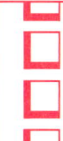

2 食事摂取基準の基礎的理解

　人間が生まれ成長し，生命と健康を維持していくために，摂取すべき栄養素の最小量を栄養必要量という．栄養必要量は，性，年齢，身体活動レベルのほか，体格や体温，さらに季節などによって異なるため，個人および集団の値を正確に知ることは不可能である．そこで，多くの研究者によって，その真の値への接近が試みられ，得られた客観的事実に基づき，栄養必要量が推定され，各種の栄養関連業務に活用することを視野に入れて「日本人の食事摂取基準」が策定された．栄養必要量を推定するために用いられた科学的根拠について整理した．

A 食事摂取基準の意義

a 食事摂取基準の目的

　「日本人の食事摂取基準（2010年版）」は，国民の健康の維持・増進，生活習慣病の予防を目的として，健康な人にとって必要なエネルギーと栄養素（34種類）の摂取基準（必要量）を示したものである．

b 科学的根拠に基づいた策定

　食事摂取基準（dietary reference intakes；DRIs）の策定に際しては，可能な限り科学的根拠に基づき，国内外の学術論文および学術資料が活用された．しかし，エネルギー・栄養素の摂取量（必要量）は，性，年齢，身体活動レベル，体格などによって異なるため，正確な値を知ることが困難である．そこで，各種の栄養関連業務に活用することを念頭に置き，確率論的な考え方に立ち，エネルギーについて1種類（推定エネルギー必要量），栄養素について5種類（推定平均必要量，推奨量，目安量，目標量，耐容上限量）の指標（**表2.1**）を用いて，また，可能な限り性・年齢階級別に数値が算定された．その科学的妥当性は，5年ごとに再検討され，最新の知見が盛り込まれる．現行の食事摂取基準は2010年から5年間使用される．

B 食事摂取基準策定の基礎理論

a エネルギー摂取の過不足からの回避を目的とした指標の特徴

　成人の場合，肥満でもやせでもなく，かつ体重に変化のない状態が最も望ましいエネルギー

〈表2.1〉 エネルギーの指標（1種類）と栄養素の指標（5種類）

推定エネルギー必要量（EER）	エネルギー出納がゼロとなる確率が最も高くなると推定される，習慣的な1日あたりのエネルギー摂取量
推定平均必要量（EAR）	ある母集団に属する50％の人が必要量を満たすと推定される1日の摂取量
推奨量（RDA）	ある母集団の97〜98％の人が，1日の必要量を満たすと推定される1日の摂取量（実際の活用面では，推定平均必要量を補助するための指標）
目安量（AI）	推定平均必要量と推奨量を設定できない栄養素のための指標（実際の活用面では，推定平均必要量よりも推奨量に近い指標）
耐容上限量（UL）	過剰摂取による健康障害を未然に防ぐための指標（上限値）
目標量（DG）	生活習慣病の一次予防を目的として，現在の日本人が当面の目標とすべき摂取量

状態と考えられる．そこで，エネルギー出納がゼロとなる確率が最も高くなると推定される，習慣的な1日あたりのエネルギー摂取量として，推定エネルギー必要量（EER）が策定された．推定エネルギー必要量は性および身体活動レベルによって異なるため，これらで分類した値となっている．

b　栄養素の摂取不足からの回避を目的とした指標の特徴

推定平均必要量（EAR）は，ある母集団の50％の人が，1日の必要量を満たすと推定される1日の摂取量である．つまり，栄養素摂取量が推定平均必要量と同じ値であるならば，栄養素必要量を充足している確率は50％である．

推奨量（RDA）は，ある母集団の97〜98％の人が，1日の必要量を満たすと推定される1日の摂取量である．実際には，推定平均必要量を補助するための指標としてとらえ，習慣的な摂取量が推定平均必要量以下である場合には摂取量を増やして，推奨量を目指すことになる．

目安量（AI）は，推定平均必要量と推奨量を設定できない栄養素のための指標である．推定平均必要量よりも推奨量に近い指標として活用され，習慣的な摂取量が目安量以上であると，必要量を充足している確率がきわめて高いと推測され，一方，目安量未満の場合には必要量を充足していないとは限らないのでアセスメントできない．

c　栄養素の過剰摂取からの回避を目的とした指標の特徴

過剰摂取による健康障害を未然に防ぐための指標（上限値）として，耐容上限量（UL）が策定された．習慣的な摂取量が耐容上限量よりも多いと過剰症が発現する確率が高くなる．とくに，サプリメントなど通常以外の食品を習慣的に摂取している人に注意を促すものである．

d　生活習慣病の一次予防を目的とした指標の特徴

生活習慣病の一次予防を目的として，目標量（DG）が策定された．現在の日本人が当面の目標とすべき摂取量である．習慣的な摂取量が目標量に達していると，生活習慣病の罹患率・死亡率は低くなると推測される．

e　策定における基本的留意事項

食事摂取基準は，性・年齢階級内の最も典型的な体位（基準体位）として策定された．性・年齢は考慮されたが，体位（身長・体重）の違いは考慮されていない．基準体位は，乳児については平成12年乳児身体発育調査の月齢の中央値が，1歳以上については平成17，18年国民健康・栄養調査の性・年齢階級の中央値が用いられた．

1つの値を決定するための科学的根拠として，日本人を対象とした研究結果が優先的に用いられた．日本人を対象とした研究結果がない場合には全体の平均値を，研究ごとに結果が異なる場合にはより質の高い研究成果を，性・年齢階級が異なる場合には参照値からの外挿値を用いた．詳しくは各論を参照されたい．

C　食事摂取基準活用の基礎理論

a　食事調査などによるアセスメントの留意事項

食事摂取基準で示されている数値は，食事調査の問題である測定誤差について考慮していない．とくに留意すべき測定誤差は，過小申告・過大申告と日間変動である．過小申告・過大申告は，集団における評価に与える影響が大きい．その存在は，食事調査結果と推定エネルギー必要量を比較できないことを示している．また，日間変動は，個人における評価に与える影響が大きい．この影響を少なくするためには，習慣的な摂取量を評価する必要がある．また，季

節間変動にも留意する必要がある（ビタミンCなど）．栄養状態の評価は，食事調査，BMI，臨床医学的所見，血液検査，尿検査などから総合的に行うことが望ましい．

b 活用における基本的留意事項

測定誤差を少なくするため，エネルギー摂取量の評価は，エネルギー出納を反映するBMIや体重変化量を指標として用い，食事摂取基準を補助的に参照する．一方，栄養素摂取量については，身体測定などで代替となる測定手段は事実上乏しい．そこで，栄養素摂取量の評価は，24時間食事思い出し法あるいは食事秤量・記録法を非連続の2日間（または連続3日間）行い，その平均値を習慣的な栄養摂取量として採用する．また，疾患を有する場合，その疾患に対する栄養管理指針を優先し，食事摂取基準は補助的に参照するべきである．

c 個人の食事改善を目的とした評価・計画と実施

エネルギー摂取量は，身体発育曲線（18歳未満）またはBMI（18歳以上）を用いて過不足を評価し，正常範囲外の場合は正常範囲内に入ることを目指す．栄養素の摂取不足は，推定平均必要量と推奨量からその確率を推定し，推奨量または目安量以上の場合は現状維持，未満の場合は推奨量または目安量を目指す．目安量は，摂取不足を評価できないことに注意する．栄養素の摂取過剰については，耐容上限量を用いてその有無を推定し，耐容上限量を超えている場合は速やかに耐容上限量未満を目指す．生活習慣病の一次予防の観点から，摂取量が目標量に達している場合は現状維持，達していない場合は目標量を目指す．

d 集団の食事改善を目的とした評価・計画と実施

食事摂取基準で扱う集団とは，国，都道府県，市町村などの地域集団を指す．エネルギー摂取量は，BMIまたは体重変化量を用いて過不足を評価し，正常範囲外の人の割合が2.5％以下に減少することを目指す．栄養素の摂取不足については，推定平均必要量未満または目安量未満の人の割合を算出し，その割合が2.5％以下に減少することを目指す．推奨量を摂取不足の評価に用いてはならない．栄養素の摂取過剰は，耐容上限量以上の人の割合から推定し，その割合が0％となることを目指す．生活習慣病の一次予防については，摂取量が目標量に達していない人の割合を算出し，その割合が5％以下に減少することを目指す．

e 給食管理を目的とした評価と計画の決定

給食施設は原則，集団として取り扱う（2.C.dと同様）．給食管理で最も重要なことは，集団の構成員全員が，推定エネルギー必要量の±10％程度の範囲に入ること，次に，たんぱく質摂取の過不足が生じないことが続く．集団構成員のライフステージ（性，年齢，身体活動レベル，妊娠，授乳など）が異なる場合（不均一集団），推定平均必要量（推奨量），目安量，推定エネルギー必要量も異なるので，可能な限り，ライフステージ別に提供する食事を調製する．栄養計画をより改善するために，定期的に習慣的な摂取量分布を調査し（監視），栄養評価・判定を行う必要がある．

D エネルギー・栄養素別食事摂取基準

a エネルギー（基礎代謝基準値，身体活動レベル）

1）エネルギー

エネルギーは食事の基本である．個人の食事や集団給食における献立づくりは，給与エネルギーを決めることから始まる．その主な役割は，基礎代謝や，身体活動（＝運動＋生活活動）に伴って消費されるアデノシン三リン酸（ATP）を生合成することである．エネルギーは，そ

の過不足により肥満ややせを招くので，必要量の適正値には幅がない（この点は，栄養素必要量とは異なる）．また，エネルギー必要量の個人差は大きく，「推定エネルギー必要量（estimated energy requirement；EER）」を摂取したとしても，エネルギーの過不足は起こりうる．エネルギーの過不足は，肥満ややせ，身体発育の程度で判断できるので，実際には，BMIや体重，身体発育の変化を指標として調整することが適当とされている．

2) 基礎代謝基準値

基礎代謝量は，早朝空腹時に快適な室内（室温など）において安静仰臥位・覚醒状態で消費されるエネルギー量である．体重1kgあたりの基礎代謝量の代表値を基礎代謝基準値という．

$$基礎代謝量（kcal/日）＝基礎代謝基準値（kcal/kg体重/日）× 基準体重（kg）$$

基礎代謝基準値は，基準体位に基づいているため，基準から大きく外れた体位では推定誤差が大きくなる．たとえば，やせでは基礎代謝量が過大評価され，肥満者では逆に基礎代謝量を過小評価することになり，推定したエネルギー必要量をそのまま摂取していると，やせでは徐々に体重が増加し，肥満者では徐々にやせる確率が高くなり，普通体重に近づく．

3) 身体活動（表2.2）

人が体を動かすことを総じて「身体活動」という．身体活動は，「運動」と「生活活動」の2つに分類できる（ただし，厳密に分けることはできない）．運動とは，体力の維持・増進や生活習慣病の予防を目的とした，計画的・意図的に行われる身体活動のことである．生活活動とは，運動以外の身体活動をいい，日常生活を営むうえで必要な労働，入浴，睡眠などが含まれる．

$$身体活動＝運動＋生活活動$$

4) 生活活動強度と身体活動レベル

さまざまな身体活動の強さを指数（比）として示したものを，「身体活動強度」という．身体活動強度のうち，運動の強さについては「運動強度」，生活活動の強さについては「生活活動強度」という．同じ身体活動でも，一般に体格が大きいほど，エネルギー消費量は大きくなる．そこで，体格の影響を除くために，アクティビティファクター（activity factor；Af，動作強度），

〈表2.2〉 身体活動の分類例

身体活動の分類 （メッツ値*1の範囲）	身体活動の例
睡眠（0.9）	睡眠
座位または立位の静的な活動（1.0～1.9）	テレビ・読書・電話・会話など（座位または立位），食事，運転，デスクワーク，縫物，入浴（座位），動物の世話（座位，軽度）
ゆっくりした歩行や家事など低強度の活動（2.0～2.9）	ゆっくりした歩行，身支度，炊事，洗濯，料理や食材の準備，片付け（歩行），植物への水やり，軽い掃除，コピー，ストレッチング，ヨガ，キャッチボール，ギター・ピアノなどの楽器演奏
長時間持続可能な運動・労働など中強度の活動（普通歩行を含む）（3.0～5.9）	ふつう歩行～速歩，床掃除，荷造り，自転車（ふつうの速さ），大工仕事，車の荷物の積み下ろし，苗木の植栽，階段を下りる，子どもと遊ぶ，動物の世話（歩く/走る，ややきつい），ギター：ロック（立位），体操，バレーボール，ボーリング，バドミントン
頻繁に休みが必要な運動・労働など高強度の活動（6.0以上）	家財道具の移動・運搬，雪かき，階段を上る，山登り，エアロビクス，ランニング，テニス，サッカー，水泳，縄跳び，スキー，スケート，柔道，空手

*1 メッツ値（metabolic equivalent, MET：単数形，METS：複数形）は，Ainsworth, et al. による．いずれの身体活動でも活動実施中における平均値に基づき，休憩・中断中は除く．（日本人の食事摂取基準（2010年版）より）

D　エネルギー・栄養素別食事摂取基準

> **コラム**　「歩数」は，生活活動の良好な指標
>
> 　身体活動の簡便かつ客観的な（再現性の高い）評価方法として，「歩数」の測定がある．歩数は，生活活動の良好な指標と考えられ，その測定は，国民健康・栄養調査（厚生労働省）にも採用されている．歩数の身体活動強度は設定されていないが，普通歩行の身体活動強度は3METS（2.D.a.7参照）である．国民健康・栄養調査（厚生労働省）では，運動を週に2日以上，1回30分以上，1年以上継続して行っている場合を「運動習慣あり」としている．過去10年間では，運動習慣のある人の割合は増加しているが，歩数は，男性・女性とも1日あたり700歩ほど減っている（約10％減少）．よって，日本人の運動習慣は改善されつつあるが，生活活動は減少しており，全体として身体活動は減少していることになる．この労働や家事に伴う身体活動の減少が，肥満や生活習慣病の増加の一因になっていると考えられる．

〈表2.3〉　身体活動レベル別にみた活動内容と活動時間の代表例（15～69歳）[*1]

		低い（I）	ふつう（II）	高い（III）
身体活動レベル[*2]		1.50 (1.40～1.60)	1.75 (1.60～1.90)	2.00 (1.90～2.20)
日常生活の内容[*3]		生活の大部分が座位で，静的な活動が中心の場合	座位中心の仕事だが，職場内での移動や立位での作業・接客等，あるいは通勤・買物・家事，軽いスポーツ等のいずれかを含む場合	移動や立位の多い仕事への従事者．あるいは，スポーツなど余暇における活発な運動習慣をもっている場合
個々の活動の分類（時間／日）	睡眠（0.9）[*4]	7～8	7～8	7
	座位または立位の静的な活動 （1.5：1.0～1.9）[*4]	12～13	11～12	10
	ゆっくりした歩行や家事など低強度の活動（2.5：2.0～2.9）[*4]	3～4	4	4～5
	長時間持続可能な運動・労働など中強度の活動（普通歩行を含む）（4.5：3.0～5.9）[*4]	0～1	1	1～2
	頻繁に休みが必要な運動・労働など高強度の活動（7.0：6.0以上）[*4]	0	0	0～1

[*1] 表中の値は，東京近郊在住の成人を対象とした，3日間の活動記録の結果から得られた各活動時間の標準値．二重標識水法及び基礎代謝量の実測値から得られた身体活動レベルにより3群に分け，各群の標準値を求めた．
[*2] 代表値．（　）内はおよその範囲．
[*3] 活動記録の内容に加え，Black, et al. を参考に，身体活動レベル（PAL）に及ぼす職業の影響が大きいことを考慮して作成．
[*4] （　）内はメッツ値（代表値：下限～上限）．
（日本人の食事摂取基準（2010年版）より）

あるいは，メッツ（metabolic equivalents；METS）が使われる．「日本人の食事摂取基準（2010年版）」では，身体活動レベル（physical activity level；PAL）を3段階に分類し，各身体活動強度をMETSで示している（**表2.3**）．身体活動レベルは，「1日のエネルギー消費量」を「基礎代謝量」で割った値であり，日常の活動内容や生活習慣を反映している．

5) 1日に消費するエネルギー量

　1日に消費するエネルギー量（＝総エネルギー消費量）は，主に身体活動に伴うエネルギーのほか，「基礎代謝」および「食事誘発性熱産生」から構成される．これに加えて，小児・乳児では成長期の組織新生（エネルギー蓄積）に，妊婦では胎児の成長（エネルギー蓄積）に，また，授乳婦では母乳の合成（エネルギー蓄積）のエネルギーが必要とされる．これらのうち，エ

ルギー蓄積量は総エネルギー消費量に含まれない．通常，1日に消費される総エネルギー消費量に大きな影響を与える因子は，基礎代謝量および身体活動に伴うエネルギー消費である．

基礎代謝量とは，体成分の合成・分解，体温，臓器活動など，生命維持だけに必要なエネルギー量のことであり，早朝空腹時に快適な室内において安静仰臥位・覚醒状態で測定される（例：18～29歳女性，基準体重50.6 kgでは1,120 kcal/日）．性，年齢，身長，体表面積，体組成，体温，ホルモン，季節，月経などの影響を受けるので，一般的に，身長が高くやせている人のほうが，また，女性より男性のほうが，基礎代謝量は大きい．

食事誘発性熱産生とは，食事をすることによってエネルギー代謝が亢進することをいう．食後，身体が温かくなるのはこのエネルギー代謝が関与しており，静脈栄養のような非経口摂取でも同様に起こる．食事誘発性熱産生量は，エネルギー基質（3大栄養素）のエネルギー比率によって異なり，たんぱく質は，糖質や脂質に比べて大きく，エネルギー摂取量の約30％に達する．糖質のみでは約6％，脂質のみでは約4％とされ，通常の食事はこれらの混合なので約10％程度になると考えられる．

6）アクティビティファクター

アクティビティファクター（Af：動作強度）は，各身体活動時のエネルギー消費量が，基礎代謝量の何倍にあたるかを指数（比）で示したものである．

身体活動時のエネルギー消費量（kcal）＝基礎代謝量（kcal/分）×Af×時間（分）

しかし，「日本人の食事摂取基準（2010年版）」では，Afではなく，METSが採用された（**表2.2，表2.3**）．その理由は，各身体活動の強度を示す指標として，2つの指標があることによる混乱を避けるためである．絶食時の座位安静時代謝量は仰臥位で測定する基礎代謝量よりおよそ10％大きいことから，次の関係が成り立つ．

$$Af \fallingdotseq METS \times 1.1$$

7）メッツ

メッツ（METS）は，各身体活動時のエネルギー消費量が，絶食時の座位安静時代謝量（基礎代謝量の約10％増し）の何倍に相当するかを指数（比）で示したものである．座って安静にしている状態が1 METS，普通歩行が3 METSに相当する．METSは，米国で広く使われてきたが，最近，わが国でも身体活動強度の指標として，「健康づくりのための運動基準2006」や「日本人の食事摂取基準（2010年版）」で採用されている．

身体活動時のエネルギー消費量（kcal）＝METS（kcal/kg/時）×時間×体重（kg）

たとえば，体重60 kgの人が，5 METSの運動強度で30分運動すると，エネルギー消費量＝5 kcal/kg/時×0.5時間×60 kg＝150 kcalとなる．METS（またはAf）は，身体活動強度を指数（比）で表しているため，身長や体重などが異なる対象者に対しても活用することができる．

b たんぱく質

体組織の構成成分であるたんぱく質は，代謝・分解され，最後に体外に排出されるので，食物から必要量を補充する必要がある．窒素出納がゼロになるときのたんぱく質摂取量の最小値を「窒素平衡維持量」または「たんぱく質維持必要量」といい，これに基づいて，たんぱく質必要量が算定された（1歳以上）．これに加えて，妊娠期・授乳期・成長期には，新生組織の蓄積に必要なたんぱく質付加量が必要となる．そこで，成長期（1～17歳）の必要量の算定には，

成長に伴うたんぱく質蓄積量，たんぱく質蓄積効率，生体利用率，消化率などの要因を考慮した要因加算法が用いられた．

必須アミノ酸についての必要量の検討も行われたが，アミノ酸個々に数値を算定し，食事摂取基準とするには十分なエビデンスがまだそろっていない．

c 炭水化物

炭水化物は，体構成成分ではないが，グリコーゲンとして蓄積され，重要なエネルギー源となる．その摂取量は，食事の総エネルギー量に占める割合を考慮する必要があるため，エネルギー比率（%E）で示された．一方，食物繊維は，炭水化物に含まれるが，エネルギー源としてではなく，生活習慣病予防の観点から 18 歳以上の必要量（目標量）が算定された．

d 脂　　質

体構成成分である脂質は，炭水化物やたんぱく質の 2 倍以上のエネルギー価をもつため，その摂取量はエネルギー比率（%E）として示された．人間は，アセチル CoA から飽和脂肪酸と一価不飽和脂肪酸を合成することができるが，脂肪酸分子のメチル基末端から最初の二重結合までの間に，新たに二重結合を導入する酵素をもたないため，リノール酸（n-6）および α-リノレン酸（n-3）系脂肪酸を合成することができない．これらは，必須脂肪酸であり，欠乏すると成長障害や皮膚炎などを発症するので，食物から摂取する必要がある．日本人では，n-6 および n-3 系脂肪酸欠乏による皮膚炎などの報告はないことから，平成 17, 18 年国民健康・栄養調査の中央値（50 パーセンタイル）が必要量（目安量）とされた（1 歳以上）．

日本人は，エイコサペンタエン酸（EPA, 20:5n-3）およびドコサヘキサエン酸（DHA, 22:6n-3）量を 0.9 g/日摂取している場合に，非致死性の心筋梗塞罹患の減少が認められている．そこで，「日本人の食事摂取基準（2010 年版）」の 18 歳以上では，一次予防の観点から n-3 系脂肪酸のなかで EPA および DHA を 1 g/日以上（魚で約 90 g/日以上）摂取することが望まれる．

e ビタミン

各ビタミンの必要量を推定する際に用いられた主な科学的根拠を示した．

ビタミン A：　ビタミン A 欠乏が発症しない肝内ビタミン A 貯蔵量は 20 μg/g である．この量を維持できる摂取量は，1～5 歳では 18.7 μgRE/kg 体重/日，6 歳以上では 9.3 μgRE/kg 体重/日である．

ビタミン D：　血中副甲状腺ホルモン濃度上昇の抑制と，骨密度低下の予防に最低限必要な血中 25-ヒドロキシビタミン D 濃度は 50 nmol/L であり，これを維持できる摂取量が目安量である．

ビタミン E：　ビタミン E 必要量は，ビタミン E の栄養状態に問題がないと考えられる平成 17, 18 年国民健康・栄養調査における性および年齢階級別の摂取量の中央値が目安量である．

ビタミン K：　ビタミン K 潜在性欠乏症（血液凝固遅延）を発症しない米国人（体重 72 kg）の摂取量（82 μg/日）を参照値とし，体重比の 0.75 乗で外挿した 1 μg/kg 体重/日が目安である．

ビタミン B_1, B_2, ナイアシン：　エネルギー代謝に関与し，かつ，摂取量が必要量を超えると尿中に排泄されることから（体内プール飽和量），エネルギー摂取量 1,000 kcal あたりの必要量（チアミン塩酸塩：0.35 mg，B_2：0.50 mg，ナイアシン当量：4.8 mg）が推定平均必要量である．

ビタミン B_6：　神経障害などのビタミン B_6 欠乏が発症しない血漿ピリドキサールリン酸濃度（30 nmol/L）を維持できるピリドキシン摂取量（0.014 mg/g たんぱく質）に，生体利用

率（73%）を考慮し算定された 0.019 mg/g たんぱく質が推定平均必要量である．

ビタミン B_{12}：　胆汁中に排泄されたビタミン B_{12} を再吸収できない悪性貧血患者の，血液学的性状と血清ビタミン B_{12} 濃度を適正に維持できる摂取量（1.5 μg/日程度）から，胆汁中のビタミン B_{12} 排泄量（0.5 μg/日）を差し引き，吸収率（50%）を考慮し，算定された 2.0 μg/日が推定平均必要量である．

葉　酸：　赤血球中葉酸濃度（300 nmol/L 以上）と血漿総ホモシステイン濃度を維持（14 μmol/L 未満）することができる摂取量 200 μg/日が推定平均必要量である．

パントテン酸：　パントテン酸欠乏症を実験的に再現できないため，平成 17，18 年国民健康・栄養調査の中央値が目安量である．

ビオチン：　必要量を設定するに足る実験データはないが，1 日あたりのビオチン摂取量の報告の 50 μg/日が目安量である．

ビタミン C：　心臓疾病予防や抗酸化作用が期待できる血漿ビタミン C 濃度（50 μmol/L 程度）を維持できる摂取量 85 mg/日が推定平均必要量である．

f　ミネラル

各ミネラルの必要量を推定する際に用いられた主な科学的根拠を示した．

ナトリウム：　成人のナトリウム不可避損失量 600 mg/日（食塩相当量 1.5 g/日）を成人の推定平均必要量とした．食塩目標量は，高血圧の予防・治療のための食塩摂取量（6 g/日）と，平成 17，18 年国民健康・栄養調査の性・年齢階級の摂取量中央値の最高値（12.2 g/日）との中間値（男性 9.0 g/日未満）．女性の目標量（7.5 g/日）は，男性に比べて摂取量が低いことが考慮された．

カリウム：　十分，かつ，無理のない摂取量として，平成 17，18 年国民健康・栄養調査における成人男性 50 歳以上の値（2,500 mg/日以上）が男性の目安量（2,500 mg/日）とされ，女性（目安量 2,000 mg/日）はエネルギー摂取量の違いが考慮された．目標量は，高血圧予防に有効とされる摂取量（3,500 mg/日）と，平成 17，18 年国民健康・栄養調査の性・年齢階級の摂取量中央値との中間値（男性 3,000 mg/日，女性 2,900 mg/日）である．

カルシウム：　要因加算法により，基準体重をもとにして，体内蓄積量，尿中排泄量，経皮的損失量の合計を見かけの吸収率で割った（推定平均必要量）値とした．

マグネシウム：　日本人（18～28 歳）の出納試験におけるマグネシウム平衡維持量を成人の推定平均必要量（4.5 mg/kg 体重/日）とした．小児については，マグネシウム安定同位体を用いて行われた米国人（9～14 歳）の出納実験におけるマグネシウム平衡維持量から推定平均必要量（5 mg/kg 体重/日）が算定された．

リ　ン：　米国/カナダの食事摂取基準を参考に，平成 17，18 年国民健康・栄養調査の摂取量中央値を目安量とした．

鉄：　基本的鉄損失は，外国人（平均体重 68.6 kg）の，汗，皮膚細胞の剥脱，糞尿による基本的鉄損失（0.96 mg/日）を採用し，これを体重比の 0.75 乗を用いて外挿した．

亜　鉛：　米国/カナダの食事摂取基準を参考にして，成人（体重 76 kg）の参照値（男性 11.18 mg/日，女性 10.03 mg/日）から，体重比の 0.75 乗を用いて外挿された．

銅：　安定同位元素を用いた 2 つの出納試験の成績（参照値 0.72 mg/日）から，対象者の平均体重（74.7 kg）を基準として，体重比の 0.75 乗を用いて外挿された（推定平均必要量）．

マンガン：　マンガンの平衡維持量を大幅に上回ると考えられる日本人のマンガン摂取量平均値から，総エネルギー摂取量の性差を考慮して，男性 4.0 mg/日，女性 3.5 mg/日を目安

量とした．

ヨウ素： 米国人の甲状腺へのヨウ素蓄積量の平均値（93.9 μg/日）を採用し，推定平均必要量とされた．

セレン： 克山病（こうざんびょう）*のような欠乏症予防の観点から，血漿グルタチオンペルオキシダーゼ活性値が飽和値の 2/3 となるときのセレン摂取量（24.2 μg/日）について，基準体重と対象者の平均体重（60 kg）から，体重比の 0.75 乗を用いて外挿された（推定平均必要量）．

クロム： WHO が採用した成人のクロム必要量（24.5 μg/日，12.8 μg/1,000 kcal）を参照値とし，性・年齢階級別推定エネルギー必要量を用いて，成人の推定平均必要量が算定された．

モリブデン： 出納の平衡状態が維持され，かつ，欠乏症状のない米国人の摂取量（22 μg/日）に，推定損失量（3 μg/日）を加えた参照値（25 μg/日）から，平均体重（76.4 kg）と基準体重に基づき，体重比の 0.75 乗を用いて，推定平均必要量が外挿された．

E ライフステージ別エネルギー・栄養素必要量

a 妊娠期

妊娠期間（280 日）は，初期（16 週未満），中期（16〜28 週），末期（28 週以降）に 3 区分された．妊娠期については，胎児発育に伴う蓄積量（体たんぱく質・脂肪）を，非妊娠時の年齢階級別食事摂取基準に付加する必要がある（**表 2.4**）．

〈表 2.4〉 妊娠期のエネルギー・栄養素付加量の推定方法

エネルギー付加量	推定エネルギー必要量（付加量）＝妊娠による総エネルギー消費量の変化量＋エネルギー蓄積量
たんぱく質付加量	体カリウム増加量より算定された体たんぱく質蓄積量を，各期のたんぱく質蓄積量の比（初期：中期：末期＝0：1：3.9）で割り当て，たんぱく質蓄積効率（43％）で割った値（推定平均必要量）
脂質付加量	平成 17，18 年国民健康・栄養調査における，妊婦の中央値から，非妊娠女性の中央値を差し引いた値（目安量）
ビタミン A 付加量	胎児のビタミン A は出生前 90 日間に蓄積される．この蓄積量を吸収率で割り，妊娠末期の 1 日あたりで算定された値（推定平均必要量）
ビタミン D 付加量	妊娠期間中に血中 25-ヒドロキシビタミン D 濃度を低下させない摂取量から，非妊娠女性の目安量を差し引いた値（目安量）
ビタミン B_1 付加量	ビタミン B_1 必要量はエネルギー必要量に比例する．妊婦のエネルギー付加量と，推定平均必要量（チアミン塩酸塩 0.45 mg/1,000 kcal）との積（推定平均必要量）
ビタミン B_2 付加量	考え方は B_1 と同様．妊婦のエネルギー付加量と，推定平均必要量（0.50 mg/1,000 kcal）との積（推定平均必要量）
ビタミン B_6 付加量	血漿ピリドキサールリン酸（PLP）濃度（30 nmol/L）を維持できるピリドキシン摂取量（0.5 mg/日）を生体利用率（73％）で割った値（推定平均必要量）
葉酸付加量	赤血球中葉酸濃度を適正に維持できるプテロイルモノグルタミン酸の補充量（100 μg/日）を，食事性葉酸に換算するために，生体利用率（50％）で割った値（推定平均必要量）
ビタミン B_{12} 付加量	胎児中の蓄積量（0.15 μg/日）を，吸収率（50％）で割った値（推定平均必要量）
パントテン酸付加量	平成 17，18 年国民健康・栄養調査における，妊婦の中央値から成人女性の中央値を差し引いた値（目安量）
ビオチン付加量	目安量＝0〜5 カ月児の目安量×（妊婦のエネルギー付加量の平均値/0〜5 カ月の男女乳児の推定エネルギー必要量の平均値）
ビタミン C 付加量	出生後の新生児における壊血病の予防に必要な摂取量（10 mg/日）（推定平均必要量）
マグネシウム付加量	妊婦の除脂肪体重増加量（7.5 kg/280 日）と，除脂肪体重 1 kg あたりのマグネシウム含有量（470 mg）との積を，吸収率（40％）で割った値（推定平均必要量）

鉄付加量	胎児・臍帯・胎盤への鉄貯蔵量と，循環血液量の増加に伴う鉄増加量との和を，吸収率（15%）で割った値（推定平均必要量）
亜鉛付加量	妊婦の亜鉛蓄積量（0.40 mg/日）を，非妊娠女性における吸収率（27%）で割った値（推定平均必要量）
銅付加量	母乳中平均銅濃度（0.35 mg/L）と，母乳摂取量（0.78 L/日）との積を，吸収率（60%）で割った値（推定平均必要量）
ヨウ素付加量	欧米の新生児における甲状腺内ヨウ素量の中間値（75 μg/日）（推定平均必要量）
セレン付加量	胎児と胎盤中のセレン含有量と，妊婦の血液増加に伴うセレン増加量との和（1,200 μg）を，吸収率（90%）および妊娠期間（280日）で割った値（推定平均必要量）

〈表2.5〉 授乳期のエネルギー・栄養素付加量の推定方法

エネルギー付加量	付加量（推定エネルギー必要量）＝泌乳量分のエネルギー量（517 kcal/日）−体重減少分のエネルギー量（173 kcal/日）
たんぱく質付加量	妊娠によるたんぱく質蓄積残と体重増加残に対するたんぱく質付加量は相殺されるので，付加量は泌乳量分のみ．推定エネルギー必要量＝泌乳量（0.78 L/日）×母乳中濃度（12.6 g/L）÷利用率（70%）
n-6系脂肪酸付加量	平成17, 18年国民健康・栄養調査の授乳婦の中央値と，成人女性の中央値との差（0 g/日）（目安量）
n-3系脂肪酸目安量	平成17, 18年国民健康・栄養調査の授乳婦の中央値（1.7 g/日）（付加量ではない）
ビタミンA, D, E, B₂, C付加量	ビタミンA, B₂, C付加量（推定平均必要量）＝母乳中の量 ビタミンD, E付加量（目安量）＝母乳中の量
ビタミンB₁, B₆, B₁₂, ナイアシン, 葉酸, ビオチン付加量	推定平均必要量（付加量）＝母乳中の量÷生体利用率 （なお，B₁, B₆, B₁₂, ナイアシン，葉酸，ビオチンの生体利用率（または吸収率）は，それぞれ73%, 73%, 50%, 60%, 50%, 80%）
パントテン酸付加量	平成17, 18年国民健康・栄養調査における，授乳婦の中央値から非授乳婦の中央値を差し引いた値（目安量）
カリウム, ヨウ素付加量	カリウム付加量（目安量）＝母乳中の量 ヨウ素付加量（推定平均必要量）＝母乳中の量
鉄, 亜鉛, 銅, セレン, モリブデン付加量（推定平均必要量）	付加量（推定平均必要量）＝母乳中の量÷吸収率 （なお，鉄，亜鉛，銅，セレン，モリブデンの吸収率は，それぞれ15%, 53%, 60%, 90%, 93%）

b 授乳期

授乳期の基本的な考え方は，非妊娠時の年齢階級別食事摂取基準に，泌乳に伴う消失分（母乳中濃度×哺乳量）を付加し，妊娠中の体重増加の減少分を差し引く（**表2.5**）．なお，泌乳量は，出産後数日で増加し，3カ月頃最大となる．

c 乳児期

乳児期は，0〜5カ月児と6〜11カ月児の2区分とされた．ただし，エネルギーとたんぱく質については0〜5カ月児，6〜8カ月児，9〜11カ月児の3区分である．健康な乳児は，健康な母親からの母乳を哺乳していれば，その栄養素量は適正であると考えられるので，0〜5カ月児の

コラム　外挿法とは？

「日本人の食事摂取基準（2010年版）」の値は，主に成人男性のデータである．それ以外の性・年齢階級の値は，やむをえず，主に成人男性のデータ（参照値）から推定されたものがある．この推定方法が，外挿法である．食事摂取基準の値は，体表面積と比例すると考えられることから，参照値に体表面積の比を乗じて，成人男性以外の性・年齢階級の値が算定された．しかし，体表面積の測定は難しいので，「体表面積比」の代わりに「体重の0.75乗」が用いられた．また，参照値の単位がkg体重あたりで示されているときは，これに性・年齢別基準体重を乗じて，あるいは，参照値の単位がgたんぱく質あたりで示されているときは，これに性・年齢別たんぱく質推奨量を乗じて，それぞれ外挿された．

E ライフステージ別エネルギー・栄養素必要量

〈表 2.6〉 乳児期のエネルギー・栄養素必要量の推定方法

エネルギー	推定エネルギー必要量＝総エネルギー消費量＋エネルギー蓄積量 （なお，蓄積量は，基準体重から算出した1日あたりの体重増加量と，組織増加分エネルギー密度との積）
たんぱく質	0～5カ月児目安量＝母乳中濃度×哺乳量．6～11カ月児目安量＝母乳中濃度×哺乳量＋離乳食からの摂取量
脂肪エネルギー比率，n-6 および n-3 系脂肪酸	0～5カ月児目安量＝母乳中の比率または濃度×哺乳量．6～11カ月児目安量＝(0～5カ月児目安量＋1～2歳児の平成17，18年国民健康・栄養調査の中央値)÷2
ビタミンA, E, パントテン酸, ヨウ素, セレン, クロム, モリブデン	0～5カ月児目安量＝母乳中濃度×哺乳量．6～11カ月児目安量＝0～5カ月児目安量×(6～11カ月基準体重/0～5カ月児基準体重)$^{0.75}$
ビタミンD	0～5カ月児目安量は，くる病の兆候を指標とし，日照量も考慮された．6～11カ月児目安量は，血中25-ヒドロキシビタミンD濃度（25 nmol/L以上）を推持できる摂取量
ビタミンK, ナトリウム, カリウム, カルシウム, マグネシウム, リン, 銅, マンガン	0～5カ月児目安量＝母乳中濃度×哺乳量．6～11カ月児目安量＝0～5カ月児目安量＋離乳食からの摂取量
水溶性ビタミン（パントテン酸以外）	0～5カ月児目安量＝母乳中濃度×哺乳量．6～11カ月児目安量＝(0～5カ月乳児目安量から外挿した値＋18～29歳の推奨量から外挿した値)÷2
鉄	0～5カ月児目安量＝母乳中濃度×哺乳量．6～11カ月児は，月経血による鉄損失がない小児と同様に，男女それぞれの推定平均必要量
亜鉛	0～5カ月児目安量＝母乳中濃度×哺乳量．6～11カ月児は，0～5カ月児目安量を体重比の0.75乗で外挿した値と，乳児および小児の離乳食と調製乳からの摂取量との平均値

必要量（目安量）は基本的に，母乳中の各栄養素濃度と哺乳量の積である．6～11カ月児において，摂取量に関するデータがない場合は，原則として，0～5カ月児の目安量から外挿された（**表 2.6**）．

d 幼児期

幼児期は，1～2歳，3～5歳の2区分とした．乳児期と同様に，身体発育に伴う組織増加分に相当するエネルギー蓄積と，その形成のためのエネルギー消費を考慮する必要がある（**表 2.7**）．小児期（幼児期～思春期）の各栄養素必要量を設定できるだけのデータは非常に少ないので，原則として次の式により外挿された．基準体重は，平成17，18年国民健康・栄養調査における当該の性・年齢階級の中央値を用いた．

$$X = X_0 \times (W/W_0)^{0.75} \times (1+G)$$

X：求めたい年齢階級の推定平均必要量または目安量
X_0：推定平均必要量または目安量の参照値
W：求めたい年齢階級の基準体重
W_0：参照値が得られた研究の対象者の体重中央値
G：成長因子（1～2歳：0.30，3～14歳：0.15，15～17歳男子：0.15，15～17歳女子：0，18歳以上：0）

e 学童期

学童期（6～11歳）は，幼児期と同様に，十分な資料が存在しない場合には，外挿法により成人の値から推定された（**表 2.8**）．たんぱく質，ビタミンA，鉄以外の栄養素の科学的根拠は幼児期と同じ．

〈表2.7〉 幼児期のエネルギー・栄養素必要量の推定方法

エネルギー	推定エネルギー必要量＝基礎代謝量×身体活動レベル＋エネルギー蓄積量
たんぱく質	要因加算法により算定．推定平均必要量＝たんぱく質維持必要量（0.67）/生体利用率（70％）＋たんぱく質蓄積量/蓄積効率（40％）×基準体重
脂肪エネルギー比率	成人期の目標量と同じ
n-6 および n-3 系脂肪酸	平成17，18年国民健康・栄養調査の性・年齢階級の摂取量中央値（目安量）
炭水化物	目標量＝推定エネルギー必要量－脂質とたんぱく質のエネルギー摂取量
ビタミンA	推定平均必要量＝18.7 μg/kg 体重×基準体重×（1＋G）
ビタミンD，E	平成17，18年国民健康・栄養調査の性・年齢階級の摂取量中央値（目安量）
ビタミンK	成人の値から外挿法により算定．目安量＝成人（体重72 kg）の目安量×（小児基準体重/72 kg）$^{0.75}$×（1＋G）
ビタミンB_1，B_2，ナイアシン	推定平均必要量＝1,000 kcal あたりの推定平均必要量×性・年齢階級別推定エネルギー必要量
ビタミンB_6	推定平均必要量＝0.019 mg/g たんぱく質×性・年齢別たんぱく質推奨量
ビタミンB_{12}，葉酸，C	推定平均必要量＝18～29歳推定平均必要量×（基準体重/18～29歳基準体重）$^{0.75}$×（1＋G）
パントテン酸	平成17，18年国民健康・栄養調査の性・年齢階級の摂取量中央値（目安量）
ビオチン	成人の値から外挿法により算定．目安量＝18～29歳目安量×（基準体重/18～29歳基準体重）$^{0.75}$×（1＋G）
ナトリウム，カリウム	18～29歳目標量（または目安量）から外挿された．ナトリウム目標量（またはカリウム目安量）＝18～29歳ナトリウム目標量（またはカリウム目安量）×（小児基準体重/18～29歳基準体重）$^{0.75}$×（1＋G）
マグネシウム	推定平均必要量＝5 mg/kg 体重/日×基準体重
リン	性・年齢階級別の平成17，18年国民健康・栄養調査の中央値（目安量）
カルシウム	要因加算法により算定．推定平均必要量＝（体内カルシウム蓄積量＋尿中排泄量＋経皮的損失量）÷見かけの吸収率
鉄	要因加算法により算定．男子・月経のない女子の推定平均必要量＝（基本的鉄損失＋ヘモグロビン中鉄蓄積量＋非貯蔵鉄組織増加量＋貯蔵鉄増加量）÷吸収率（15％）
亜鉛	1～11歳の推定平均必要量設定の参照値（4.0 mg/日＝平衡維持摂取量＋体表消失量，体重16.34 kg）を用いて外挿された．推定平均必要量＝4.0 mg/日×（基準体重/16.34 kg）$^{0.75}$×（1＋G）
マンガン，銅，ヨウ素，セレン	成人の値または参照値（セレン）から外挿された．マンガン目安量または銅，ヨウ素，セレン推定平均必要量＝18～29歳目安量または推定平均必要量×（基準体重/18～29歳基準体重）$^{0.75}$×（1＋G）

〈表2.8〉 学童期のエネルギー・栄養素必要量の推定方法

たんぱく質	算定方法は幼児期と同じ．ただし，たんぱく質の生体利用率は，10～11歳では75％
ビタミンA	推定平均必要量＝18～29歳推定平均必要量×（基準体重/18～29歳基準体重）$^{0.75}$×（1＋G）
鉄	要因加算法により算定．男子と月経のない女子の推定平均必要量については，幼児期と同じ．月経のある女子の推定平均必要量＝（基本的鉄損失＋ヘモグロビン中鉄蓄積量＋非貯蔵鉄組織増加量＋貯蔵鉄増加量＋月経血による鉄損失）÷吸収率（15％）

f 思春期

思春期（12～17歳）についても，十分な資料が存在しない場合には，成人の値から外挿された（**表2.9**）．たんぱく質と亜鉛以外の栄養素の科学的根拠は幼児期および学童期と同じ．

g 成人期

成人期は，18～29歳，30～49歳，50～69歳に3区分された．成人期の必要量は，他のライフステージの必要量における算定基準値となっているものが多い（**表2.10**）．

〈表2.9〉 思春期のエネルギー・栄養素必要量の推定方法

たんぱく質	算定方法は幼児期と同じ．ただし，たんぱく質の生体利用率は，12～14歳では80％，15～17歳では85％
亜鉛	推定平均必要量＝推定平均必要量設定の参照値（男性11.18 mg/日，女性10.03 mg/日）×(基準体重/76 kg)$^{0.75}$×(1＋G)

〈表2.10〉 成人期のエネルギー・栄養素必要量の推定方法

エネルギー	推定エネルギー必要量＝基礎代謝量×身体活動レベル
たんぱく質	推定平均必要量＝たんぱく質維持必要量（0.65）/消化率（90％）×基準体重
脂肪エネルギー比率	血中脂質濃度が適正に保たれ，冠動脈性疾患リスクが相対的に低くなる範囲（米国の成績）（目標量）
飽和脂肪酸	脳出血リスクを低下させるための下限値（目標量），および，冠動脈性心疾患リスクを低下させるための上限値（目標量）
n-6系脂肪酸	平成17，18年国民健康・栄養調査の性・年齢階級の摂取量中央値（目標量） 上限値は，過酸化脂質の産生を少なくするための摂取量（目標量）
n-3系脂肪酸	冠動脈性心疾患リスクを低下させるための下限値（目標量）
コレステロール	冠動脈性心疾患リスクを低下させるための上限値（目標量）
炭水化物	幼児期と同じ
食物繊維	心筋梗塞リスクを低下させるための下限値（目標量）
ビタミンA	推定平均必要量＝9.3 μgRE/kg 体重×基準体重
ビタミンD	血中副甲状腺ホルモン濃度の上昇抑制と，骨密度の低下予防のために最低限必要な血中25-ヒドロキシビタミンD濃度（50 nmol/L）を維持できる摂取量（目安量）
ビタミンE	幼児期と同じ
ビタミンK	目安量＝82 μg/日×(基準体重/72 kg)$^{0.75}$
ビタミンB$_1$，B$_2$，B$_6$，ナイアシン	幼児期と同じ
ビタミンB$_{12}$	推定平均必要量2.0 μg/日（＝(1.5 μg/日－0.5 μg/日)/0.5）
葉酸	推定平均必要量200 μg/日
パントテン酸	幼児期と同じ
ビオチン	目安量50 μg/日
ビタミンC	推定平均必要量85 mg/日
ナトリウム	推定平均必要量：600 mg/日（食塩相当量1.5 g/日） 食塩目標量：男性9.0 g/日未満，女性7.5 g/日未満
カリウム	目安量：男性2,500 mg/日，女性2,000 mg/日 目標量：男性3,000 mg/日，女性2,900 mg/日
カルシウム	幼児期と同じ
マグネシウム	推定平均必要量＝4.5 mg/kg 体重/日×基準体重
リン	幼児期と同じ
鉄	男性・月経のない女性の推定平均必要量＝(基本的鉄損失÷吸収率（15％))．月経のある女性の推定平均必要量＝(基本的鉄損失＋月経による鉄損失)÷吸収率（15％）
亜鉛	推定平均必要量＝推定平均必要量設定の参照値（男性11.18 mg/日，女性10.03 mg/日）×(基準体重/76 kg)$^{0.75}$
銅	推定平均必要量＝参照値0.72 mg/日×(基準体重/74.7 kg)$^{0.75}$
マンガン	男性4.0 mg/日，女性3.5 mg/日（目安量）
ヨウ素	93.9 μg/日（推定平均必要量）
セレン	推定平均必要量＝参照値24.2 μg/日×(基準体重/60 kg)$^{0.75}$
クロム	推定平均必要量12.8 μg/1,000 kcal
モリブデン	推定平均必要量25 μg/日

h 高 齢 期

　高齢期では，算定の根拠となる基本的な考え方は成人と同じとし，年齢区分は70歳以上として一括された．加齢による身体機能と形態変化を反映させる必要があると考えられるが，とくに日本人を対象とした研究が不足しているため，高齢者独自の食事摂取基準を算定したエネルギー・栄養素は，たんぱく質，カルシウム，鉄のみである．約半数の栄養素が成人とは異なる値となっているが，これは，基準体重，吸収率，摂取量などの違いが反映されたものである．

3 成長・発達，加齢（老化）

ヒトの各ライフステージ（表3.1）における生理学的特徴，頻度の高い疾患を把握し，栄養学的な諸問題を理解する．小児期では著しい成長・発達は応用栄養学の問題として重要である．成人期は生活習慣病発症の予防として栄養管理が重要である．高齢期については，老化のメカニズムを理解し，高齢者の生理的・心理的特徴から最適な栄養ケアができるようにする．

A 成長，発達，加齢の概念

a 成長

成長（growth）とは時間の経過とともに身長や体重などが形態的に大きくなること（物的な成熟）をいう．

b 発達

発達（development）とは言葉や運動などが機能的に進むことをいう．すなわち，身体の機能面および各臓器器官の働きが成熟すること（機能的な成熟）をいう．これら発達の多くは小児期に起こるが，進行の度合いは器官によって異なる．成長と発達を合わせて発育という．発育過程は遺伝的・栄養的・環境的各因子からの影響を受ける．

スキャモン（Scammon）の成長（または発育，発達）曲線（図3.1）： 20歳での成長を100％として，各器官の成長・発達を経時的に4つのパターンに分類した．

① 一般型：体重，身長，骨格，筋肉，内臓など
② 神経型：脳，脊髄，視覚器など
③ リンパ（免疫）型：胸腺，扁桃，リンパ節など
④ 生殖型：睾丸，卵巣，子宮など

身体や内臓の発育は乳幼児期（一次性徴）および思春期（二次性徴）に著しく，18～22歳頃停止する．筋肉は訓練によっては青年期に入っても増加し続ける．脳や神経の発達は乳幼児期

〈表3.1〉 ヒトの生涯の時期的区分

1. 出生前期	A. 卵割期	受精～胚葉
	B. 胎芽期	8週未満
	C. 胎児期	8週以降～出生
2. 小児期	A. 新生児期	生後1カ月
	B. 乳児期	生後1カ月～1歳
	C. 幼児期	1～6歳
	D. 学童期	6～12歳（小学生）
	E. 思春期	中学・高校生
3. 成人期	A. 青年期	～29歳
	B. 中年期	30～49歳
	C. 実年期	50～64歳
4. 高齢期	A. 前期高齢期	65～79歳
	B. 後期高齢期	80歳以上

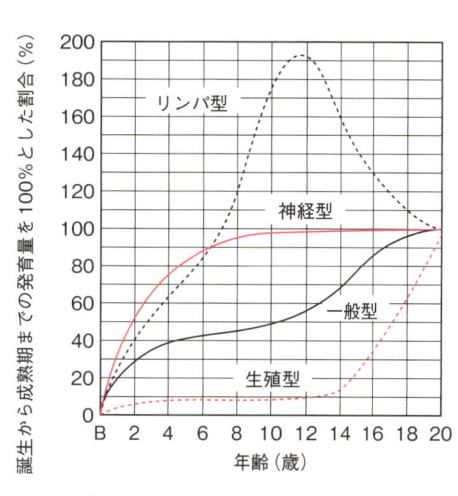

〈図3.1〉 スキャモンの成長曲線

に最も進む.胸腺（きょうせん）などの免疫器官は 11〜12 歳頃に最大となり,それ以降退縮する.生殖器の成長は二次性徴が始まる思春期に急激に成長率が高まり,1〜2 年で成人のレベルに達する.

c 加　齢

時間の経過とともに身体に起こる形態的,機能的,精神・心理的変化を加齢変化という.成人期以降は加齢（aging）に伴い各種生理機能の低下および生体恒常性維持機能（**ホメオスタシス***：生体の内部環境を一定に維持する機構）の衰退などの非可逆的変化が進行する.この過程を老化（aging）という（加齢は老化と同義に使われることが多い）.

老化は成長・発達過程と同様に,遺伝的・栄養的・環境的因子からの影響を受け,加齢に伴って生活習慣病発症率が高まる.老化には生理的老化と病的老化があり,病的老化の遺伝性早老症（ハッチンソン病,ウェルナー症候群）は,老化が遺伝子によってプログラムされている説を支持する.

B　成長,発達,加齢に伴う身体的・精神的変化と栄養

小児期における成長・発達は生涯で最も著しい時期であり,この期間に影響を及ぼす因子を**表 3.2** に示したが,このなかで最も重要なのが栄養素の適切な摂取である.

〈表 3.2〉　成長に影響を及ぼす因子

①性差,②父母の体格,③民族差,④妊娠中の胎児環境,⑤社会経済的因子,⑥栄養,⑦疾病および精神的負担,⑧生活習慣,⑨各種ストレス,⑩自然環境などの生活環境

a 身長,体重,体組成

身長の伸びおよび体重の増加は乳幼児期に大きく,学童期には緩慢となり思春期に再び大きくなり,成人のレベルに達する.

1) 身　長

出生時が約 49 cm,1 歳で約 75 cm（出生時の約 1.5 倍）,4 歳で約 100 cm（出生時の約 2 倍）と増加する.幼児期の 5 年間で平均身長の増加量が 27 cm,学童期の伸び率は年間 5 cm とほぼ一定である.幼児期は体重に比べて身長の伸びが大きいため体型は乳児期よりスリムとなる.15〜17 歳で出生時の 3〜3.5 倍となり大人の体格となる.その後は思春期に性ホルモン（女性はエストロゲン,男性はテストステロン）の分泌が起こり,二次性徴が始まると長管骨の長軸方向への成長が抑制され,身長の伸び率は減少する.

2) 体　重

出生時には約 3 kg であったのが 1 歳で約 3 倍,4 歳で約 5 倍となる.幼児期の 5 年間で平均体重増加量は 6.5 kg,学童期は年間 3 kg である.身長と同様,体重も思春期で発育速度が最大となる.

3) 体組成

体型は,出生時から成人を比較すると,頭高と身長の割合は新生児で 1：4（4 頭身）から徐々に成長とともに頭部に比べて体躯が大きくなり,成人期で 1：8（8 頭身）となる（**図 5.2**）.なかでも,四肢,内臓諸器官の成長発達が著しい.

体水分の割合は新生児 80％,乳児では 70％を占めるが,成長とともに減少し,成人で約 55〜60％となる.乳幼児,小児では体重あたりの体表面積が大きく,新陳代謝が活発で,呼吸数も多く,基礎代謝量も高いため,皮膚や呼気から失われる水分量（不感蒸泄（ふかんじょうせつ）や発汗）が多い.

体たんぱく質の割合は小児で約 13％,成人で約 16％である.

体脂肪の割合は出生時の約 12％から 1 歳で約 30％まで増加した後,5〜6 歳で減少し,その

後再び軽度増加する．思春期以降は男子ではやや減少，女子ではやや増加し，成人男性で15〜20％，成人女性で20〜25％となる．

4) 成長・発達の年次推移

年代，年齢別平均体位の変化は，1950（昭和25）年と2009（平成21）年を比較すると，男子では13〜14歳，女子では11〜12歳の増加率が大きく，身長が男子（13歳）18.5 cm，女子（11歳）15.2 cm，体重は男子（14歳）14.6 kg，女子（12歳）11.2 kg増加している．平均身長・体重は男女ともに1990年代以降はほぼ横ばいである（図6.7）．これらの影響は，1970年代以降国民所得，食料生産の増加に伴って栄養事情が大きく改善されたことによる．

b 消化，吸収

食物中の栄養素を分解（消化），それを体内に取り込む（吸収）システムを消化器系といい，口腔，咽頭（いんとう），食道，胃，小腸（十二指腸，空腸，回腸），大腸（盲腸，結腸，直腸）と唾液腺，肝臓，膵臓（すいぞう），胆のうからなる．摂取した食物は口の中で砕き（咀嚼（そしゃく）），唾液と混ぜ，飲みこみ（嚥下（えんげ）），胃腸管の運動および消化液の働きによって消化され，小腸から吸収される．

1) 消　化

出生後，胎盤を介した経静脈栄養から経口栄養に移行する．生後8〜12時間以内に母乳栄養が始まり，5〜6カ月頃から消化機能に合わせて徐々に離乳食に切り替える．新生児では唾液およびアミラーゼの分泌量は少ないが，離乳食として多糖類を与えるようになると急増する．胃液の分泌量は発育に伴って増加し，脂肪は母乳に含まれるリパーゼによって消化される．生後の食物の経口摂取に応じて歯や胃が徐々に発達していく．

歯の発達：　生後6カ月頃から乳歯（1次歯）の萌出（ほうしゅつ）が始まり，3歳頃までに20歯が揃う．咀嚼力はこの間に発達する．6歳頃に第3大臼歯（親知らず）を除き，永久歯が生え始め14歳までにほぼ生え変わる．

胃の発達：　生後5カ月頃から消化機能が徐々に発達し，胃の容積はおおよそ，新生児が50 mL，2歳で500 mL，成人で3,000 mLとなる．幼児・学童期には乳児期の筒状から特有の湾曲が起こり（鈎針状（かぎばり）），許容内容積も徐々に増加する．

2) 吸　収

消化された栄養素は，脂肪類を除いて小腸から門脈血管内に吸収され肝臓に運ばれる．肝臓では吸収された栄養素の合成・分解・貯蔵・解毒などを受ける．肝臓は出生時で約100 g（体重の5％）だが，成人になると1〜1.5 kg（体重の2.5％，人体最大の臓器）となり，物質代謝の中心的役割を果たす．胎児期では造血を行う．

c 代　謝

吸収された栄養素が体内で合成・分解され，最後に終末代謝物としてし尿中に排泄されるまでの全過程を代謝といい，さまざまな酵素が関与する．代謝の過程で生じるエネルギーは，生命維持のほか，運動，成長などに利用される．

1) 呼　吸

出生時の第一呼吸（産声）により，肺呼吸が始まる．呼吸には腹式呼吸（横隔膜の働き）と胸式呼吸（肋間筋（ろっかんきん）の働き）がある．新生児から2歳頃までは横隔膜が比較的よく発達しているが肋骨が弱く水平であり，胸郭（きょうかく）は円筒形に近く胸郭の拡大は少ないため横隔膜運動による腹式呼吸が主として行われる．3〜7歳頃から胸式呼吸が加わり，胸・腹式呼吸となる．1分間の呼吸数は新生児40〜45回，幼児20〜30回，成人16〜18回と成長に従って減少する．

〈表3.3〉 成長に関与する主なホルモン

内分泌器官	ホルモン	主な作用
下垂体前葉	成長ホルモン	発育期の成長促進，骨端の軟骨形成促進（身長増大），たんぱく合成促進（体重増大），血糖上昇，脂肪酸遊離
甲状腺	サイロキシン	たんぱく合成促進，基礎代謝率増大
副腎皮質	糖質コルチコイド	血糖上昇，肝グリコーゲン蓄積
	アンドロゲン	たんぱく合成促進
膵臓	インスリン	血糖低下，グリコーゲン・たんぱく合成促進
精巣	テストステロン	筋肉および骨基質のたんぱく合成促進，第二次性徴の発現
卵巣	エストロゲン	第二次性徴の発現，卵胞発育，子宮内膜と膣上皮の増殖促進，乳腺の発育
	プロゲステロン	妊娠維持，排卵抑制，体温上昇，乳腺の発育

2）体温

乳幼児期は体温調節機能，汗腺の発達が未熟なため外気温の影響を受けやすい．生後4カ月頃になると体温はほぼ安定し，2歳頃から生理的な**日内変動***がみられるようになる．子どもは成人よりも体重あたりの食事摂取量が多く，運動が活発で熱の産生量が増大するため成人より高体温を保つ．14～16歳頃に成人のレベルとなる．

3）基礎代謝基準値

基礎代謝基準値（基礎代謝量/基準体重）は1～2歳（男61.0 kcal/kg体重/日，女59.7 kcal/kg体重/日）が最も高く，年齢が高くなるに従って減少する（70歳以上：男21.5 kcal/kg体重/日，女20.7 kcal/kg体重/日）．

4）免疫

自己と非自己を識別する仕組みを免疫という．自然免疫（好中球，好酸球，マクロファージなどによる）と獲得免疫（リンパ球による）がある．さらに後者には液性免疫（B細胞）と細胞性免疫（T細胞）がある．免疫器官として骨髄，胸腺，リンパ節，扁桃腺・アデノイド，脾臓などが関与する．獲得（後天性）免疫の中心となる胸腺は，出生後は10～15 gで，すぐに20 gほどになる．15歳以降から萎縮し，高齢者では脂肪組織に置き換わる．

新生児では胎盤を介して得た**免疫たんぱく質***IgGおよび母乳から得たIgA（消化管からの微生物の侵入を防御）は生後5カ月頃から減少し，それとともに免疫の主体が能動免疫に移行する．

5）内分泌

思春期には成長ホルモンをはじめ，**表3.3**に示したようなさまざまなホルモンが関与する．

d 運動，知能，言語発達，精神発達，社会性

乳・幼児期は生涯で最も著しい感覚・神経系，運動能力の発達に伴う行動の変化を示す．多くの生理機能が20歳頃までに発達し，30歳を過ぎると低下し始める．

体力，運動能力の発達は幼児期から学童期にめざましく，10

コラム　基本的生活習慣の確立

食事：2歳から3歳6カ月で自立
睡眠：3～4歳で指示に従って寝る，5歳で寝巻きに着替える
排便・排尿：3歳6カ月で排尿は自立，4歳6カ月で排便自立
着脱衣：2～3歳で1人で脱ぐ，5歳で完成，6歳で自立
清潔：2～3歳で手洗い，4歳で洗顔，5歳でからだを洗う

歳代後半をピークとして，30歳頃から直線的に低下するが，年齢とともに個人差が拡大する．
知能や言語，精神機能は30歳頃まで発達し，高齢期になっても比較的維持される．
社会性は生活空間の拡大とともに発達し，成人期になると社会的・経済的に最も安定し充実した時期となる．しかし，生活環境に起因する不規則な生活やストレスなどによる健康障害がみられるようになる．

e 食生活，栄養状態

エネルギー必要量は発達段階によって異なるため，成長・発達に伴い食生活を中心に生活習慣の確立が重要である．この時期での栄養の過不足は成人期の身体状況に影響を及ぼすため，適正に栄養現象が遂行されているかどうかを評価する．とくに，朝食の欠食，過食，肥満などが問題となっている．

1) 発育段階別

乳児期：生後1年間の乳児のエネルギー必要量は，体重あたりで成人男性の約2倍になるが，摂食・消化吸収機能が未熟で一度に多量摂取することは不可能である．

幼児・学童期：幼児肥満の多くは学童肥満，成人肥満へと移行する確率が高い．また，栄養過多や運動不足による肥満が学童期で増加傾向にある．肥満度20％以上の肥満学童に脂質代謝異常が認められる．将来の健全な身体の基礎をつくるためにも，幼児期からの食事・運動指導を含めた生活指導が必要であり，朝食の欠食も含め，規則正しい生活のリズムと適正な食習慣の獲得が大切である．

健全な身体発育に対応するためには適切なエネルギー，たんぱく質，鉄，カルシウム，ビタミンなどの摂取が必要である．

思春期：男子は1日に2,500～3,000 kcalのエネルギーを必要とする．また，骨格形成のためカルシウム，たんぱく質，ビタミンDの必要量が増加する．成長，運動，月経などによって男女ともに鉄の需要が高まるため，その供給が必要である．とくに高校女子の1/3以上が貧血との報告がある．また，痩身願望による月経不順，貧血，神経性食欲不振症（**表6.15**）などが問題となっている．

2) 成長に必要な栄養素

たんぱく質：細胞の主要な構成物質であり，免疫物質であるたんぱく質の供給は重要である．たんぱく質の不足によってクワシオルコル（骨格の成長不全），たんぱく質とエネルギーの不足によってマラスムス（消耗症）が発症する．

ミネラル（無機質）：この時期は鉄，カルシウムの摂取不足が問題となる．

ビタミン類：とくに成長期にはエネルギー生産が不可欠であり，ビタミンB群（とくにB_1）欠乏はさまざまな病気の原因となる．代表的なビタミンの欠乏症としてB_1（糖質代謝に不可欠）：脚気，C（コラーゲン合成に必要）：壊血病，A（網膜における視光物質の生産に必要）：

コラム　肥満，脂肪組織

肥満とは脂肪組織（白色脂肪細胞）の過剰な蓄積をいい，摂取カロリーが消費カロリーを上回ったときに成立する．

脂肪細胞数は250～300億個（白色脂肪99％，褐色脂肪1％）あるが，新生児では褐色脂肪組織（後頸部，肩甲骨間，腋窩，大動脈，腎周囲に局在）が多く，成人約40gに対して約100g存在する．白色脂肪細胞は中性脂肪の貯蔵に対して褐色脂肪細胞は熱産生器官として働く．冬眠動物では覚醒に重要．

夜盲症，D（カルシウムの吸収に不可欠）：くる病などがあげられる．

f　加齢に伴う身体的・精神的変化と栄養

加齢は誰でも経験することであり，さまざまな機能の低下とともに，精神的変化の著しい時期でもある．成人期，高齢期における栄養管理が重要であり，規則正しい食生活はQOLを高め，健康寿命の延伸が図られる．

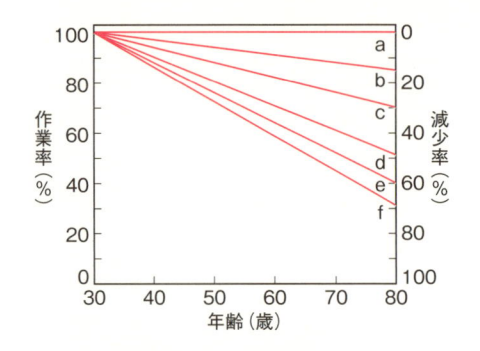

〈図3.2〉ヒトの加齢に伴う生理機能の低下の模式図
縦軸：30歳時を100としたときの相対値．
a：絶食状態下での血糖値，b：神経伝導速度，基礎代謝，c：心臓指数，d：肺活量，e：糸球体濾過率，腎血流量，f：最大呼吸量（最大酸素消費，最大作業率）．

1）臓器の構造と機能の変化

加齢に伴う細胞数の減少などにより，臓器の退行性萎縮がみられ，脂肪細胞，結合組織などの不活性な組織が増加する．また，加齢に伴う機能変化はすべての臓器に現れるが，その差は大きい．**図3.2**に加齢に伴う生理機能の特徴を示したが，泌尿器，呼吸・循環器機能への影響が大きい．

● 身体機能の加齢変化

高次神経機能：
① 知能：加齢とともに間違った答えを続け，柔軟性や対処能力が低下する．
② 記憶：5桁程度の数字を順番に復唱する記憶は保持されるが，逆順で復唱する記憶が低下する．
③ 言語：意味をもつ言葉をつなげる能力は維持されるが，意味に関連した物事を思い出す機能は80歳代から低下し，言葉の流暢さも低下する．

運動機能：　比較的早い時期から低下し，とくに跳躍するような素早い運動の低下が著しい．立位時の重心動揺の幅が60歳頃より大きくなり，姿勢変化に対する適応能力も低下する．

感覚機能：　加齢に伴い視覚，聴覚，味覚，平衡感覚，皮膚感覚などの各機能が衰える．
① 視覚：水晶体のたんぱく質が凝集することによる老人性白内障が発症しやすい．
② 聴覚：高音領域の聴覚障害を起こし，老人性感音性難聴が起こる．
③ 味覚：味覚の閾値が上昇，とくに塩味の閾値の上昇（興奮性の低下）が起こる．
④ 口渇感：鈍化し，水分不足状態になりやすい．熱中症にかかりやすい．

血液・循環機能：　加齢とともに血液中のヘモグロビン濃度が減少し，貧血になりやすい．血管弾力性の低下，血中脂質値の上昇によって血圧は上昇する傾向を示す．心係数（心拍出量/体表面積）が低下し，心不全に陥りやすい．

呼吸機能：　加齢とともに肺の弾性低下，気道の閉塞性変化による呼気時の気道閉塞，肺活量の減少が起こりやすくなる（慢性閉塞性肺疾患）．軽い運動でもすぐ息切れが起こる．

排尿機能：　糸球体，尿細管機能の低下，尿生成能の減退が起こる．女性では尿道が短く，閉経後に尿道閉鎖力が弱くなるため尿失禁になりやすい．男性では70歳以降3人に2人が前立腺肥大であり，尿道圧迫による排尿困難が生じやすい．

内分泌機能：　50歳頃に性ホルモンの分泌低下による生殖器の退行が始まる．女性では閉経に伴う更年期障害が発症する．逆に，加齢に伴いカテコールアミンの分泌は上昇し，血圧上昇の原因となる．また，性ホルモンの分泌低下と副甲状腺ホルモンの分泌上昇は骨粗鬆症の原因となる．

皮膚機能： 男性では成人期以降，女性では更年期以降，皮下脂肪の減少，真皮の弾性の低下，真皮と表皮の菲薄化が起こる．皮膚の膠原線維が加齢とともに減少し，真皮内の膠原の束の配列が変化し，しわが生じる．加齢によって血液供給が緩慢になるので，皮膚潰瘍（いわゆる褥瘡〈床ずれ〉）ができやすくなる．

消化・吸収機能： 口腔粘膜，舌粘膜が萎縮，平滑化し，味蕾（味覚の感覚器）の機能も低下する．胃粘膜の萎縮や消化管筋層が薄くなり，消化管運動が低下する．胃酸，ペプシノーゲンの分泌量が減り，たんぱく質食品に対する嗜好が減退する．

免疫機能： 加齢に伴い胸腺（thymus）の萎縮が急激に進むため，T細胞を中心とした獲得免疫機能が低下し，感染症，がん，自己免疫性疾患（リウマチなど）などに罹りやすくなる．

2) 分子レベルの老化（テロメア，活性酸素による障害）

「なぜ老化が起こるのか，老化とは何か」に関する多くの諸説があるが老化は遺伝子レベルで制御されているというプログラム説と細胞内に発生・蓄積する活性酸素による細胞機能低下とするエラー蓄積説とがある．種の寿命は遺伝子に組み込まれており，さまざまな環境要因からの影響を受けるという考えが一般的である．老化に影響を与える酸化ストレスには酸素，栄養，放射線，温度，運動，疲労，ストレスなど多くの要因がある．

プログラム説： 種による寿命は遺伝子に組み込まれているという考え方である．その根拠として，① 細胞の分裂回数には限界がある，② 遺伝性の早老症であるウェルナー症候群ではテロメアの短縮がみられる，③ 細胞分裂を繰り返すごとに染色体の末端にあるテロメアが短縮するなどが知られ，一定の長さより短くなると細胞分裂の機能は失われ，寿命を迎えるというものである．

エラー蓄積説： 活性酸素は非遺伝子的要因のなかで最も影響力が強いと考えられ，その蓄積が核酸・たんぱく質・糖質・脂質などの生体分子を酸化・傷害し，細胞の機能障害を起こし，老化を加速したり寿命を短縮したりする説である．この活性酸素を分解するSOD（スーパーオキシドジスムターゼ）活性量と動物の寿命において正の相関が知られている（**図10.5**）．その他の活性酸素を分解する酵素として，グルタチオンペルオキシダーゼ（GpX）やカタラーゼなどがあるが，SODは銅，亜鉛，マンガン，GpXはセレン，カタラーゼは鉄をおのおの構成元素とする酵素である．したがって，日常的にこれら無機質や抗酸化物質を含有する食品の摂取が望まれる．

3) 高齢者における疾患（病態，症候，治療）

日本では65歳以上の高齢者（食事摂取基準では基礎代謝量を考慮して70歳以上が高齢者と区分）は2009（平成21）年9月15日現在2,898万人（総人口の22.7%）である．男女別にみると，男性の高齢者は男性人口の19.9%と，5人に1人が高齢者に対して女性の高齢者は女性人口の25.4%と，初めて25%を超え，4人に1人が高齢者となった．また，高齢者の1人暮らしの割合は未婚率や離婚率の増加や配偶者の死別などによって年々増加している．このように

コラム　テロメア

テロメア（ギリシャ語で末端を意味する）は染色体を保護し，ゲノムを安定化させる作用をもつ染色体の末端部にある構造物である．ヒトの線維芽細胞の分裂回数は約50回である（分裂有限説）．ある種のがん細胞ではテロメラーゼという酵素によってテロメアの短縮化が妨げられ，無限に分裂・増殖を繰り返すといわれている．正常な組織では加齢に従ってテロメア短縮による細胞老化が起こる．

〈表 3.4〉 高齢者に頻度が高い疾患

精神・神経疾患	脳血管障害（脳梗塞が多い），認知症（アルツハイマー病，脳血管障害），パーキンソン病，うつ病（仮面うつ病，初老期うつ病）
呼吸器疾患	肺炎（誤嚥性肺炎），慢性閉塞性肺疾患（肺気腫，慢性気管支炎）
循環器疾患	虚血性心疾患，うっ血性心不全，高血圧症
消化器疾患	萎縮性胃炎，消化性潰瘍（胃潰瘍），逆流性食道炎，悪性腫瘍
腎・泌尿器疾患	慢性腎不全，前立腺がん
内分泌疾患	糖尿病，脂質異常症
骨・運動器疾患	骨粗鬆症，変形性骨関節症
がん・血液疾患	多臓器重複がん，多発性骨髄腫

（白澤卓二：応用栄養学，第一出版，2003 より作成）

急速に超高齢社会となったわが国では，老人医療費の増加，高齢者の健康・栄養教育，各高齢者施設での入所者の栄養状態の評価・判定，個々に応じた栄養管理の重要性が高まってきた．

高齢者に頻度が高い疾患を**表3.4**にあげた．その特徴として，①1人で多数の病気をもっている，②合併症を起こしやすい，③疾患に伴い精神症状が現れやすい，④薬剤に対する副作用が現れやすい，⑤栄養障害の影響が急速に現れやすい，⑥恒常性の異常をきたしやすい，⑦症状は成人期と異なり非定型的である，⑧治療に反応しにくく，慢性化しやすい，⑨免疫機能低下により，治癒しにくい，⑩重症化しやすい，⑪高齢者に特有な老年症候群（認知症，転倒，失禁，褥瘡，せん妄など）などがあげられるが，個人差が大きいのも特徴である．

とくに高齢者では動脈硬化，糖尿病，高血圧，脂質異常症，骨粗鬆症が多く，これらの病気が基礎となって，心筋梗塞や脳卒中などの致命的な病気に発展していく可能性がある．このような基礎疾患は，毎日の食生活に気を配ることで十分に予防・治療が可能である．また，体力・免疫力・食欲の低下は風邪，気管支炎や肺炎などを起こすことが多い．肺炎の原因としては嚥下困難による不顕性誤嚥による場合も多い．

4） 高齢者の生理的特徴（予備力，適応能力）

加齢に伴い，次の特徴がみられる．①生理機能の加齢変化は各機能が異なる速度で進む．②細胞・組織・臓器の加齢変化は個人差が大きく，その差は加齢に伴い増大する．③身体を構成する組織・臓器の予備能力や適応能力が低下する．すなわち，ホメオスタシスの機能は比較的安静時には保持されているが，環境の激変や激しい運動などに適応する能力は著しく低下している．

5） 高齢者の心理的特徴

高齢者の性格には頑固，ひがみっぽい，わがまま，短気，保守的，内向的，用心深い，あれこれ気にする，新しいものへの適応に時間がかかるなどといった特徴があげられるが，これら

コラム　「こ」食

「こ」食は子どもにかかわらず，各ライフステージ上で注目すべき問題である．

孤（虚）食：1人で食事をすること　　　　粉食：粉を使った主食を好んで食べること
小（少）食：食べる量が少ないこと　　　　個食：家族それぞれが自分の好きなものを食べる
固食：自分の好きな決まったものしか食べないこと　　戸食：戸外で食事をすること（外食）
子食：子ども主体のメニュー　　　　　　　五（間）食：午前，昼，午後，夕方，深夜の食事

〈表3.5〉 高齢者の栄養障害（低栄養）に関連する諸因子

身体的要因	生活活動量の低下，食欲不振，歯の欠損，義歯不調，咀嚼・嚥下機能の低下，消化・吸収・代謝機能の低下，便秘，口渇感の低下，味覚・嗅覚の低下，四肢の障害（買い物，調理などの制約），運動不足，薬品と栄養の相互作用，慢性疾患など
心理的要因	抑うつ，孤独，家族との死・離別，社会的疎外感，生きがい・興味・夢の喪失，食事・調理への関心喪失，食思不振，精神障害（認知障害など），コミュニケーション障害など
社会経済的要因	1人暮らし（孤独），要介護，経済的困窮，不十分な調理・貯蔵設備，移動手段の欠如，栄養知識の欠如など

（栄養ハンドブック編集委員会編：栄養学ハンドブック 第3版，技報堂出版，1996より作成）

の性格の変化は高齢者の一般的な特徴ではなく，合併する認知症に特異的にみられる症状とされている．高齢者によっては，円満で，穏やかで，優しくなるといった変化がみられる．

高齢者の心理的特徴に関しては個人差が大きいが，一般的に身体機能・感覚機能の衰退を自覚するため，老後や死への不安を抱くようになる（老いへの不安）．これらの感情は社会的任務の減少や経済的な要因によってさらに増幅される．また，周囲の死を経験することにより人間関係の喪失感を抱くが，とくに退職や伴侶を失うことの心理的影響は大きい．

高齢者の精神疾患として特徴的な抑うつ，認知症，せん妄のうち，とくに抑うつの有病率は5〜15％と高い．抑うつ状態になると身体活動の低下，食欲の抑制がみられる．

6) 高齢者における食事摂取の特徴

食事摂取の特徴として，① 食欲が低下する，② 味覚が低下するため，濃い味付けを好み，砂糖や食塩の摂取量が増大する，③ 摂取する食品や献立に偏りが生じる，④ 咀嚼や嚥下能力の低下により，肉類・海藻類・野菜類の摂取量が減少する．とくにたんぱく質摂取量の減少は免疫機能を低下させ肺炎などの感染や褥瘡を合併する原因となる．

高齢者では過栄養（肥満）と低栄養の問題があるが，一般的に問題となるのが低栄養である．低栄養の原因は食事摂取量の減少であり，いろいろな要因が関与している（**表3.5**）．

7) 栄養状態の変化

高齢者の栄養状態の変化の特徴として，① 加齢とともに糖負荷試験による耐糖能の低下，体たんぱく質の合成能の低下が起こり，逆に血清コレステロール値などの脂質値が上昇する．② 加齢に伴う基礎代謝量および身体活動の低下により，エネルギー消費量は低下するとともに歯の欠落，義歯のため十分な食事摂取ができなくなる．また，食欲低下および摂取食品の偏りにより，良質のたんぱく質，各種ビタミン，ミネラル，食物繊維などが不足しやすくなる．

4 妊娠期，授乳期

4.1 妊娠期

女性が妊娠すると，妊娠の成立と維持，分娩，産褥という一連の経過をたどるが，その経過中の母体では，体重増加および循環器系，消化器系，泌尿器系など諸臓器の変化がみられる．妊婦の胎内では胎児の成長・発達が進むが，母体側あるいは胎児側の原因により，胎児の成長・発達に異常がみられることがある．この章では妊娠の仕組みや妊娠期における母体の変化を理解し，妊娠期の栄養について正しい知識を得ることが重要である．また，妊娠期の栄養アセスメント，妊娠期の病態・疾患，とくに妊娠高血圧症候群，妊娠糖尿病，貧血などについて正しく理解することが重要である．

A 妊娠期の生理的特徴

a 性周期

女性の性周期では，下垂体から分泌される性腺刺激ホルモン（ゴナドトロピン；卵胞刺激ホルモン，黄体形成ホルモン），卵巣から分泌されるホルモン（卵胞ホルモン，黄体ホルモン）などの影響によって，卵胞成熟，排卵，卵胞の黄体化，月経開始のサイクルが繰り返される．

まず月経終了後，下垂体から卵胞刺激ホルモン（FSH）が分泌されて，その刺激により月経後の卵巣で卵胞が成熟する．成熟卵胞からは卵胞ホルモン（エストロゲン）が分泌され，子宮内膜の増殖を促進する．同時に下垂体から黄体形成ホルモン（LH）の分泌が促進され，成熟卵胞からの卵細胞の排卵が進む．女性の基礎体温は，この排卵より以前，すなわち月経から排卵までが低温期，排卵が終わってから後が高温期である．

排卵後の卵胞は黄体化が進み，黄体から黄体ホルモン（プロゲステロン）が分泌されて，子宮内膜では血管や粘液腺が増殖して受精卵着床の準備が進む．受精卵が子宮内膜に着床すれば妊娠が成立し，受精卵の着床が起こらないと萎縮して黄体は白体化し，子宮内膜が剥離して月経が開始して，体外へ排出される．

b 妊娠の成立・維持

妊娠の成立は，卵巣から排卵された卵子が卵管内で精子と出会って受精し，その後子宮腔へ運ばれ，そこで受精卵が着床した時点のことを指す（**図4.1**）．妊娠とは，このような受精卵の着床から，胎児および胎児付属物の母体からの排出までの経過のことをいう．

妊娠持続の期間は，妊娠の始まりを受精卵の着床でなくそれに先立つ最終月経の初日として表されている．そこで，最終月経の初日を妊娠0日として，正常な妊娠持続期間の280日を40週とする．分娩予定日は，満280日の妊娠40週0日として計算される．また，妊娠持続期間は28日を1カ月として月齢で示されることもある．

妊娠持続期間は40週よりも長い場合や短い場合があり，妊娠が維持される期間によって早産，正期産，過期産がある（**表4.1**）．妊娠22週以降37週未満で分娩した場合は早産，37週以降42週未満で分娩した場合は正期産，42週以降に分娩した場合は過期産という．なお，妊娠22週未満で妊娠が終了した場合は流産という．

4.1 妊娠期

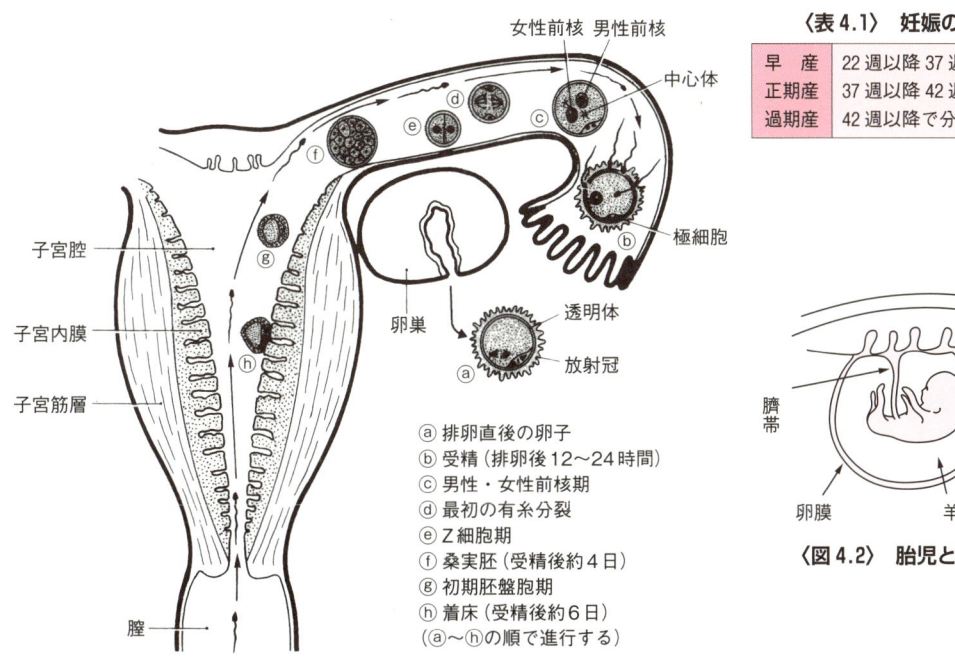

〈図4.1〉 妊娠の成立過程
（中野昭一編：図説・からだの仕組みと働き 生理・生化学・栄養，医歯薬出版，2001より）

ⓐ 排卵直後の卵子
ⓑ 受精（排卵後12～24時間）
ⓒ 男性・女性前核期
ⓓ 最初の有糸分裂
ⓔ 2細胞期
ⓕ 桑実胚（受精後約4日）
ⓖ 初期胚盤胞期
ⓗ 着床（受精後約6日）
（ⓐ～ⓗの順で進行する）

〈表4.1〉 妊娠の持続期間

早　産	22週以降37週未満で分娩
正期産	37週以降42週未満で分娩
過期産	42週以降で分娩

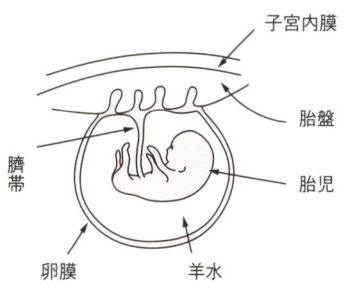

〈図4.2〉 胎児と胎児付属物

　妊娠期間を区分するには，二分または三分することがある．二分では妊娠成立後5カ月を前半期，6カ月以降を後半期とする．三分する場合は，妊娠15週までを初期，16週から27週までを中期，28週以降を末期とする．
　妊娠初期では母体の外観は妊娠前とほとんど変わらないが，妊娠開始によりホルモン分泌が変わり，つわり，頻尿，便秘，精神的不安定などがみられることがある．妊娠中期は，つわりもほぼおさまり，妊婦にとって安定期といえる．この時期，胎児はどんどん発育し，それにつれて子宮が大きくなる．また，胎動が感じられるようになる．妊娠末期には胎児がさらに成長し，それに伴い母体への負担が増えてくる．乳房は乳腺の発達によってふくらみを増し，乳輪は色素が沈着して濃くなる．

c 胎児付属物

　胎児付属物とは，図4.2に示すような卵膜，臍帯，羊水，胎盤など胎児に付属するもののことで，分娩時に母体から排出される．
　卵膜は胎児を羊水とともに包む膜であり，胎児側から羊膜，絨毛膜，脱落膜の3層でできている．臍帯は胎盤と胎児をつなぐもので内部には1本の臍静脈と2本の臍動脈が含まれている．臍静脈には胎盤から栄養素や酸素を胎児に送る動脈血が，臍動脈には胎児から代謝物や二酸化炭素を胎盤に送る静脈血が流れている．羊水は胎児をとり囲む液体で，さまざまな衝撃から胎児を保護し，また胎児の運動を自由にしている．
　胎盤は血管に富む海綿状の組織で，母体の子宮内膜に由来する脱落膜や胎児に由来する絨毛膜から形成される．胎盤の主な役割は次のようである．

妊婦と胎児の間での物質交換：　胎児が順調に成長するために，妊婦と胎児の間での物質交換は重要な役割である．それには，栄養素や酸素が臍静脈を通って胎盤から胎児へ輸送され

る経路と，胎児の体内で生じた代謝物や二酸化炭素が臍動脈を通って胎児から胎盤へ輸送される経路がある．

妊娠維持のための内分泌機能： 妊娠中は，胎盤からエストロゲン，プロゲステロン，**ヒト絨毛性ゴナドトロピン**＊など妊娠維持に必須のホルモンを分泌して，妊娠を正常に維持し進行させている．

胎児を保護する役割： 胎盤は，物質を妊婦から胎児へ選択的に輸送する機能により，胎児を有害物から保護している．ほとんどの細菌は胎盤を通過できない．しかし，風疹ウイルス，トキソプラズマ原虫，梅毒スピロヘータなどは胎盤を通過でき，そのために胎児に感染する危険性がある．母体の血中アルコールは胎盤を通過し，また薬物によっては胎盤を通過するものがある．

d 胎児の成長

受精後8週未満，妊娠持続期間では妊娠10週未満までは胎児としての特徴が不十分なためにとくに胎芽と呼び，妊娠10週以降から出産までを胎児と呼ぶ．子宮内での胎児の発育を知ることは，妊娠の経過を正確に把握するうえで重要である．胎児の成長は子宮底長あるいは超音波により診断される．

妊娠初期には，胎児の諸器官はすでに原形が形成されている．とくに，受精後約3週目から7週目までは器官の分化が進む器官形成の時期で，8週目頃までには胎児の大部分の器官が形成される．この時期には，母体のウイルス感染，薬物，放射線などにより胎児に奇形が形成されやすいために，とくに注意が必要である．

妊娠中期は，分化した諸器官の大きさが増し，機能が成熟する時期である．諸器官の増大に伴い，妊娠24週以降には，胎児の体重が直線的に増加するが，妊娠37週以降になると発育が鈍化する（**図 4.3**）．

胎児の成長異常のうち，在胎期間のわりに胎児の発育が遅い場合は**子宮内胎児発育遅延**＊

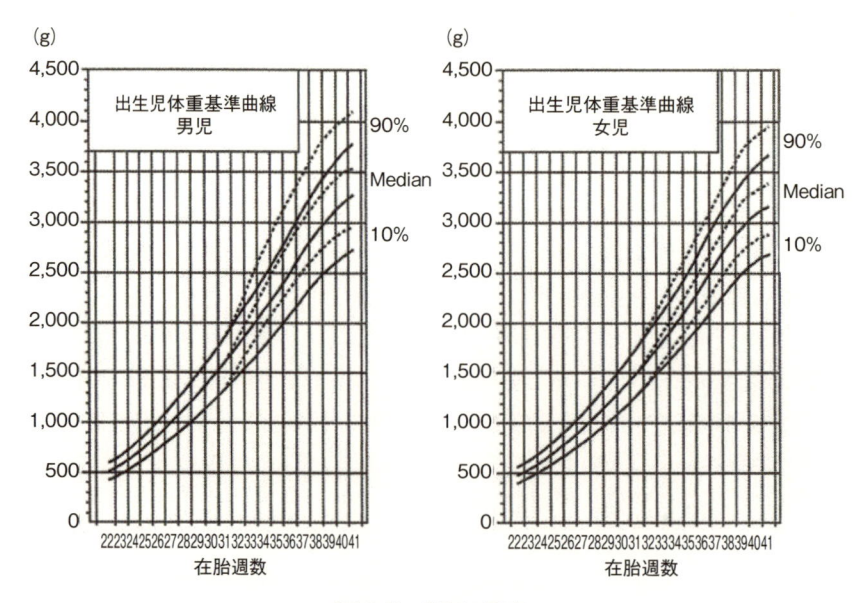

〈図 4.3〉 胎児の発育
点線が経産例，実線が初産例．中心線：平均値，実線：±1.5 S.D., 点線：±2.0.
（小川雄之亮ほか，1998 より）

4.1 妊娠期

(intrauterine growth restriction；IUGR) と診断される．胎児期の子宮内胎児発育遅延は出生時の低体重に移行することが多い．出生時体重が2,500 g以上4,000 g未満の場合は正常な新生児とみなされるが，出生時体重が2,500 g未満は低出生体重児，1,500 g未満は極低出生体重児，1,000 g未満は超低出生体重児と呼ばれる．胎児の発育遅延と出生時の低体重は，周産期医療の重大な問題の1つと考えられている．さらに，低出生体重児は，成人後に糖尿病や高血圧などの生活習慣病を発症しやすいという報告もある．

出生時体重が4,000 g以上4,500 g未満は巨大児，4,500 g以上は超巨大児と呼ばれる．巨大児は，帝王切開や出血量の増加など母体に対する分娩異常や，胎児仮死など胎児異常の増加を引き起こしやすいために，巨大児の予防が望ましい．巨大児の原因には，エネルギー摂取過剰，運動不足，肥満，糖尿病などがあり，巨大児を防ぐには妊娠中の栄養管理・生活管理が重要である．

e　母体の生理的変化

妊娠期の母体の変化で最も顕著なものは体重の変化である．妊婦の体重は，妊娠12週頃から直線的に増加し，最終的に妊娠中に9〜12 kg程度となる．その増加分の大部分は，胎児と，胎盤，羊水の重量で，そのほかに循環血液量と細胞外液，子宮や乳房の発達，脂肪や水分などである．乳房の変化も顕著で，母乳をつくり出す乳腺の数が増えるため乳房が大きくなる．そのほかの母体の各臓器の変化は以下のようである．

循環器系の変化：　妊娠期における循環器系の最も顕著な変化は，循環血液量の増加である．循環血液量は妊娠初期から，妊娠末期にかけては非妊娠時の40〜45％程度増加する．このような循環血液量の増加により，胎児の成長で高まる胎盤でのガス交換を容易にし，またその後の分娩・産褥期に備える．

妊娠中の循環血液量は血漿量の増大が血球成分の増大よりも著しく，その結果，赤血球値，ヘモグロビン値，ヘマトクリット値が見かけ上は低下する．したがって妊娠期の貧血はある程度生理的なものとして起こり，このような状態を妊娠水血症あるいは妊娠性貧血と呼ぶ．

消化器系の変化：　妊娠初期にはつわりが発症して悪心，嘔吐，胸やけなどの症状が起こるが，それらが生理的な範囲を超えた症状を呈して病的になり，妊娠悪阻が発症する場合がある．さらに妊娠中期，末期には，胎児の発育と子宮の増大により胃や腸管は強く圧迫されて，胃の圧迫感が生じる．また，母体の消化器の運動機能が低下し，胃内容物の通過時間の延長や便秘に傾き，便秘と子宮による静脈圧迫から痔疾を生じやすくなる．

泌尿器系の変化：　泌尿器系では膀胱が圧迫されるために頻尿となり，子宮や胎児による圧迫を受けて血流のうっ滞を起こし尿路感染を起こしやすい．また老廃物の増加によって腎血漿流量の増加や糸球体濾過率の上昇など腎臓の機能亢進が起こる．時には，一過性の糖尿やたんぱく尿がみられることもある．

コラム　低出生体重児と発育後の生活習慣病

胎児の発育遅延は出生時の低体重につながり，周産期医療の重大な問題の1つと考えられ，出生後，成人になってからの健康にも関連することが最近多く報告されている．それは「成人病胎児期発症説」と呼ばれ，胎児期の栄養不足により小さく生まれた赤ちゃんは，成人してからの高血圧，心臓病，糖尿病など生活習慣病発症のリスクが高まるという考えで，長期間の疫学的観察研究などのデータが蓄積されている．

B　妊娠期の栄養アセスメントと栄養ケア

a　栄養アセスメント

　妊娠過程を適切に管理するために，妊婦の栄養アセスメントが必要である．妊婦の臨床診査，臨床検査，身体計測，生活指導は妊婦健康診査（妊婦検診）で行われる．妊娠が明らかになったら，妊婦健康診査を定期検診として受ける．

1）　臨床診査

　年　齢：　心理的，社会的，経済的背景など諸事情により妊娠・出産の年齢は異なってくるが，妊婦の年齢が妊娠合併症，胎児の異常，分娩の容易さなどにかかわってくる．20歳未満の若年妊産婦は，一般的に精神的，経済的な条件が準備できていないことや，妊娠，分娩，育児についての知識の不足から，妊娠期の管理が不十分なことがある．逆に35歳以上の高齢初産婦では，流産・早産，妊娠高血圧症など妊娠時のリスクや，分娩時の出血量，帝王切開の増加など出産時のリスクの上昇がみられる．

　自・他覚症状：　妊娠の自覚症状は，月経停止，つわり，微熱が主要なもので，そのほかに乳房の変化（張り，敏感，痛み），頻尿，便秘などがある．妊娠は，問診，尿検査，超音波診断，内診など医師や助産師による検査で確定される．

　既往歴：　妊婦の既往歴は，妊娠，分娩，胎児の成長・発達に影響を及ぼす可能性があるために，十分に把握する必要がある．妊婦の既往歴のうち，心臓疾患，腎臓疾患，呼吸器系疾患，糖尿病，高血圧症などはとくに重要な情報で，甲状腺疾患，肝臓疾患，薬や食物に対するアレルギーの有無などについても把握する．さらに，風疹（三日はしか），麻疹（はしか），流行性耳下腺炎（おたふくかぜ），水痘（みずぼうそう）や予防接種歴を確認する．

　妊娠・出産歴，過去の分娩経過：　これまでの妊娠・出産の経験や過去の分娩経過が，今回の妊娠・分娩・産褥に影響を及ぼす可能性がある．また，今回の経過が，これまでの経過と類似することも多いので，過去の身体的および精神的な状況を把握することが望ましい．

2）　臨床検査

　血　圧：　血圧は妊娠高血圧症候群（4.1.B.g参照）の発見や症状把握に重要な指標である．

　尿検査：　尿たんぱくの測定は腎臓の症状を反映し，尿糖は糖尿病の指標となる．

　血液検査：　血液型（ABO，RhD）の測定により，分娩時に輸血が必要となる場合やRhD陰性など特別な周産期管理の必要に対応する．貧血など疾患の予防・診断のために，白血球，赤血球，血小板，ヘモグロビン，ヘマトクリット，フェリチン，トランスフェリンなどを測定する．また，B型肝炎，梅毒，HIV，風疹，成人T細胞白血病ウイルスなどの抗体の有無を調べて，母児感染の危険性を把握し，必要な場合には，母児感染予防のための対策を講ずる．

3）　身体計測

　身長・体重・体重増加量：　非妊娠時の体格や妊娠中の体重増加量が，妊娠高血圧症候群

> **コラム　妊婦検診と母子手帳**
>
> 　「母子手帳」は出産までの妊婦の健康状態や出産時の事項，出産後の子どもの発育や予防接種の記録などを記載するもので，妊娠期間中に妊婦健康診査（妊婦検診）を定期的に受けて，母子手帳に妊娠経過を記録しておく．この記録は，妊娠の経過を診断するのに役立つとともに，妊娠中にトラブルが発生したときなどにも利用される．

4.1 妊　娠　期

〈表 4.2〉 妊婦の体格区分別の推奨体重増加量

体格区分		妊娠全期間を通しての 推奨体重増加量	妊娠中期から末期における 1週間あたりの推奨体重増加量
低体重（やせ）	BMI 18.5 未満	9〜12 kg	0.3〜0.5 kg/週
ふつう	BMI 18.5 以上, 25.0 未満	7〜12 kg	0.3〜0.5 kg/週
肥満	BMI 25.0 以上	個別対応	個別対応

・体格区分は非妊娠時の体格による．　・BMI（body mass index）＝ 体重（kg）/身長（m）^{2}
（厚生労働省「健やか親子 21」推進検討会, 2006 より作成）

の増加，分娩時における帝王切開や分娩時出血の増加など，妊娠や分娩の経過に影響するとともに，胎児の成長や出生児の体重にも影響する可能性がある．それらを予防するために，非妊娠時の体重や妊娠中の体重増加量を適切な範囲にすることが推奨される．

　体重増加量は分娩直前の体重と妊娠前の体重の差で表され，妊娠全期間を通しての推奨体重増加量は**表 4.2** に示すように体格により異なる．体格区分が「低体重（やせ）」の場合は 9〜12 kg，「ふつう」の場合は 7〜12 kg，「肥満」の場合は個別に対応していく．なお，体格区分「ふつう」は BMI の範囲が 18.5 以上 25.0 未満と広いため，BMI が「低体重（やせ）」に近い場合には推奨体重増加量の上限側に近い範囲を，「肥満」に近い場合には推奨体重増加量の下限側の低い範囲を推奨することが望ましい．また，肥満でも BMI が 25.0 をやや超える程度の場合は，おおよそ 5 kg を目安とし，著しく超える場合には，他のリスクなどを考慮しながら，臨床的な状況を踏まえ，個別に対応していく．なお，1 週間あたりの推奨体重増加量は妊娠初期については示されていないために，つわりなどの臨床的な状況を踏まえて，個別に対応する．

　腹囲，子宮底長：　　腹囲は，体重や BMI とともに母体の体格診断のために測定される．子宮底長は，胎児の成長を診断するために測定されるが，その測定には恥骨結合上縁から下腹部のふくらみが終わるまでの距離を測定して表される．最近では超音波検査によって診断されることが多くなり，胎児の画像を直接見て発育を診断することができる．

4） 妊娠女性の生活習慣

　妊娠女性の生活習慣によっては，胎盤からの胎児への栄養補給が障害を受けたり，有害物質が胎児に送られることがあり，胎児の正常な成長を妨げることになる．つわりの時期が過ぎている妊娠中期に母体の体重増加不良があれば，喫煙，飲酒，食事の内容や摂取量，睡眠，就労などが不適切でないか確認する．喫煙，飲酒，カフェインを多く含む飲料の摂取，服薬状況などにより，子宮内での胎児の発育が遅延して出生時体重が減少することや，乳児期の死亡率が高まること，さらに，成人後も生活習慣病になる危険が高まることが考えられ，妊娠中の喫煙，飲酒は控えるべきである．

　子宮内胎児発育遅延など胎児の発育異常を防ぐためには，胎児発育を定期的にチェックすることが必要である．胎児の発育が在胎期間から予想されるよりも悪い場合には，その背景に病的な要因が存在しないかを検討する．その要因には，染色体異常や先天奇形など胎児自身の問題と，母体の健康状態など子宮内における胎児の環境の問題がある．発育異常が認められた場合は，生活習慣を見直して子宮内環境を改善，妊娠継続または適切な時期の分娩を判断する．

　さらに妊娠女性の睡眠・休養，身体活動・運動，労働と環境は，胎児の正常な成長に影響することがあるため，母体の心身の安全と安定を考慮した生活を送るようにする．

b　妊婦の食事摂取基準

　「日本人の食事摂取基準（2010 年版）」では，非妊娠時に BMI 18.5〜25.0 kg/m^2 の「ふつう

〈表 4.3〉 「妊産婦のための食生活指針」の項目

- 妊娠前から，健康なからだづくりを
  妊娠前にやせすぎ，肥満はありませんか．健康な子どもを生み育てるためには，妊娠前からバランスのよい食事と適正な体重を目指しましょう．
- 「主食」を中心に，エネルギーをしっかりと
  妊娠期・授乳期は，食事のバランスや活動量に気を配り，食事量を調節しましょう．また，体重の変化も確認しましょう．
- 不足しがちなビタミン・ミネラルを，「副菜」でたっぷりと
  緑黄色野菜を積極的に食べて葉酸などを摂取しましょう．特に妊娠を計画していたり，妊娠初期の人には神経管閉鎖障害発症リスク低減のために，葉酸の栄養機能食品を利用することも勧められます．
- からだづくりの基礎となる「主菜」は適量を
  肉，魚，卵，大豆料理をバランスよくとりましょう．赤身の肉や魚などを上手に取り入れて，貧血を防ぎましょう．ただし，妊娠初期にはビタミン A の過剰摂取に気をつけて．
- 牛乳・乳製品などの多様な食品を組み合わせて，カルシウムを十分に
  妊娠期・授乳期には，必要とされる量のカルシウムが摂取できるように，偏りのない食習慣を確立しましょう．
- 妊娠中の体重増加は，お母さんと赤ちゃんにとって望ましい量に
  体重の増え方は順調ですか．望ましい体重増加量は，妊娠前の体型によっても異なります．
- 母乳育児も，バランスのよい食生活のなかで
  母乳育児はお母さんにも赤ちゃんにも最良の方法です．バランスのよい食生活で，母乳育児を継続しましょう．
- たばことお酒の害から赤ちゃんを守りましょう
  妊娠・授乳中の喫煙，受動喫煙，飲酒は，胎児や乳児の発育，母乳分泌に影響を与えます．禁煙，禁酒に努め，周囲にも協力を求めましょう．
- お母さんと赤ちゃんの健やかな毎日は，からだと心にゆとりのある生活から生まれます
  赤ちゃんや家族との暮らしを楽しんだり，毎日の食事を楽しむことは，からだと心の健康につながります．

（厚生労働省：妊産婦のための食生活指針，2006 より）

単位：つ (SV)

エネルギー kcal	主食	副菜	主菜	牛乳・乳製品	果物
1,800	4〜5	5〜6	3〜4	2	2
2,000					
2,200	5〜7		3〜5		
2,400					

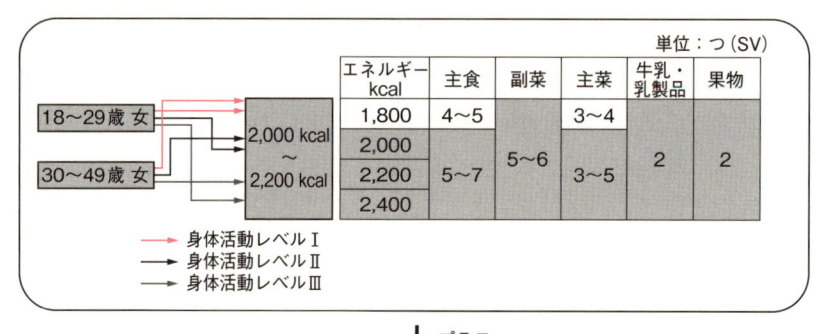

- 18〜29 歳 女 → 2,000 kcal 〜 2,200 kcal
- 30〜49 歳 女 → 2,000 kcal 〜 2,200 kcal
- → 身体活動レベル I
- → 身体活動レベル II
- → 身体活動レベル III

＋ プラス

付加量

単位：つ (SV)

	エネルギー kcal	主食	副菜	主菜	牛乳・乳製品	果物
妊娠初期（16 週未満）	+50 kcal	付加量なし				
妊娠中期（16〜28 週未満）	+250 kcal		+1	+1		+1
妊娠末期（28 週以上）	+500 kcal	+1	+1	+1	+1	+1
授乳期	+450 kcal	+1	+1	+1	+1	+1

〈図 4.4〉 年齢・妊娠・授乳期別の料理区分における摂取の目安
日本人の食事摂取基準（2005 年版）に基づいて作成されている．
（厚生労働省：妊産婦のための食生活指針，2006 より）

体型」の妊婦が，正常体重（約 3 kg）の単胎正期産児を出産するのに必要な，エネルギーや栄養素の摂取を想定して，エネルギー・栄養素の妊娠による付加量を，**表 2.4** に記載された方法で算定した（**参考資料 1** 参照）．

付加量の区分については，エネルギー，たんぱく質，ビタミン B_1，ビタミン B_2 は初期，中期，末期に 3 区分され，ビタミン A は初期・中期と末期，鉄は初期と中期・末期に 2 区分された．

c 妊産婦のための食生活指針

　厚生労働省は 2006（平成 18）年に「妊産婦のための食生活指針」を発表して，妊娠期，授乳期における母と子の健康のために，注意すべき食生活上の課題 9 項目を示した（**表 4.3**）．また，健康づくりのために望ましい食事に関しては「妊産婦のための食事バランスガイド」を作成して，妊娠・授乳期にどのような料理をどれだけ食べればよいかわかりやすく示した（**図 4.4**）．

d やせと肥満

　妊娠前の体格が低体重（BMI 18.5 未満）や，妊娠中の体重増加量が少ない場合には，低出生体重児を出産するリスクが高まる．また，妊娠前に過度のダイエットをすることは，体脂肪率低下が月経不順，無月経などの卵巣機能不全を起こすので，注意が必要である．卵巣機能不全はエストロゲンの分泌低下を起こし，骨密度の低下を招くことになる．

　過体重の場合には，妊娠糖尿病，妊娠高血圧症候群などの異常が妊娠中に発症しやすい．発症予防のためには個別の対応が必要となるが，BMI が 25.0 をやや超える程度の場合と著しく超える場合には対応の仕方が異なり，他のリスクなどを考慮しながら臨床的な状況を踏まえ，個別に対応していく．

e 鉄摂取と貧血

　貧血はいろいろな原因で発症するが，妊娠貧血の大部分は鉄欠乏性貧血である．WHO の妊娠時における貧血の診断基準は**表 4.4** のように，ヘモグロビン（血色素）値 11 g/dL 未満で，非妊娠時の貧血の基準である 12 g/dL 未満より低く設定されている．

〈表 4.4〉 ヘモグロビン値による貧血の診断基準

	ヘモグロビン値
男性	13 g/dL 未満
女性（非妊娠時）	12 g/dL 未満
妊婦	11 g/dL 未満

（WHO）

　貧血の発症は自覚症状に乏しく，血液検査によって判明することが多い．症状は特異的ではなく，疲労感，脱力感，立ちくらみ，動悸，息切れ，蒼白がみられ，貧血が重度の場合は頻脈または低血圧を伴う．

　妊娠期の貧血の治療には食事療法と薬物（鉄剤）治療がある．食事療法では，まず，食事からの鉄やたんぱく質の摂取が不足しないようにする．また，鉄の吸収を促進させるビタミン C を同時に摂取することや，鉄の吸収を妨げるタンニンなどと一緒に摂取しないように配慮する．鉄欠乏性貧血は，鉄の摂取に配慮したバランスのとれた食事と規則正しい生活習慣でかなり改善するが，食事療法で十分な効果が得られないときには鉄剤を補給する．妊娠高血圧症など他の疾患により食事制限がある場合は，医師の指導のもとに貧血の食事療法を受ける．

f 食欲不振と妊娠悪阻

　妊娠初期にはつわりが発症することが多く，食欲不振，悪心，嘔吐，胸やけなどの症状が起こる．さらに，胎児の発育や子宮の増大に伴い，胃や腸管が強く圧迫されることから胃の圧迫感や胸やけが生じ，また，消化器の運動機能が低下することから便秘や痔疾を生じやすくなる．

　つわりは一般的に食生活の指導などで対応して，妊娠 12～16 週頃には回復する．しかし，つわりが重症となり，激しい嘔吐により脱水や栄養障害を起こし治療が必要になった場合は妊娠悪阻という．妊娠悪阻では，糖質の摂取不足から体内でのケトン体の産生が進み，血中，尿中のケトン体が増加する．

　妊娠悪阻の治療には，入院により心身の安静を図る．栄養補給のためには，水分，電解質，ブドウ糖，水溶性ビタミンなどを適切に配合した輸液の投与を行う．経静脈投与で改善をみない場合には中心静脈栄養も行われることがある．薬物療法では，妊娠悪阻の発症時期が胎児の

g 肥満と妊娠糖尿病

妊娠前に肥満（BMI 25.0 以上）の場合，母体における妊娠糖尿病，妊娠高血圧症候群などの合併症や，胎児における巨大児，胎児仮死などの合併症を発症するリスクが高まる．また，緊急帝王切開，分娩後大量出血など分娩時の異常も多くなる．その対応には体重管理が重要で，妊娠時の体重増加を抑えるように個別対応する．非妊娠時の体格区分別の，妊娠全期間を通しての推奨体重増加量は**表4.2**のとおりである．

2000（平成12）年2月に日本産科婦人科学会により，「妊娠糖尿病とは妊娠中に発生したか，または初めて認識された耐糖能低下をいう」と定義され，妊娠糖尿病と診断した症例は，分娩後に改めて耐糖能の再評価を行うこととされた．その結果，妊娠時の耐糖能低下は，妊娠前から診断されている糖尿病の合併妊娠（妊娠前糖尿病）と，妊娠中に発症したかまたは初めて認識された妊娠糖尿病の2つに分類された．妊娠糖尿病の診断基準は非妊娠時と異なり，随時血糖 ≧100 mg/dL ならブドウ糖負荷試験を行い，空腹時血糖値 ≧100 mg/dL，負荷1時間値 ≧180 mg/dL，負荷2時間値 ≧150 mg/dL のうちいずれか2つ以上を満たした場合とした（**表4.5**）．

〈表4.5〉 妊娠糖尿病の診断基準（2000年）　　　　　　　　　　　　　　　　　（単位 mg/dL）

	妊娠時	非妊娠時	
	妊娠糖尿病	正常域	糖尿病域
空腹時値	≧100	110<	≧126
負荷後1時間値	≧180	―	―
負荷後2時間値	≧150	140<	≧200
	以上のうち2つ以上を満たすもの	両者を満たすもの	いずれかを満たすもの

〈表4.6〉 新たに提案された妊娠糖尿病の定義（2010年）

妊娠糖尿病の定義	妊娠中にはじめて発見または発症した糖尿病に至っていない糖代謝異常である．妊娠時に診断された明らかな糖尿病は含めない．

〈表4.7〉 新たに提案された妊娠糖尿病の診断基準（2010年）

妊娠糖尿病の診断基準	75 g OGTT において次の基準の1点以上を満たした場合 ・空腹時血糖値　≧92 mg/dL（5.1 mmol/L） ・1時間値　≧180 mg/dL（10.0 mmol/L） ・2時間値　≧153 mg/dL（8.5 mmol/L）
妊娠時に診断された明らかな糖尿病の診断基準	以下のいずれかを満たした場合 ・空腹時血糖値　≧126 mg/dL ・HbA1c≧6.5%（HbA1c（JDS）≧6.1%）[1] ・確実な糖尿病網膜症が存在する場合 ・随時血糖値 ≧200 mg/dL[2] あるいは 75 g OGTT で2時間値 ≧200 mg/dL の場合＊

1) 国際標準化を重視する立場から，新しい HbA1c 値（％）は，従来わが国で使用していた Japan diabetes society（JDS）値に 0.4％を加えた値を使用するものとする．
2) HbA1c＜6.5%未満（HbA1c（JDS）＜6.1%未満）で 75 g OGTT 2時間値 ≧200 mg/dL の場合は，妊娠時に診断された明らかな糖尿病とは判定しがたいので，ハイリスク妊娠糖尿病とし，妊娠中は糖尿病に準じた管理を行う．出産後は糖尿病に移行する可能性が高いので厳重なフォローアップが必要である．
＊ いずれの場合も空腹時血糖か HbA1c で確認．

4.1 妊娠期

妊娠時にはインスリン抵抗性が高まり，耐糖能が低下しやすい．また，妊娠前からの糖尿病の場合には症状が悪化しやすく，その結果，糖尿病性網膜症や糖尿病性腎症が進行しやすいので注意が必要である．

なお，日本糖尿病・妊娠学会は2010（平成22）年6月，新しい妊娠糖尿病（gestational diabetes mellitus；GDM）の定義と診断基準を決定した（**表4.6**, **表4.7**）．従来，広い意味での妊娠糖尿病には，**図4.5**にみるように，妊娠前に発症した糖尿病も含まれていたが，新しく提案されている基準では，妊娠糖尿病は，妊娠中に初めて発見または発症した糖尿病に至っていない糖代謝異常に限定される．その結果，妊娠中に発見される耐糖能異常には，① 妊娠糖尿病，② 妊娠時に診断された明らかな糖尿病の2つがあることになる．このような変更は，妊娠糖尿病の定義と診断基準を世界で統一しようという動きに従うもので，軽い高血糖の妊婦にも治療を促すことになる．

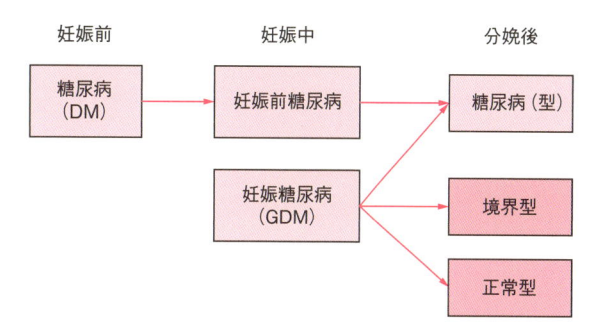

〈図4.5〉 妊娠時の耐糖能低下の分類（2000年）

妊娠期の高血糖や糖尿病を予防するためには，妊娠前から適正な体重の維持とエネルギー摂取を心がけ，妊娠期間中の定期検診により早期に発見して重症化を予防するようにする．妊娠糖尿病の治療のための食事療法は，原則として妊婦にとって十分なエネルギー必要量を摂取しながら，妊娠中の適正な体重増加を目指す．また，母体の健康と健全な胎児発育を目指して，バランスのとれた栄養摂取を指導する．「日本人の食事摂取基準（2010年版）」における妊婦に必要なエネルギー付加量は，初期50 kcal，中期250 kcal，末期450 kcalであるが，肥満妊婦の場合は個別に対応する．しかし，肥満妊婦に対しては妊婦の体重が減少するような極端な食事制限は避け，軽度のエネルギー制限にとどめ，肥満の本格的な治療は分娩後に行う．食事指導においては，たんぱく質，ビタミン，ミネラルなどの栄養素摂取量は，妊娠時の付加量を考慮して不足しないようにする．

h 妊娠高血圧症候群

1） 妊娠高血圧症候群

妊娠高血圧症候群とは，妊娠20週以降，分娩後12週までに高血圧がみられる場合，または高血圧にたんぱく尿を伴う場合のいずれかで，これらの症状が単なる妊娠の偶発合併症によるものではないものをいう．その病因には不明な点が多いが，妊娠により母体の恒常性維持が破綻して適応不全を起こした状態と考えられている．発症頻度は全妊婦の3～4%を占めており，産科領域における代表的疾患の1つである．母児双方の予後改善のために，その病態と適切な対処法についての理解が重要である．

妊娠高血圧症候群は病型により**表4.8**のように分類される．また，高血圧，たんぱく尿の程度（軽症，重症）の症候による分類（**表4.9**），発症時期による病型分類（**表4.10**）に分けられる．

妊娠高血圧症の予防・改善のためには，1998（平成10）年に日本産科婦人科学会周産期委員会から発表された「妊娠中毒症の生活指導および栄養管理指針」が用いられているが，それは生活指導と栄養管理（食事指導）の2つの内容からなっている（**表4.11**）．

予防には，生活指導では，軽度の運動，規則正しい生活がすすめられ，栄養管理では，妊娠中の適切な体重増加（BMI 18未満では10～12 kgの増加，BMI 18～24では7～10 kgの増加，BMI 24以上では5～7 kg）がすすめられている．

〈表 4.8〉 妊娠高血圧症候群の病型分類・定義

妊娠高血圧腎症	高血圧＋たんぱく尿のタイプで，最もよくみられる典型的なもの	妊娠 20 週以降に初めて高血圧が発症し，かつたんぱく尿を伴うもので分娩後 12 週までに正常に復する場合をいう.
妊娠高血圧	高血圧のみのタイプ	妊娠 20 週以降に初めて高血圧が発症し，分娩後 12 週までに正常に復する場合をいう.
加重型妊娠高血圧腎症	もともと高血圧，腎臓病などがあるケース	(1) 高血圧症が妊娠前あるいは妊娠 20 週までに存在し，妊娠 20 週以降たんぱく尿を伴う場合. (2) 高血圧とたんぱく尿が妊娠前あるいは妊娠 20 週までに存在し，妊娠 20 週以降，いずれか，または両症状が増悪する場合. (3) たんぱく尿のみを呈する腎疾患が妊娠前あるいは妊娠 20 週までに存在し，妊娠 20 週以降に高血圧が発症する場合をいう.
子癇（しかん）		妊娠 20 週以降に初めて痙攣発作を起こし，てんかんや二次性痙攣が否定されるもの．痙攣発作の起こった時期により，妊娠子癇・分娩子癇・産褥子癇と称する.

（日本産科婦人科学会，2005 より作成）

〈表 4.9〉 妊娠高血圧症候群の症候による分類

軽症	血圧：次のいずれかに該当する場合 　　収縮期血圧　140 mmHg 以上で 160 mmHg 未満の場合 　　拡張期血圧　90 mmHg 以上で 110 mmHg 未満の場合 たんぱく尿：原則として 24 時間尿を用いた定量法で判定し，300 mg/日以上で尿たんぱく 2 g/日未満の場合
重症	血圧：次のいずれかに該当する場合 　　収縮期血圧　160 mmHg 以上の場合 　　拡張期血圧　110 mmHg 以上の場合 たんぱく尿：たんぱく尿が 2 g/日以上の場合 　なお随時尿を用いた試験紙法による尿たんぱくの半定量は 24 時間蓄尿検体を用いた定量法との相関性が悪いため，尿中たんぱくの上昇度の判定は 24 時間尿を用いた定量によることを原則とする．随時尿を用いた試験紙法による成績しか得られない場合は，複数回の新鮮尿検体で，連続して 3+（300 mg/dL）以上の陽性と判定されるときにたんぱく尿重症とみなす

（日本産科婦人科学会，2005）

治療には，生活指導では，ストレスを避けて安静にすることがすすめられている．栄養管理では，エネルギー摂取（kcal/日）を，非妊娠時の BMI 24 以下の妊婦では 30 kcal× 標準体重（kg）＋200 kcal，非妊娠時の BMI 24 以上の妊婦では 30 kcal× 標準体重（kg）として，非妊娠時の肥満や妊娠中の過度の体重増加を抑えて，妊娠高血圧症の改善に対応する．

たんぱく質摂取量（g/日）は，治療には，1.0 g× 標準体重（kg）として，動物性脂肪は制限し，高ビタミン食とする．予防には，食事摂取カルシウム 900 mg/日に加え，1～2 g/日のカルシウム摂取が有効との報告もある．また海藻中のカリウムや魚油，肝油（不飽和脂肪酸），マグネシウムを多く含む食品に高血圧予防効果があるとの報告もある．

〈表 4.10〉 妊娠高血圧症候群の発症時期による病型分類

早発型	妊娠 32 週未満に発症するもの
遅発型	妊娠 32 週以降に発症するもの

（日本産科婦人科学会，2005）

コラム　妊娠中毒症と妊娠高血圧症候群

従来から高血圧，尿たんぱく，浮腫（むくみ）の 3 つを主要な症状として妊娠中毒症と呼ばれていた病態は，2005（平成 17）年に妊娠高血圧症候群という名称に改められた．妊娠高血圧症候群では浮腫がその症状から除かれ，高血圧，または高血圧にたんぱく尿を伴う場合をその病態とした．それは，浮腫は妊婦に一般的にみられる症状であり，妊娠中毒症に必ずしも結びつかないためである．

4.1 妊娠期

〈表 4.11〉 妊娠高血圧症の生活指導および栄養管理指針

1. 生活指導	・安静 ・ストレスを避ける	・予防には軽度の運動，規則正しい生活がすすめられる
2. 栄養管理（食事指導） 　a）エネルギー摂取 　　（総カロリー）	・非妊娠時 BMI 24 以下の妊婦： 　30 kcal× 標準体重(kg)＋200 kcal/日 ・非妊娠時 BMI 24 以上の妊婦： 　30 kcal× 標準体重（kg）/日	・予防には妊娠中の適切な体重増加がすすめられる 　BMI ＜18 では 10〜12 kg 増 　BMI 18〜24 では 7〜10 kg 増 　BMI＞ 24 では 5〜 7 kg 増 　(body mass index)＝体重(kg)/(身長(m))^2
b）塩分摂取	・7〜8 g/日程度とする（極端な塩分制限はすすめられない）	・予防には 10 g/日以下がすすめられる
c）水分摂取	1 日尿量 500 mL 以下や肺水腫では前日尿量に 500 mL を加える程度にするが，それ以外は制限しない．口渇を感じない程度の摂取が望ましい	
d）たんぱく質摂取量	標準体重 ×1.0 g/日	・予防には標準体重 ×1.2〜1.4 g/日が望ましい
e）動物性脂肪，糖質，ビタミン	動物性脂肪と糖質は制限し，高ビタミン食とすることが望ましい	・予防には食事摂取カルシウム 900 mg/ 日に加え，1〜2 g/日のカルシウム摂取が有効との報告もある．また海藻中のカリウムや魚油，肝油（不飽和脂肪酸），マグネシウムを多く含む食品に高血圧予防効果があるとの報告もある

注）重症，軽症ともに基本的には同じ指導で差し支えない．混合型ではその基礎疾患の病態に応じた内容に変更することがすすめられる．
（日本産科婦人科学会周産期委員会，1998 より）

　妊娠高血圧症における塩分制限については，厳重な食塩制限は必要でないとされている．治療のためには 7〜8 g/日程度とし，予防には 10 g/日以下がすすめられている（ただし，近年の食塩摂取量の減少から，「日本人の食事摂取基準（2010 年版）」における成人女性の食塩摂取の目標量が 7.5 g/日以下と設定され，予防のためにもこの基準値が無理でないと考えられる）．

　治療のための水分摂取量は 1 日尿量 500 mL 以下，肺水腫では前日尿量に 500 mL を加える程度にするが，それ以外は制限しない．また，口渇を感じない程度の摂取が望ましい．

2）浮　腫

　妊娠時には母体の循環血漿量が増えるために膠質浸透圧が上昇し，その水分が血管壁から移動し，その結果，皮下組織の水分貯留量が増加して浮腫になる．浮腫は妊娠時に頻繁に発症し，以前は妊娠中毒症の主要な症状と考えられていた．しかし，浮腫のみでは胎児に悪影響を及ぼすことはなく，妊娠時の浮腫は妊娠高血圧症の主要な症状ではないと考えられるようになった．

i 葉酸摂取と神経管閉鎖障害

　先天異常のなかで二分脊椎症などの神経管閉鎖障害について，2000（平成 12）年，厚生省（現厚生労働省）は，神経管閉鎖障害の発症が葉酸の摂取不足のみから生じるものではないが，葉酸摂取は神経管閉鎖障害の発症に関する一因子であるという観点から，妊娠可能な年齢の女性

コラム　葉酸の栄養補助食品

　近年，葉酸の栄養補助食品が市販され，手軽に利用できるようになってきた．葉酸の利用効率は食品中からは 50％程度，栄養補助食品からは 85％と見積もられ，食品からの葉酸摂取に加えて，いわゆる栄養補助食品からの摂取が推奨されている．このように，いわゆる栄養補助食品を推奨するに際しては，日常の食生活のあり方において，栄養補助食品への依存が高まり安易な姿勢につながることのないように注意する必要がある．あわせて，葉酸の過剰摂取にならないように情報提供することも大切である．

では葉酸摂取が重要であることを発表した．さらに，妊娠を計画している女性に関しては，神経管閉鎖障害の発症リスクを低減させるために，妊娠の1カ月以上前から妊娠3カ月までの間，葉酸をはじめその他のビタミンなどを多く含む栄養のバランスがとれた食事が必要であること，各個人の食生活によっては0.4 mgの葉酸摂取が困難な場合もあるため，食品からの葉酸摂取に加えて，いわゆる栄養補助食品から1日0.4 mgの葉酸を摂取すれば，神経管閉鎖障害の発症リスクが集団としてみた場合に低減することが期待できることを発表した．あわせて，葉酸摂取量は1日あたり1 mgを超えるべきではないことを情報提供することとした．

j　ビタミンA過剰摂取と奇形

栄養に関連する胎児奇形として，ビタミンA過剰摂取によるものが知られている．とくにビタミンAを高濃度に含有する食品などの継続的な摂取をしないよう注意が必要である．なお，野菜や果物に含まれるβカロテンなどカロテノイドはビタミンA効力をもつが，過剰摂取による障害は知られていない．

k　脂質異常症

日本動脈硬化学会は2007（平成19）年，高脂血症という病名を脂質異常症に変更して，HDLコレステロール，LDLコレステロール，トリグリセライドを診断基準として示した．脂質異常の状態が続くと，動脈硬化を起こすリスクが高まり妊娠の経過に悪影響を及ぼす．妊娠経過中に糖尿病，妊娠高血圧症を発症した場合などは脂質異常症の発症に注意する．妊娠前から脂質異常症の診断を受けている場合にはその進行に注意して，定期的な検査を受ける．

脂質異常症は，自覚症状があまり感じられないうちに動脈硬化が進み，心臓病や脳卒中などを発症することがある．その予防と治療には，妊娠期においても非妊娠期と同様に，体重管理による肥満の予防・改善，食事からの適切なエネルギーや栄養素の摂取，適度な運動などを心がける．リポプロテインリパーゼ欠損症などの疾患がある二次性脂質異常症の場合には，適切な食事指導のもとにこれら疾患の治療を優先する．また，妊娠時はもとより妊娠可能年齢の脂質異常症に対しては，薬物治療に注意が必要である．

l　出産後の健康・栄養状態およびQOLの維持・向上

分娩とは，母体の娩出力により胎児が胎児付属物とともに体外に排出され，妊娠が終了することで，分娩の過程は3つの期間に区分される．分娩第1期は，陣痛開始から子宮口の全開大までの期間で，この時期の長さが分娩時間の長さを左右する．分娩第2期は，子宮口全開大から胎児娩出までの期間で，胎児の頭が順調に下降してくることが最も重要な時期である．分娩第3期は，胎児娩出後の胎盤その他の胎児付属物が娩出される期間である．

妊娠開始から分娩終了までの妊娠過程で起こった生殖器や全身の変化が，妊娠前の状態に復帰する過程を産褥と呼び，産褥期にある女性を褥婦と呼ぶ．産褥期は，通常は産後すぐから1～2カ月ほど続くが，この期間に，子宮復古，授乳開始，新生児の基本的な世話などが始まる．

子宮復古とは，分娩の終了後，子宮の形態や機能が急速に妊娠前の状態に回復することである．分娩後の産褥時に子宮口の閉鎖や子宮の縮小が起こり，子宮から悪露と呼ばれる子宮粘膜の分泌液や血液などからなる分泌物が排出される．子宮の復古が遅れると悪露が停滞し細菌感染を招くことがある．

妊娠22週から出生後7日未満の出産前後の期間は周産期と呼ばれる．このうち分娩・産褥の期間には，母体には分娩による心身の変化，胎児には出生と新生児期の開始，など母児ともに大きな変化が起こるため，その安全性のために周産期医療の重要性が認識されている．

4.2 授乳期

　授乳期は，女性の身体が妊娠・出産という大きな変化を経た後に，非妊娠時の状態へ回復するとともに，他方では，母乳の分泌が始まって授乳と育児を通して母子のかかわりが開始される時期である．この時期に母体の回復と授乳が順調に進むためには，産褥期・授乳期における母体の生理的特徴，病態と疾患，栄養ケアのあり方を理解し，さらに，母乳の特徴や授乳方法について把握することが重要である．出産後の母乳育児を順調に進めるために，妊娠期間中に母乳育児についての講座や相談に参加したりして母乳育児に対する理解を深める．また，乳房や乳頭の手入れなども授乳の準備のために行う．

A　授乳期の生理的特徴

a　母体の生理的変化

　授乳期の女性には2つの生理的特徴がみられる．第1に，妊娠・分娩の終了後6〜8週間ほどの産褥期に母体の子宮復古がみられ，そのほかの臓器も非妊娠時の状態への回復が進むことである．第2に，母乳の分泌が始まって新生児への栄養補給を開始し，やがて初乳から成乳へと成分が変化して乳児の発育・発達を可能にすることである．

1）体重・体組成の変化

　分娩に伴い，母体では，胎児とその付属物などの娩出により5〜6kg程度の体重減少がみられる．その後の産褥期にさらに4kg程度体重が減少する．しかし母乳を与えない場合に授乳による付加量を除かないと体重が増加することもみられる．

2）エネルギー代謝の変化

　授乳期には，妊娠中に蓄積された母体の体脂肪が減少するために，エネルギー代謝系の異化が亢進する．また，授乳に伴う乳汁中へのエネルギー消費が増加する．一方，基礎代謝量や育児に伴うエネルギー消費の変化については，明らかな増加はみられないと考えられている．

b　乳汁分泌の機序

　母乳の分泌は，乳児による哺乳刺激が視床下部から下垂体に伝わることによりオキシトシン，プロラクチンが分泌され，これらのホルモンの働きにより乳汁の分泌が起こる．

　下垂体後葉から内分泌されるオキシトシンは，平滑筋を収縮させる働きがあるために，その作用により乳腺の筋線維を収縮させて乳腺からの乳汁分泌（射乳）を促進させる．また子宮筋を収縮する作用もあり，分娩後の子宮復古を促進させる作用もある．下垂体前葉から内分泌されるプロラクチンは，乳腺の発達を促進させ，たんぱく質や乳糖の合成を高めて乳汁生成を促進させる．

c　初乳，成乳

　母乳は分泌される時期により，分娩後3〜5日間に分泌される乳汁を初乳，5〜14日目までを移行乳，それ以降は成乳と呼ばれる．初乳は黄色を帯びた粘稠性のある液体で量は多くない．成乳は乳白色のさらさらとした液体である．

d　母乳成分と母乳量の変化

　母乳の栄養成分は牛乳と比較してたんぱく質およびカルシウムやリンなどのミネラルが少なく，糖質が多い（**表4.12**）．この糖質の大部分は乳糖である．母乳の成分は分泌時期により異なり，初乳はたんぱく質，ミネラルが多いが，成乳ではそれらは少なく，乳糖や脂質が多く含

〈表4.12〉 人乳と牛乳の組成

成分		人乳	牛乳
エネルギー	(kcal/dL)	65	67
たんぱく質	(g/dL)	1.1	33
脂質	(g/dL)	3.5	3.8
炭水化物	(g/dL)	7.2	4.8
カルシウム	(mg/dL)	27	110
リン	(mg/dL)	14	93
鉄	(μg/dL)	Tr	Tr

人乳は成熟.
(文部科学省:五訂増補日本食品標準成分表より)

〈表4.13〉 初乳と成乳の組成

成分		初乳	成乳
エネルギー	(kcal/dL)	58	63
たんぱく質	(g/dL)	2.05	1.07
脂質	(g/dL)	2.96	3.49
乳糖	(g/dL)	5.80	6.87
灰分	(g/dL)	0.30	0.20

(松尾 保・守田哲朗:乳幼児栄養学, 医歯薬出版, 1979より)

〈表4.14〉 母乳育児の利点

① 乳児に最適な成分組成で, 少ない代謝負担である
② 感染症の発症および重症度の低下
③ 母子関係の良好な形成
④ 出産後の母体の回復の促進

〈表4.15〉 母乳中の感染防御因子

感染防御因子	作用など
ビフィズス菌増殖因子	ビフィズス菌の増殖を促進し, 腸内で病原細菌の増殖を抑制する.
分泌型IgA	乳汁には分泌型IgAが含まれているが, 初乳中にとくに高濃度で含まれている.
リゾチーム	細菌の細胞膜を溶解する.
ラクトフェリン	初乳に多く含まれる鉄結合性たんぱく質の1つで, 抗菌性を示す.

まれている(**表4.13**).厚生労働省の「授乳・離乳の支援ガイド」では,母乳育児の利点として**表4.14**のような点をあげ,さらに母乳栄養児のほうが人工栄養児よりも肥満や糖尿病の発症リスクが低く,また血圧も低いとしている.これらの利点のうち,感染症の発症および重症度の低下は,**表4.15**に示すような母乳中の感染防御因子による効果と考えられている.

母乳の泌乳量は,分娩直後は少量であるが,出産後数日で増加し,3カ月頃が最も多くなる.6カ月頃からは離乳が開始されるために減少する.

B 授乳期の栄養アセスメントと栄養ケア

a 栄養アセスメント

1) 臨床診査

臨床診査には,母親が医療施設に在院中に受ける授乳指導や育児指導と,退院後に受ける訪問指導や乳児検診時の指導がある.現在では,母乳の利点が明らかであるので,在院中および退院後を通して,授乳の支援・指導では母乳育児を基本とした内容である.授乳の支援は,母親が若年,あるいは高齢である場合,授乳歴の有無,就業の有無などの生活状況などを考慮して,個別に対応する必要がある.

母乳育児では,出産後は,できるだけ早く母子がふれあって母乳を与えられるような,また母子が終日一緒でいつでも授乳できるような環境が望ましい.そのために早期からの**母子同室,母子同床***,**自律授乳や頻回授乳***が推奨されている.

ユニセフ(UNICEF:国連児童基金)とWHO(世界保健機関)は,1989年に共同声明を発表して,世界のすべての産科施設に対して「母乳育児を成功させるための10カ条」を守るよう呼びかけた(**表4.16**).この10カ条は,母親が赤ちゃんを母乳で育てられるように,産科施設とそこで働く職員が実行すべきことを具体的に示したものである.

4.2 授乳期

〈表4.16〉 母乳育児を成功させるための10カ条

① 母乳育児推進の方針を文書にして，全ての関係職員がいつでも確認できるようにしましょう．
② この方針を実施するうえで必要な知識と技術を全ての関係職員に指導しましょう．
③ 全ての妊婦さんに母乳で育てる利点とその方法を教えましょう．
④ お母さんを助けて，分娩後30分以内に赤ちゃんに母乳をあげられるようにしましょう．
⑤ 母乳の飲ませ方をお母さんに実地に指導しましょう．また，もし赤ちゃんをお母さんから離して収容しなければならない場合にも，お母さんに母乳の分泌維持の方法を教えましょう．
⑥ 医学的に必要で無いかぎり，新生児には母乳以外の栄養や水分を与えないようにしましょう．
⑦ お母さんと赤ちゃんが一緒にいられるように，終日，母子同室を実施しましょう．
⑧ 赤ちゃんが欲しがるときは，いつでもお母さんが母乳を飲ませてあげられるようにしましょう．
⑨ 母乳で育てている赤ちゃんにゴムの乳首やおしゃぶりを与えないようにしましょう．
⑩ 母乳で育てるお母さんのための支援グループ作りを助け，お母さんが退院するときにそれらのグループを紹介しましょう．

(WHO/UNICEF共同声明，1989年3月)

〈表4.17〉 母乳育児の支援を進めるポイント

1. すべての妊婦さんやその家族とよく話し合いながら，母乳で育てる意義とその方法を教えましょう．
2. 出産後はできるだけ早く，母子がふれあって母乳を飲めるように，支援しましょう．
3. 出産後は母親と赤ちゃんが終日，一緒にいられるように，支援しましょう．
4. 赤ちゃんが欲しがるとき，母親が飲ませたいときには，いつでも母乳を飲ませられるように支援しましょう．
5. 母乳育児を継続するために，母乳不足感や体重増加不良などへの専門的支援，困ったときに相談できる場所づくり仲間づくりなど，社会全体で支援しましょう．

厚生労働省では，2007（平成19）年3月に「授乳・離乳の支援ガイド」を策定して，授乳の支援策を提起した．そこでは，産科施設や小児科施設だけでなく保健所・保健センター，保育所など地域のすべての保健医療従事者が，支援に関する情報を共有して，社会全体で支援を進める体制を推奨している．さらに，これらの保健医療従事者が授乳の支援に関する基本的事項を理解して母乳育児の支援を進めるための5つのポイントを示した（**表4.17**）．

2) 臨床検査

妊娠期と同様に，産褥期においても鉄欠乏性貧血が高頻度で発症する．それは，この時期には出産時の出血による鉄の損失とともに，乳汁産生のための鉄需要の高まりにより，食事から吸収された鉄に対して相対的に不足するためである．対応策としては，食事からの鉄の摂取量を増やすことや，吸収されやすい鉄の摂取を心がけることなどがある．貧血の診断には赤血球数，ヘモグロビン値，ヘマトクリット値，および平均赤血球容積，平均赤血球ヘモグロビン濃度から判定される．

3) 身体計測

胎児の娩出に伴い体重は減少するが，分娩直後には妊娠前よりも体重が増加していることが多い．出産後の肥満を予防するために，継続的に身体計測を実施して体重管理を行う．

コラム　親子のスキンシップ

授乳期は，母と子の間に愛着が形成され，健やかな親子関係が形成される時期である．とくに母乳栄養では，母親が子どもを見たり泣き声を聞いたりする視覚・聴覚の刺激に加えて，乳頭を吸引する物理的刺激が加わって乳汁分泌が促進されるとともに，このような授乳過程におけるスキンシップから，よい親子関係が始まるといわれている．母親の出産直後の不安を取り除き，子どもへの授乳を安心して体験できるようにするために，保健医療従事者による支援体制が大切である．

4) 新生児・乳児の哺乳状況

正常に出産した新生児，乳児が順調に成長するための哺乳量は，「日本人の食事摂取基準（2010年版）」で採用された値によると，0〜5カ月 780 mL/日，6〜8カ月 600 mL/日，9〜11カ月で 450 mL/日である．このように月齢の進行とともに哺乳量が減少するが，逆に離乳食の摂取量は増加する．

5) 授乳女性の生活習慣

授乳期間中の生活習慣では，喫煙や飲酒により有害な成分が乳児の体内に入るため，喫煙・飲酒は禁止とする．また，コーヒーなどに含まれるカフェイン，香辛料などの刺激の強い成分，香りの強い成分などの飲食物も控えるようにする．さらに，薬には母乳から乳児の体内に入るものがあるので，服薬は医師の指導のもとに行う．適度な運動や生活上の身体活動は，母体の健康上好ましいことであるので積極的に取り入れるが，重労働や長時間の労働は控えるようにする．

b 授乳婦の食事摂取基準

「日本人の食事摂取基準（2010年版）」では，エネルギー・栄養素の授乳による付加量を，**表 2.5** に記載された方法で算定して示された（**参考資料1** 参照）．付加量の算定には，授乳期の泌乳量を哺乳量と同じと見なして，0.78 L/日とした．

c 栄養と病態・疾患

1) 低体重，過体重

妊娠期に低体重になった場合や，妊娠高血圧症，貧血などを発症した場合は，出産終了後に症状の回復をはかりながら低下した体重を回復させるようにする．しかし一般的に，体重は妊娠前よりも出産後に増加することが多い．出産後の母体を妊娠前の状態に復帰させるには，妊娠中に蓄積した体脂肪を減少させなければならない．そのためには，食事からのエネルギー摂取の調節と，運動によるエネルギー消費の増加を行う．とくに，母乳を与えない場合には授乳による付加量が必要でなく，過剰摂取にならないようにする．

2) 低栄養・摂食障害

授乳期の母親が，出産後に妊娠前の体型を取り戻すために過度なダイエットをすることは，母親の健康上好ましくないばかりでなく，母乳の分泌不足，母乳成分の減少などから，乳児の健康上も好ましくない．また，若年女性のなかには，摂食障害により食事摂取量が極端に少ない場合がある．授乳期におけるこのような状況は，母乳の栄養だけに依存している乳児の発育・発達が順調に進まなくなるため問題である．そこで，摂食障害の原因を見いだして除去するとともに，新生児期，乳児期の児の栄養状態を管理する必要がある．また，児の正常な発育・発達への母体の栄養の重要性を，母親自身が理解して食生活を改善できるような支援体制が必要である．

d 栄養ケアのあり方

1) 出産後の健康・栄養状態の維持・改善

出産後は，分娩によって消耗された体力の回復，乳汁の分泌，育児のための労働量の増加により，エネルギー，たんぱく質，ビタミン類が不足しないような良質の食事が必要とされている．「日本人の食事摂取基準（2010年版）」では，エネルギー，たんぱく質および各種ビタミンとミネラルについて，非妊娠時の摂取基準に比較して授乳期に付加量が設定されている（**表 2.5** 参照）．

2） 出産後のQOLの維持・向上

　出産後は，母体側の産褥期変化と新生児に対する授乳や育児の必要性が生じて，生活の変化を体験する時期である．また，出産後には，出産という大きな体験の終了，身体状況の大きな変化，不慣れな育児についての不安などにさらされて，身体的および精神的な混乱に陥る危険性がある．授乳期の女性が心身ともに安定な状態で，安心して授乳できるように，授乳婦の健康管理，授乳支援，家庭の環境整備などを整えてQOLを維持・向上させることが大切である．

3） 母乳の質と量の保持・改善

　母体の食事摂取状況により母乳中の栄養素含有量が影響されるので，母乳の質を高めて乳児の栄養状態を健康的にするために，母体の食事内容への配慮が必要である．また，タバコのニコチンや酒類のアルコールは母乳中へ移行して乳児の健康へ悪影響を及ぼすので，安全な母乳を授乳するために，喫煙（受動喫煙も含めて），飲酒は控えるようにする．

e　新生児・乳児の正常成長・発達 （5.A）

　出生後の新生児においては，**不感蒸泄**＊の増加により体内水分量が減少する．一方，新生児の哺乳量は初期には少なく，その結果，出生時に比べて一時的な体重減少が起きる．このような生理的な体重減少は，正規産児では10％以下であるが，早産児ではより多く減少する．

　新生児期の一時的な体重減少の後は，乳児期では急激な成長・発育が始まり，身長・体重・頭囲など身体測定値が増加する．これらの身体測定値は新生児期・乳児期の栄養摂取量が適切であるかどうかの判定に利用される．

f　人工栄養法と離乳食 （5.B.c.2），3））

　授乳期の栄養法は母乳栄養を基本とし，母乳で授乳できない場合に限って人工栄養とする．母乳で授乳できない場合には，母親が感染症に罹患した場合や母親の投薬中など母親側の問題，乳児の口腔機能などの障害で吸啜力が不足している場合や母乳アレルギーなど児側の問題などがある．これらの事情により人工栄養で授乳する場合には，母乳栄養の場合と同様に授乳を通して母子関係が形成されるように，しっかりと抱いて声かけなどで母子のスキンシップをはかるようにする．また状況によっては，完全な人工栄養でなく，母乳栄養を補完するために人工栄養を併用する混合栄養が採用されることもある．

　生後5～7カ月頃には哺乳反射が減弱・消失を始め，一方，咀嚼機能が発達する．このように消化機能や代謝機能が発達する授乳期の半ば頃から，次の栄養法として，離乳食への移行を準備する．離乳とは，母乳や育児用ミルクなどの乳汁栄養から食事に移行することで，摂食行動の自立が進行する．

コラム　母子感染

　病原体の感染には，病原体が親から子に伝わる垂直感染と，接触や飲食物による個体から個体への感染である水平感染がある．垂直感染のうちの母子感染の経路には，①胎児期に胎盤を経由する感染，②分娩時の産道での感染，③母乳による感染，などがある．母乳による感染には，成人T細胞白血病ウイルス，HIV，サイトメガロウイルスなどが知られている．母親に感染症がある場合には母乳を乳児に与えないが，そのような場合にも，授乳を通して健やかな母子関係が形成されるような配慮が必要である．

5 新生児期, 乳児期

　生後7日未満を早期新生児期, 7～28日未満を後期新生児期といい, 新生児期以後1歳までを乳児期という. 新生児期は, 胎内から胎外に出るという環境の激変を経験する時期である. したがって, この時期の死亡率は高い. 新生児期および乳児期は, 心身の成長・発達が一生のなかで最も著しいため, この時期に適切な栄養ケアを行うことが, その後の成長・発達や食生活に大きな影響を及ぼす. 発達過程という脆弱さに加え, 臓器の機能が未発達なため, さまざまな影響を受けやすい. 新生児や乳児は自ら不調を説明することができないため, 的確なアセスメントが必要である.

A 新生児期, 乳児期の生理的特徴

a 呼吸器系・循環器系の適応

　胎児の肺胞は, 胎齢27～28週で子宮外での生活が可能な構造となる. 分娩に伴う多因子刺激により, 第一呼吸が起こり, 生後6時間以内に呼吸数は安定する.
　胎生期においては, 栄養, 排泄, ガス交換を行う胎盤への血行が重要であり, 肺血流は少ないが, 出生後, 呼吸開始とともに肺血流量が増加する.

b 体水分量と生理的体重減少

1) 体水分量

　成人では, 体重の55～60%が水分であるのに対し, 新生児では80%, 乳児では70%と水分の割合が高い. 体重1kgあたりの体表面積は, 新生児は成人の約3倍, 乳児は約2倍であるため, **不感蒸泄**＊によって失われる水分が多い. よって水分摂取量も多く, 成人の1日あたりの水分摂取量が体重1kgあたり10gであるのに対し, 生後6カ月の乳児はその7倍である.

2) 生理的体重減少

　新生児の体重は, 生後3～4日で5～10%減少する. これを生理的体重減少という. 皮膚や肺からの水分損失や, 排便・排尿によるもので, これらが哺乳による摂取量を上回るため, 体重減少が起こる. 出生後すぐにみられる体重曲線のくぼみはこのためである (**図5.1**). その後, 哺乳量が増加するため, 生後1～2週間で出生時体重に戻る.

3) 胎便

　生後3日目までの便を胎便という. 胎内で飲み込んだ羊水や羊水中の産毛, 胎脂, 腸の上皮細胞などの脱落細胞, 胆汁色素などの分泌物が含まれるため, 黒緑色かつ粘稠であるが, 無臭である. 母乳を飲むと便は黄色くなり, 生後3～4日は, 胎便と黄色い便が混じった移行便 (混合便ともいう) が出る. それ以降は黄色い普通便となる.

c 腎機能の未熟性

　新生児や乳児の腎臓の糸球体濾過機能は未成熟で腎濃縮力も低く, 同じ量の溶質を排泄するのに, 乳児では成人の約2倍の尿量が必要になる.

d 体温調節の未熟性

　新生児は成人に比べ, 体重あたりの体表面積が大きく, また皮下脂肪組織や皮膚角質層が薄いため, 熱を失いやすい. よって, 新生児の体温管理は重要であり, 低体温 (36℃以下) にな

A 新生児期，乳児期の生理的特徴

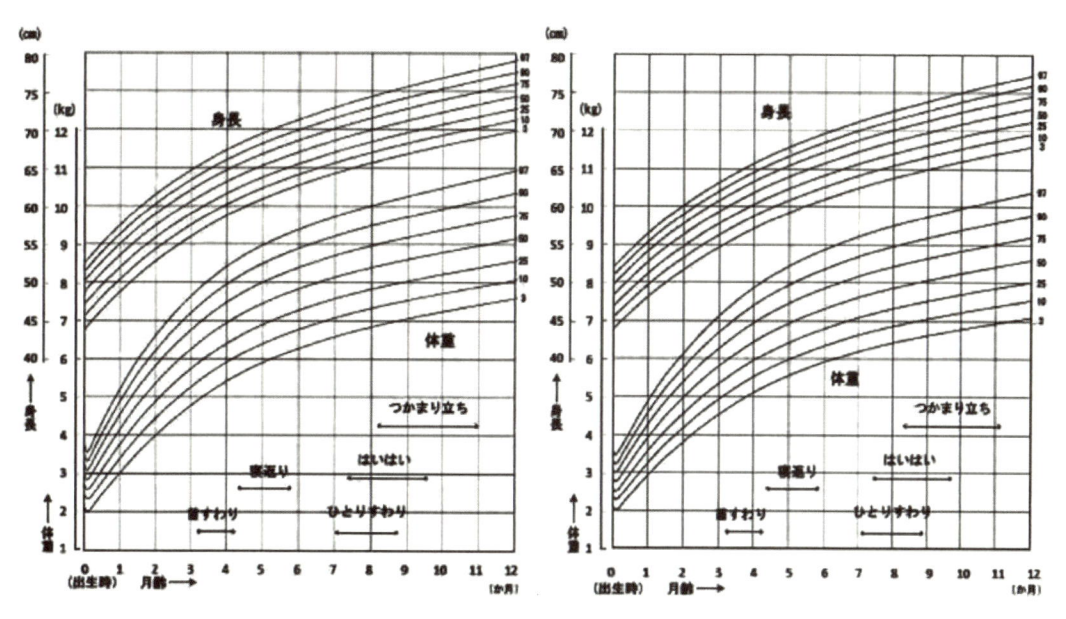

〈図 5.1〉 乳児の身体発育曲線
（平成 22 年 厚生労働省調査より）

らないようにする．

e 新生児期，乳児期の発育

「発育」は「成長」とともに，身長・体重などの形態的な変化をいうときに用いられ，「発達」は，身体や知能などの機能的な変化をいうときに用いられる．乳児期は，心身の成長・発達が，一生で最も著しい時期である．通常，体重は，生後 3 カ月までに出生時の 2 倍，1 歳までに 3 倍に増加する．

厚生労働省が発表した平成 22 年**乳幼児身体発育調査***報告書には，性別，年・月・日齢別に，頭囲，胸囲，身長，体重の計測値が**パーセンタイル値***で示されている．この値を基準にして，子どもの身体発育を評価する．横軸に月齢，縦軸に身長・体重をとって，パーセンタイル値をプロットしたものを発育曲線（もしくは成長曲線）という．妊娠届を市区町村へ提出したときに交付される母子健康手帳には，**図 5.1** のような乳児身体発育曲線のグラフが掲載されており，自分の子どもの身長や体重の経時的変化を書き込めるようになっている．縦軸の右端の数値はパーセンタイル値を示しており，3 パーセンタイル値と 95 パーセンタイル値の曲線の間には全体の 94％ の子どもが入ることを意味している．計測値がこの帯から外れ，どんどん離れていくような場合には，保健センターや病院などに相談する必要がある．

f 摂食・消化管機能の発達

1) 各器官の発達

スキャモンの成長曲線（3. A. b 参照）は，出生時の値を 0，成人（20 歳）の値を 100 として，加齢による変化を示したものである．一般型には，身体形質，筋骨格系，消化器系，心臓血管系，泌尿器系など，多くの器官が分類される．これらの器官は，乳児期に急激に成長・発達することがわかる．たとえば，乳児の胃の容量は，出生時の 10〜20 mL から生後 1 年で 200 mL まで増大する．初めは胃の容量が小さく，一度に飲める量が少ないため，こまめに授乳しなければならないが，次第に一度に処理できる量が多くなり，成長するにつれて食事の回数が減っ

ていく．

逆に，生殖型の器官は思春期に急激な**スパート（発育急進期）**＊をみせるまで，ゆるやかな成長・発達を続ける．また，神経型は一般型を上回る急激な成長・発達をみせる．胎児の脳は妊娠全期を通して発達し続けるため，出生時は頭囲が胸囲よりも大きく，頭長が身長の1/4を占め，いわゆる4頭身の状態である（図5.2）．胎児期に続き，乳児期においても，脳神経細胞の増殖は続いている．そして，シナプス形成という脳細胞のネットワーク化がそれに続く．この時期の乳児を取り巻く環境は，その後の精神・神経発達に重要である．

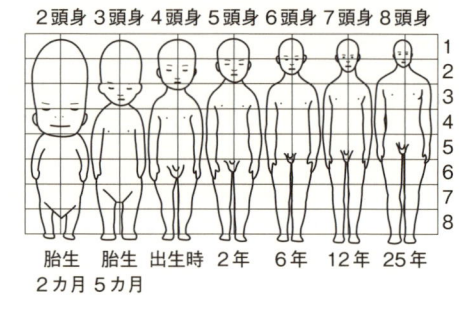

〈図5.2〉 身体全体に占める頭部の割合

中枢神経系は妊娠全期にわたって発達し続けるため，出生の時点で，頭部の成長は他の部位に先立っている．加齢に伴い，他の器官も成長・発達していくため，頭部の占める割合は徐々に小さくなり，成人では，8頭身となる．

2) 咀嚼・嚥下機能の変化

食べ物を口に入れて咀嚼し嚥下するという行動は，人間が生まれながらにして備えている能力と思われがちだが，これは離乳期を通じて徐々に獲得していく能力である．離乳食が始まると，咀嚼能力が発達し，乳汁のような液体以外の食物も嚥下できるようになる．離乳の開始が遅れたり，離乳の進め方が不適切であると，4～5歳になっても咀嚼がうまくいかないことが多い．現代の子どもは，咀嚼回数が減少しており，それが小顎化や肥満の原因にもつながっているので，柔らかい食品や液状食品ばかりを与えないようにする．咀嚼能力の発達をサポートするためにも，子どもの現在の口の機能で食べられる形，固さの食べ物を与え，咀嚼機能を伸ばしていく．市販のベビーフードを利用する場合は，表示を確認し，乳児の月齢にあったものを選択する．

食べ物を口に溜めたまま飲み込めない子どもは，咀嚼機能に問題がないかよく観察する．機能の問題ではなく，食べる意欲がない場合も口に溜めこむことがある．大人も一緒に食卓を囲み，大人がしっかり咀嚼している姿を見せるとともに，食事に集中し，楽しい雰囲気で食べられる環境をつくる．

3) 手づかみ食べ

生後9～11カ月頃に始まる手づかみ食べによって，食物を目で見て，手でつかみ，口に運ぶという，目と手と口の協調運動ができるようになる．手づかみ食べを十分にさせることが，その後のスプーンや食器を使った食事動作へとつながっていくため，ご飯はおにぎりに，野菜は大きめに切るなど，手づかみ食べのしやすい食事を用意する．上下の歯が生えてきたら，前歯でのかじりとりの練習をさせる．これによって，一口量の調節と歯を使う感覚を覚える．かじりとりのしやすい，大きめの食物を用意する．不器用ながらも自分で口に運んで食べることにより，1人食べへの意欲が育つ．

B　新生児期，乳児期の栄養アセスメントと栄養ケア

a　乳児の食事摂取基準

　　乳児を対象に推定平均必要量を決定するための人体実験はできないため，健康な乳児の摂取量に基づく目安量が示されている．エネルギーとたんぱく質は，0～5カ月，6～8カ月，9～11カ月の3区分，それ以外の栄養素は，0～5カ月と6～11カ月の2区分で示されている（**参考資料1**参照）．0～5カ月に含まれる新生児期については，科学的根拠が不十分であるため，特別な配慮は示されていない．

　　0～5カ月児の栄養素の目安量は，健康な乳児が摂取する母乳中の栄養素量と哺乳量から算出されている．6カ月以降の栄養素の目安量には，母乳のほか，離乳食からの栄養素摂取量が加味されている．摂取量に関するデータがない栄養素については，0～5カ月児や1～2歳児の値から外挿している．

b　授乳・離乳の支援ガイド

　　厚生労働省は2007（平成19）年3月に「授乳・離乳の支援ガイド」を発表した．**表5.1**，**表5.2**，**図5.3**に一部を抜粋する．

c　乳児期の栄養補給法（母乳栄養，人工栄養，混合栄養，離乳食）

1）母乳栄養

　　母乳栄養には，さまざまな利点がある．母乳は乳児に最適な成分組成となっており，臓器の機能が未熟な乳児にとって，消化吸収・代謝の負担が少ない．免疫成分（IgA，ラクトフェリンなど）を含むため，感染症の発症や重症化を防ぐ．母乳の場合は衛生的なうえ，簡便，経済的である．以前は授乳前に清浄綿で乳頭を拭くことを指導する専門家もいたが，乳頭のまわりに

〈表5.1〉　離乳の支援のポイント

1　離乳の開始
　離乳の開始とは，なめらかにすりつぶした状態の食物を初めて与えた時をいう．その時期は生後5,6か月頃が適当である．発達の目安としては，首のすわりがしっかりしている，支えてやるとすわれる，食物に興味を示す，スプーンなどを口に入れても舌で押し出すことが少なくなる（哺乳反射の減弱）などがあげられる．
　なお，離乳の開始前の乳児にとって，最適な栄養源は乳汁（母乳又は育児用ミルク）である．離乳の開始前に果汁を与えることについては，果汁の摂取によって，乳汁の摂取量が減少すること，たんぱく質，脂質，ビタミン類や鉄，カルシウム，亜鉛などのミネラル類の摂取量低下が危惧されること，また乳児期以降における果汁の過剰摂取傾向と低栄養や発育障害との関連が報告されており，栄養学的な意義は認められていない．また，咀しゃく機能の発達の観点からも，通常生後5～7か月頃にかけて哺乳反射が減弱・消失していく過程でスプーンが口に入ることも受け入れられていくので，スプーン等の使用は離乳の開始以降でよい．

2　離乳の進行
　(1) 離乳の開始後ほぼ1か月間は，離乳食は1日1回与える．母乳または育児用ミルクは子どもの欲するままに与える．この時期は，離乳食を飲み込むこと，その舌ざわりや味に慣れることが主目的である．
　(2) 離乳を開始して1か月を過ぎた頃から，離乳食は1日2回にしていく．母乳または育児用ミルクは離乳食の後にそれぞれ与え，離乳食とは別に母乳は子どもの欲するままに，育児用ミルクは1日に3回程度与える．生後7,8か月頃から舌でつぶせる固さのものを与える．
　(3) 生後9か月頃から，離乳食は1日3回にし，歯ぐきでつぶせる固さのものを与える．食欲に応じて，離乳食の量を増やし，離乳食の後に母乳または育児用ミルクを与える．離乳食とは別に，母乳は子どもの欲するままに，育児用ミルクは1日2回程度与える．鉄の不足には十分配慮する．

3　離乳の完了
　離乳の完了とは，形のある食物をかみつぶすことができるようになり，エネルギーや栄養素の大部分が母乳または育児用ミルク以外の食物からとれるようになった状態をいう．その時期は生後12か月から18か月頃である．なお，咀しゃく機能は，奥歯が生えるにともない乳歯の生え揃う3歳ごろまでに獲得される．

（注）食事は，1日3回となり，その他に1日1～2回の間食を目安とする．母乳または育児用ミルクは，一人一人の子どもの離乳の進行及び完了の状況に応じて与える．なお，離乳の完了は，母乳または育児用ミルクを飲んでいない状態を意味するものではない．

〈表 5.2〉 離乳食の進め方の目安

(1) 食べ方の目安
食欲を育み，規則的な食事のリズムで生活リズムを整え，食べる楽しさを体験していくことを目標とする．
離乳の開始では，子どもの様子をみながら，1さじずつ始め，母乳やミルクは飲みたいだけ飲ませる．
離乳が進むにつれ，1日2回食，3回食へと食事のリズムをつけ，生活リズムを整えていくようにする．また，いろいろな食品の味や舌ざわりを楽しむ，家族と一緒の食卓を楽しむ，手づかみ食べで自分で食べることを楽しむといったように，食べる楽しさの体験を増やしていく．

(2) 食事の目安
ア 食品の種類と組合せ
与える食品は，離乳の進行に応じて，食品の種類を増やしていく．
① 離乳の開始では，アレルギーの心配の少ないおかゆ（米）から始める．新しい食品を始める時には1さじずつ与え，乳児の様子をみながら量を増やしていく．慣れてきたらじゃがいもや野菜，果物，さらに慣れたら豆腐や白身魚など，種類を増やしていく．
　なお，はちみつは乳児ボツリヌス症予防のため満1歳までは使わない．
② 離乳が進むにつれ，卵は卵黄（固ゆで）から全卵へ，魚は白身魚から赤身魚，青皮魚へと進めていく．ヨーグルト，塩分や脂肪の少ないチーズも用いてよい．食べやすく調理した脂肪の少ない鶏肉，豆類，各種野菜，海藻と種類を増やしていく．脂肪の多い肉類は少し遅らせる．野菜類には緑黄色野菜も用いる．
③ 生後9か月以降は，鉄が不足しやすいので，赤身の魚や肉，レバーを取り入れ，調理用に使用する牛乳・乳製品のかわりに育児用ミルクを使用する等工夫する．フォローアップミルクは，母乳または育児用ミルクの代替品ではない．必要に応じて（離乳食が順調に進まず，鉄の不足のリスクが高い場合など）使用するのであれば，9か月以降とする．
このほか，離乳の進行に応じてベビーフードを適切に利用することができる．
離乳食に慣れ，1日2回食に進む頃には，穀類，野菜・果物，たんぱく質性食品を組み合わせた食事とする．また，家族の食事から調味する前のものを取り分けたり，薄味のものを適宜取り入れたりして，食品の種類や調理方法が多様となるような食事内容とする．

イ 調理形態・調理方法
離乳の進行に応じて食べやすく調理したものを与える．子どもは細菌への抵抗力が弱いので，調理を行う際には衛生面に十分に配慮する．
① 米がゆは，乳児が口の中で押しつぶせるように十分に煮る．初めは「つぶしがゆ」とし，慣れてきたら粗つぶし，つぶさないままへと進め，軟飯へと移行する．
② 野菜類やたんぱく質性食品などは，初めはなめらかに調理し，次第に粗くしていく．
③ 調味について，離乳の開始頃では調味料は必要ない．離乳の進行に応じて，食塩，砂糖など調味料を使用する場合は，それぞれの食品のもつ味を生かしながら，薄味でおいしく調理する．油脂類も少量の使用とする．

コラム　災害時の乳児栄養

普段，母乳育児をしている場合も，震災や風水害などへの被災をきっかけに中断してしまうことがある．被災のショックやストレスで一時的に母乳の出が悪くなったり，後片づけに忙殺されたり，避難所では人目を気にして授乳ができなかったりするためである．自治体でも授乳婦と乳児を支援するために，育児用調製粉乳を備蓄しているところが多い．しかし，WHO（世界保健機関）は，非常時であっても安易に人工栄養へ切り替えるべきではないとしている．災害時は清潔な水が入手しづらく，哺乳瓶や人工乳首の消毒も困難で，衛生上の問題がある．一方で，母乳には避難所で蔓延しやすい感染症にかかりにくくする利点がある．母乳によっていつでも完全な栄養を乳児に与えることができるため，育児用調製粉乳の配給よりも，授乳婦のための食料や飲料を優先的に確保することが重要である．

あるモンゴメリー腺からは肌を保護し，細菌の増殖を防ぐ分泌物が出ているため，水で拭く必要もない．

そのほか，授乳というスキンシップを通じた良好な母子関係の形成，出産後の母体の回復の促進も母乳育児のメリットである．母乳育児は次の妊娠を遅らせる作用もあるため，人口増加の問題を抱える開発途上国では，人口抑制策の1つとされている．さらに，乳幼児突然死症候群（SIDS）の危険性を低くすることからも母乳栄養が推奨されている．

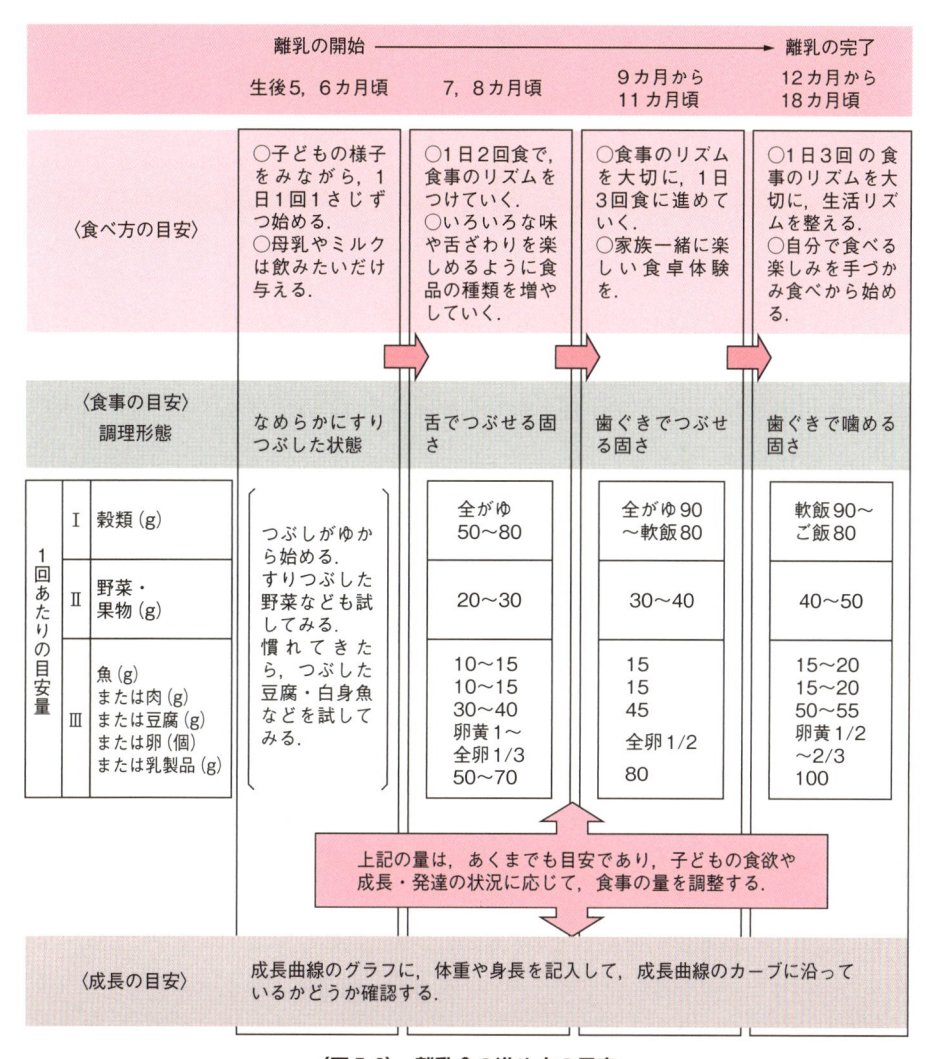

B 新生児期，乳児期の栄養アセスメントと栄養ケア

		離乳の開始 →			離乳の完了
		生後5, 6カ月頃	7, 8カ月頃	9カ月から11カ月頃	12カ月から18カ月頃
〈食べ方の目安〉		○子どもの様子をみながら，1日1回1さじずつ始める． ○母乳やミルクは飲みたいだけ与える．	○1日2回食で，食事のリズムをつけていく． ○いろいろな味や舌ざわりを楽しめるように食品の種類を増やしていく．	○食事のリズムを大切に，1日3回食に進めていく． ○家族一緒に楽しい食卓体験を．	○1日3回の食事のリズムを大切に，生活リズムを整える． ○自分で食べる楽しみを手づかみ食べから始める．
〈食事の目安〉調理形態		なめらかにすりつぶした状態	舌でつぶせる固さ	歯ぐきでつぶせる固さ	歯ぐきで噛める固さ
1回あたりの目安量	Ⅰ 穀類(g)	つぶしがゆから始める．すりつぶした野菜なども試してみる．慣れてきたら，つぶした豆腐・白身魚などを試してみる．	全がゆ50～80	全がゆ90～軟飯80	軟飯90～ご飯80
	Ⅱ 野菜・果物(g)		20～30	30～40	40～50
	Ⅲ 魚(g) または肉(g) または豆腐(g) または卵(個) または乳製品(g)		10～15 10～15 30～40 卵黄1～全卵1/3 50～70	15 15 45 全卵1/2 80	15～20 15～20 50～55 卵黄1/2～2/3 100

上記の量は，あくまでも目安であり，子どもの食欲や成長・発達の状況に応じて，食事の量を調整する．

〈成長の目安〉	成長曲線のグラフに，体重や身長を記入して，成長曲線のカーブに沿っているかどうか確認する．

〈図5.3〉 離乳食の進め方の目安
(厚生労働省：授乳・離乳の支援ガイド（平成19年3月14日），2007より作成)

2）人工栄養，混合栄養，牛乳

母乳で育てられない場合には，育児用調製粉乳（育児用ミルク）を使用する（人工栄養）．母乳と育児用調製粉乳を併用する場合を混合栄養という．

調製粉乳には，育児用調製粉乳のほか，低出生体重児用調製粉乳，乳児期後期向け調製粉乳（フォローアップミルク）がある．フォローアップミルクは，育児用調製粉乳に比べ，たんぱく質，鉄，カルシウムが多く含まれているが，離乳食を十分量食べていないという場合を除いて，とくにフォローアップミルクに切り替える必要はなく，育児用調製粉乳を与え続けてもかまわない．反対に，フォローアップミルクは，高たんぱく質で腎臓への負荷が大きく母乳や育児用調製粉乳の代替品にはならないので，与える場合は，9カ月以降とする．

牛乳のたんぱく質は80％がカゼインであり，カゼインは乳児の胃の中で分解しにくく，硬いカードになる．また牛乳は，母乳と異なり，カルシウムは多いが，鉄が少ないという特徴がある．このため，牛乳を母乳や育児用調製粉乳の代わりに与えることは好ましくない．逆に，料理に牛乳を使う場合，代わりに育児用調製粉乳を用いると，離乳期に不足しがちな鉄を補うことができる．牛乳を与えるのは1歳以降が望ましい．

3) 離乳法と離乳食

　乳汁栄養から幼児食へ移行する過程を離乳という．離乳の開始とは，なめらかにすりつぶした状態の食物を初めて与えたときをいい，スープや重湯などの液状のものを与えても離乳の開始とはいわない．離乳の開始は生後5～6カ月が適当であるが，月齢はあくまでも目安として，子どもの口の動きや食べ方をみながらゆっくり進める．離乳期の最初の1カ月間は，離乳食を飲み込むこと，その舌触りや味に慣れることが目的である．離乳期の終わりには，歯ぐきで噛める固さに調理した離乳食が食べられるようになる（**図5.3**）．

　平成17年度**乳幼児栄養調査**＊によると，離乳食で困ったこととして，最も多くあげられているのが「食べ物の種類が偏っている」（28.5％），次いで「作るのが苦痛・面倒」（23.2％）であった．少ししか食べてもらえない離乳食を個別につくるのは大変なので，家族の食事から調味する前のものを取り分けるなど工夫する．たとえば，家族の食事がカレーの場合，煮たじゃがいもをルウを入れる前に取り出し，すりつぶせば離乳食になる．市販のベビーフードも上手に取り入れて，食品の種類や調理方法が多様になるような食事内容とする．そのためには，購入の際，料理名や原材料が偏らないように選択する．

　豆やトマトは皮が口に残らないように調理する．緑黄色野菜も与えるが，ブロッコリーのようなまとまりにくい食品は食べにくい．生野菜，繊維のある肉や野菜，かまぼこやイカ・タコなどの弾力性の強い食品も処理できない．味覚を育てるために，離乳食にはなるべく調味料は使用せず，素材本来の味を覚えさせる．

　離乳が進むにつれて，睡眠，食事，遊びなどの活動にメリハリが出てくる．食事のリズムを規則的にすることで，お腹がすくリズムも経験することができ，それを繰り返していくことで生活リズムが形成されていくので，この時期は食事のリズムを大切にする．

d　低出生体重児

　出生時体重は胎児発育の指標であり，2,500g未満の児を低出生体重児という．わが国の平均出生時体重は年々減少傾向にあり，低出生体重児の割合も一貫して増加している．出生時体重が減少している背景には，多胎のほか，胎盤機能不全や早期剝離，妊娠中の喫煙や妊娠可能年齢女性におけるやせの増加による子宮内胎児発育遅延，生殖医療や周産期医療の進歩など，さまざまな要因がある．

　出生時体重は大きければよいというものではない．妊娠期間を問わず，出生体重が4,000g以上の児を巨大児という．巨大児は，低出生体重児と同様に，胎児の発育異常の1つである．

e　低体重と過体重

　年齢別体重が基準データと比較して，標準偏差の2倍以上下回っている，もしくは3パーセンタイル値未満の児を低体重と診断する．

　2007（平成19）年3月に厚生労働省から発表された「授乳・離乳の支援ガイド」では，「生活

コラム　医療の進歩と低出生体重児の増加

　医療技術の進歩により，なぜ医学的にハイリスクな低出生体重児が増加するのか，不思議に思うかもしれない．確かに周産期医療の進歩によって，胎児期から出生前後のリスクは著しく減少した．しかし，これは，今まで救われなかった命が救われるようになり，早産児や低出生体重児が成育するようになったということでもある．また，不妊治療の進歩普及はめざましいが，その副作用である多胎妊娠（俗にいう双子や三つ子など）の増加は顕著である．多胎の場合，1児あたりの体重は小さくなる．

習慣病予防の観点から，乳幼児期に健康的な食習慣の基礎を培うことが重要である」としている．胎児期や乳幼児期の栄養が，年を経て成人になってからの肥満，2型糖尿病，高血圧や循環器疾患などとの関連があることが数多く報告されている．また，乳幼児期に培われた味覚や食事の嗜好は，その後の食習慣にも影響を与えるため，この時期から過体重につながるような食生活は見直す必要がある．

f 哺乳量と母乳性黄疸

生理的黄疸（新生児黄疸）は，新生児の約80％にみられ，生後2～3日目に出現し，10日前後で消失する．新生児は赤血球数が多く，赤血球の寿命も短いため，赤血球が破壊される際に生じるビリルビンが血液中に過剰に増えて黄疸症状を示す．ビリルビンは，肝臓から胆管へ排泄され処理されるが，新生児はこの処理能が十分発達していないため，高ビリルビン血症をきたしやすい．

一方，母乳性黄疸は，母乳中に含まれるビリルビンが原因で起こると考えられている．生理的黄疸よりは長引くが，生後2カ月までに自然に消失する．生理的黄疸も母乳性黄疸も病的ではない．

病的黄疸で一般的なものとして，哺乳量が少ないときに，排便の回数や量が減少し，腸管のビリルビンが糞便中に排泄されずに再吸収され，腸肝循環が増加することによって，黄疸が出る場合がある．

g ビタミンK摂取と乳児ビタミンK欠乏性出血症

ビタミンKには，血液凝固因子を活性化し，血液の凝固を促進する作用がある．乳児がビタミンK欠乏をきたしやすい理由としては，ビタミンKは胎盤を通過しにくいこと，母乳にはビタミンKが少ないこと，乳児では腸内細菌によるビタミンK産生量が少ないと考えられることがあげられる．乳児ビタミンK欠乏性出血症には，出生後数日で起こる新生児メレナ（消化管出血）や約1カ月後に起こる突発性乳児ビタミンK欠乏症（頭蓋内出血）がある．これらを予防するため，産科施設では出生後ただちにビタミンKの経口投与が行われる．

h 鉄摂取と貧血

0～5カ月児においては，母乳からの鉄摂取で十分と考えられており，食事摂取基準における鉄の目安量も母乳中の鉄濃度と哺乳量から算出されている．しかし，出生時体重がおおむね3kg未満の場合には，母乳だけでは必要量を満たせない場合もあるので，鉄欠乏性貧血の有無と程度を監視して，必要に応じて鉄の補給を考慮する．

満期産で，出生時体重が3kg以上の乳児であっても，乳児期後期には，体内の貯蔵鉄が少なくなり，また離乳食が開始されるため，鉄欠乏性貧血が好発する．とくに生後9カ月以降は鉄が不足しやすいので，離乳食に赤身の魚や肉，レバーを取り入れる．牛乳は，鉄の含有量が少ないうえ，鉄の吸収阻害因子であるカルシウムを多く含むため，牛乳の代わりに育児用ミルクを使用するなど，工夫する．

i 乳児下痢症と脱水

乳児期は急性の下痢が多く，とくにロタウイルス性急性胃腸炎が多い．冬場の酸臭を伴う白色便性下痢症である．下痢や嘔吐などの症状があるときは，とくに水分と電解質補給が重要であるが，多量の水分を一度に飲ませず，少しずつ頻回に与えるようにする．

j 二次性乳糖不耐症

乳糖不耐症の場合，乳汁や食品中に含まれる乳糖を分解できずに下痢を起こす．原因として，乳糖分解酵素（ラクターゼ）が欠損している場合と酵素活性が低下している場合がある．生ま

れつき酵素が欠損，もしくは酵素活性が低い先天性のものと，ウイルス性下痢症により，腸管の粘膜上皮細胞が破壊され，乳糖分解酵素が分泌されなくなることによって生じる二次性乳糖不耐症のものがある．小腸で分解されなかった乳糖は，大腸に移行して大腸内の浸透圧を高めるため，水分の吸収が阻害され，水様便となる．乳糖不耐症の子どもには，乳糖除去乳や大豆調整乳を与える．

k 食物アレルギー

　食物アレルギーとは，食物または食品に含まれる成分を摂取することで，身体に過敏反応（アレルギー反応）が生じて，皮膚のかゆみやじんましん，下痢や嘔吐，咳や喘鳴などの症状を呈する現象である．アレルギーの原因となる物質をアレルゲンという．乳児期の3大食物アレルゲンは卵白，牛乳，小麦であるが，自己判断でアレルゲン除去を行うと，子どもの成長・発達を損なうおそれがあるため，担当医の指示に基づく個別対応が必要である．除去食を行う場合は，必ず代替食品を入れて成長に必要な栄養素を補う．「食べられるものがない」「ワンパターンになってしまう」など，養育者の精神的負担は大きいため，医師や管理栄養士（栄養士）による適切な支援が必要である．

　第1子に食物アレルギーがみられた場合，第2子の発症を予防しようと，母親が妊娠中から自主的に卵や牛乳の食物制限を行う場合がある．しかし，**コクラン・ライブラリー***の**系統的レビュー***によると，妊娠中の食物制限により，出生した子どものアレルギー疾患発症の予防効果があるというエビデンスはない．逆に，妊娠中に栄養価の高い卵や牛乳を摂取しないことは，母体や胎児の栄養にとってマイナスである．一方で，授乳中の母親の食物制限は，ハイリスク児の乳児期早期のアレルギー疾患発症に対して，ある程度の予防効果が認められた．

　加工食品を摂取する場合，アレルゲンが含まれていないか，表示をよく確かめる．食品衛生法により，必ず表示しなければいけない原材料は，症例が多い卵，乳，小麦，えび，かに，および症例が重篤なそばと落花生の計7品目である．症例が少ないあわびやいくらなどの18品目は，表示義務はないものの，表示が奨励されている（**表5.3**）．

l 便　　秘

　便秘とは，通常よりも著しく排便回数が減少し，排便困難を伴う状態をいう．乳児の場合，数日排便がないこともあるが，まとめて柔らかい便が出れば問題ない．腹部膨満による苦痛があり，腹部マッサージや直腸刺激などによっても改善しない場合は，受診する．離乳食では，便秘を予防するために，整腸作用のあるヨーグルトやオリゴ糖，便のかさを増やす食物繊維を多く含むものをとるよう心がける．

〈表5.3〉 食品のアレルギー表示

規定	アレルギーの原因となる食品の名称	表示させる理由	表示は義務かどうか
省令	卵，乳，小麦，えび，かに	発症件数が多いため	表示義務
省令	そば，落花生	症状が重くなることが多く，生命に関わるため	表示義務
通知	あわび，いか，いくら，オレンジ，キウイフルーツ，牛肉，くるみ，さけ，さば，大豆，鶏肉，バナナ，豚肉，まつたけ，もも，やまいも，りんご，ゼラチン	過去に一定の頻度で発症が報告されたもの	表示を奨励（任意表示）

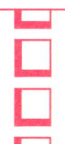

6　成長期（幼児期，学童期，思春期）

6.1　幼児期

　幼児期の身体発育速度は乳児期に比べ緩やかになるが，運動機能および精神面の発達は著しく，身体活動は活発で盛んになる．食事面では，偏食，好き嫌い，食欲不振や小食などの不適切な食事による肥満ややせなど栄養上の問題も生じやすい．幼児期は，健やかな成長のために望ましい食事と生活習慣の基礎づくりの大切な時期である．

A　幼児期の生理的特徴

a　生理機能の発達

1）発育区分
　幼児期とは満1歳から5歳までをいう．この期間は，乳児期と学童期の間にあり，心身ともに発達の著しい時期であることから，消化・吸収，代謝の未熟な1歳から2歳までを幼児前期，3歳から5歳までを幼児後期に区分し，適切な栄養管理を行う．

2）身体的発育の特徴
　幼児期の発育は連続的であるが，その速度には個人差があり，時期によっても，臓器によっても一様ではない．これを模式図に示したものがスキャモン（Scammon）の成長（発育）曲線（図3.1）である．この時期はとくに，神経型，リンパ型の発育が著しい．一方，厚生労働省は幼児の体重，身長，胸囲，頭位を身体発育値として10年ごとに調査している．現在，2000（平成12）年調査結果が広く利用されている（表6.1）．

3）口腔機能の発達
　乳歯は生後6〜7カ月頃から生え始め，2歳半頃までに上下各10本ずつ合計20本が生え揃う（図6.1）．乳歯の萌え出る時期や順序には個人差があり，咀嚼に重要な第1小臼歯（12〜14カ月），第2小臼歯（20〜24カ月）が生える頃から本格的な咬合ができるようになる．口腔機能の発達に合わせて食物の調理形態を変化させ，適度な硬さの食事をよく噛んで食べる習慣をつける．乳歯は5〜6歳頃から順次永久歯に生えかわっていくが，よく噛むことによって顎の発達が促進され，永久歯の歯並びをよくする．しかも，唾液や胃液の分泌を促し，嚥下・消化機能を高め，う蝕（虫歯）を防ぐ．

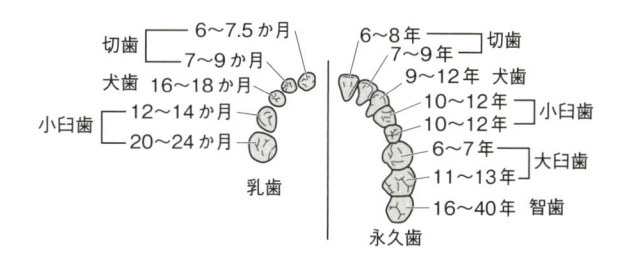

〈図6.1〉　歯の萌出時期
（母子歯科保健指導要領，日本小児歯科学雑誌，26（1），1998）

4）小児臓器の発達
　乳児期に垂直型であった胃は，特有の湾曲がみられるようになり，徐々に成人の胃の形に近づいていく．胃の容量は，1歳児で約450 mL，3歳児では約650 mL，5歳児で約800 mLとな

⟨表 6.1⟩ 幼児期の体重，身長，胸囲，頭位の平均値

年齢区分	体重 (kg)		身長 (cm)		胸囲 (cm)		頭位 (cm)	
	男	女	男	女	男	女	男	女
1年0～1月未満	9.51	8.88	75.4	73.8	46.2	45.1	46.2	45.0
1～2	9.68	9.07	76.5	74.9	46.4	45.4	46.5	45.4
2～3	9.85	9.26	77.5	76.0	46.7	45.6	46.7	45.7
3～4	10.03	9.45	78.4	77.0	46.9	45.8	46.9	45.9
4～5	10.22	9.65	79.4	78.0	47.2	46.0	47.2	46.2
5～6	10.41	9.84	80.2	79.1	47.4	46.2	47.4	46.4
6～7	10.59	10.04	81.1	80.0	47.6	46.5	47.5	46.5
7～8	10.77	10.22	82.1	81.0	47.8	46.7	47.7	46.7
8～9	10.94	10.40	83.0	81.9	48.0	46.9	47.9	46.8
9～10	11.10	10.57	83.9	82.7	48.2	47.1	48.0	47.0
10～11	11.28	10.76	84.8	83.6	48.4	47.2	48.1	47.1
11～12	11.43	10.95	85.8	84.4	48.5	47.4	48.2	47.2
2年0～6月未満	12.07	11.53	87.1	86.0	49.2	48.0	48.6	47.5
6～12	13.01	12.51	91.0	89.9	50.3	48.9	49.1	48.1
3年0～6	13.97	13.49	94.6	93.7	51.3	49.8	49.6	48.6
6～12	14.92	14.49	98.2	97.4	52.2	50.8	50.0	49.1
4年0～6	15.90	15.50	101.6	101.0	53.1	51.8	50.4	49.6
6～12	16.91	16.52	104.9	104.3	54.2	52.7	50.7	49.9
5年0～6	17.96	17.55	108.1	107.6	55.0	53.7	51.0	50.3
6～12	18.93	18.62	111.4	110.8	55.9	54.6	51.3	50.6
6年0～6	19.87	19.69	114.9	113.8	57.7	55.7	51.6	50.9

（厚生労働省，乳幼児身体発育調査，2000）

り，成長にしたがって1回の食事量も増加していく．消化酵素の分泌は年齢とともに増えていく．たんぱく質分解酵素活性は1歳頃，脂質に作用する膵リパーゼ活性は2～3歳頃，炭水化物に作用するアミラーゼ濃度は3歳頃に成人と同程度にまで上昇するが，代謝機能は未熟である．肝臓の重量は，1歳児で約350gであるが，5歳児では約600gとなり出生時の約10倍にまで成長する．肝臓は，胆汁を生成するほか，たんぱく質・脂質・炭水化物の代謝，有害物質の解毒，血液の貯蔵などの働きをするが，幼児期では未熟である．膵臓は，1歳児約12gであるが，5歳児で約25g，出生時の約5倍となる．腎臓は，出生時左右合わせて約30g，乳児初期に活発に発育し1歳児で約150g，排尿量は50 mL/kg/日となる．腎臓の尿細管に作用し尿濃縮を促進するホルモン・バゾプレッシン（vasopressin）は脳下垂体後葉より分泌されるが，幼児では未熟である．

b 運動機能の発達

幼児期には，骨格，筋肉，内臓諸器官の著しい発育がみられる．運動機能も発達し，立つ，歩く，走る，跳ぶなどの動作も活発になる（**表 6.2**）．

運動能力の発達には順序があり，中心から末梢へ，日々の活動や遊びのなかでその機能を獲得していく．

乳児期には触るだけ（粗大運動）であった手指の動きは，手のひらと指を使ってつかむようになり，次第に指先で物をつまむ（微細運動）ことができるようになる．日常の生活

⟨表 6.2⟩ 幼児の運動機能の発達

12～18カ月：1人で立ち歩くようになる．
2歳：転ばないで走る，ぶら下がる，しゃがむなどの全身運動が可能となる．
3歳：片足で立てる，ジャンプができる．
4歳：階段の昇降ができる，三輪車に乗れる．
5歳：スキップができる，つま先立ちが可能となる．
6歳：縄跳びの連続2回跳びが可能となる．

や遊びの中での細かい手指の動きは，2歳半頃から可能となり，粘土をちぎる・のばす，洋服のボタンをはめる，ひもを結ぶこともできる．4～5歳頃には，はさみや正しい箸の使い方もできるようになる．しかし，個人差が大きいので子どもの様子を観察し，決して無理強いしないことが大切である．

c 精神機能の発達

神経型の発育は他の器官より速いことから，幼児期は知能，言語，精神・神経など，あらゆる知的領域においてめざましい発達がみられる．

1) 知　能

出生時の脳重量は約300gであるが，5歳児で約1,200g，成人の80％ほどの重量に至る．幼児期の特徴は，自己中心性と衝動性であり，抽象的思考は未熟である．幼児前期は，自分の思ったとおり行動し，欲求が満たされなければ泣き・暴れることもあるが，自分でやろうとする主体的行動も多くなる．幼児後期になると，さらに知能が発達し，感情が豊かになり，友達と協力して集団の中で上手に遊ぶことも，我慢することもできるようになる．

知能発達の目安は，1歳児では，箱の中から好きなおもちゃを選んでとりだすことができる．3歳児は，数が2つわかる．4歳児では，重さの比較・形合わせができる．5歳児になると切断図形の組み立てができるようになる．

2) 言　語

言語の理解は，乳児期の早い時期からできる．自分の名前を呼ばれれば理解できるし，1歳頃には大人の指示にも従うようになる．1歳から1歳半で単語が言えるようになり，50語程度の語彙となる．2歳までに2語文，3歳までに3語文を話し，会話をすることができるようになる．4歳児では，接続詞・助詞を使うことができるようになり，抽象的なことも話すようになる．5歳児になると赤ちゃん言葉を卒業し，住所・年齢・親の名前が言えるようになる．しかし，個人差のあることに注意する．

3) 精神・神経

乳児期にみられた快・不快，興奮の表現から，幼児前期には，喜び，楽しみ，愛情，恐れ，怒りなどに分化し，自我が芽生え，自己主張が強くなり，第一次反抗期が訪れる．放任するとわがままな行動を助長することになるので，根気強く接することが大切である．幼児後期には，望み，得意，不満，嫌悪，嫉妬，うらやみ，失望，心配などに情緒は細分化し，著しく発達する．考える力，判断する力，想像する力も豊かになる．この時期の無理なしつけは情緒を不安定にし，性格形成，自律神経や内分泌機能にも影響を与えることがあるので，適切な対応が望まれる．

幼児は，日常の身体活動を通して成長していくことから，主体的な活動意欲が高まるような環境づくりをしていくことが，精神と神経の健全な発達にとって重要である．

4) 発達障害

発達障害者支援法＊（厚生労働省）によれば発達障害とは，「**自閉症**＊，**アスペルガー症候群**＊その他の広汎性発達障害，学習障害，**注意欠陥多動性障害**＊その他これに類する脳機能の障害であってその症状が通常低年齢において発現するものとして政令で定めるもの」と定義されている．発達障害の原因は遺伝子異常，染色体異常，体内環境の異常，周産期の異常，生まれた後の病気や環境などさまざまである．障害の程度により，健常児と変わらない食生活を送ることができる子どもから，1日のほとんどを支援なしでは生活できない子どもまで幅が広い．

d　社会性の発達

1）生活習慣

　生活習慣獲得の目的は，将来における心身の自立を目指すことにある．睡眠，食事，歯みがき，手洗いなど，規則的に日々繰り返し営む行為を通して，健全な生活習慣の基礎が形成される．幼児の発育や発達に応じ生活リズムを規則的に，正しい生活習慣の確立に向けて過ごすよう心がける．

2）社会性

　社会性の発達は，子ども自身がもつ知能，言語能力，体格などの要因と養育者や友だち，周囲の人びとによる影響を強く受ける．とくに身近な養育者の養育態度が，過保護，過干渉，冷淡，放任など不適切な場合，子どもの発育や社会性の発達を阻害することがある．

　社会性の目安では，1歳児は，まだ一人遊びであるが，同年齢の子どものそばにいることを好む．1歳半頃から次第に集団の中に入ることができる．2歳児では，友だちの中に一緒にいるが並行遊びで，コミュニケーションはまだとれない．3歳児になると集団生活に慣れ，友だちをつくりながら遊ぶことができる．4〜5歳児は友だちの数も多くなり，性別にかかわらず仲間をつくり，グループで遊ぶ．競争意識も出て友だちとの衝突も生じるようになる．

B　幼児期の栄養アセスメントと栄養ケア

　栄養状態を把握する方法として，臨床診査，臨床検査，身体計測がある．幼児期では疾病の疑いや栄養状態不良を除いては，侵襲的な臨床検査を行うことは難しく必要に応じて実施する．尿検査は比較的受け入れやすい．

1）臨床診査

　幼児は，自覚症状を言葉で表現することは難しく，とくに体力，抵抗力が弱いため病状の進行は速く，重症化しやすい．不活発，不機嫌など日常と異なる行動の変化を見逃さず観察し，疾患がないか確認する．臨床診査には，身長と体重による栄養状態の評価のほかに，顔色，皮膚の張りや血色，表情，食欲，睡眠，筋肉や腹部の弾力などの自他覚症状の観察をする．基礎疾患がないか精査を受ける．必要であれば体温，尿などの理学的検査を行うことがある．

2）臨床検査（血清たんぱく，血清脂質，ヘモグロビン，ヘマトクリット，尿たんぱく・尿糖）

　血清たんぱく：　血清たんぱく質と血清アルブミンが幼児の栄養状態に関与するリスクの程度別に**表6.3**に示す．

　血清脂質：　血清総コレステロール量として幼児220 mg/dL以上を脂質異常症とする．

　ヘモグロビン（Hb）：　この時期とくに多いのが鉄不足や鉄欠乏性貧血であり，幼児11.0 g/dL未満を貧血と評価する．

　ヘマトクリット：　血液中に占める血球の容積の割合を示す数値で，ほぼ赤血球の容積比と等しい．幼児のヘマトクリットの正常範囲は35〜40％であり，31％未満を貧血と評価する．

〈表6.3〉　幼児の血清たんぱく質からみた栄養学的リスク

	リスクの程度		
	許容範囲以内	中等度欠乏	高度欠乏
血清たんぱく質（g/dL）	≧5.5	<5.5	—
血清アルブミン（g/dL）	≧3.0	<3.0	<2.8

2歳以降徐々に上昇するが，幼児期・小児期では，赤血球数，Hb，ヘマトクリット値は成人に比べ低値，白血球数は成人に比べて高値を示す．ヘマトクリット値が低ければ，貧血が疑われ，逆にヘマトクリット値が高ければ，多血症が疑われる．また，脱水症などの体液の異常などでも高値を示す．

尿たんぱく： 尿たんぱくの主成分はアルブミンで血漿(けっしょう)たんぱく由来であり，正常所見は陰性（－）である．腎障害があれば多量に検出する．急性糸球体腎炎では，尿たんぱくはあまり多くはなく1 g/日である．高度のたんぱく尿と低たんぱく血症を伴う腎疾患であるネフローゼ症候群は，1日の尿たんぱく量が3.5 g以上ないし0.1 g/kg/日以上，早朝起床時第一尿で300 mg/dL以上のたんぱく尿が3～5日以上持続する．

尿　糖： 血糖値が一定の限度（尿糖排泄閾値(いきち)）を超えると，尿中に糖が出る．小児の血糖値が160～180 mg/dL以上になると尿糖検査で（＋）と判定する．尿糖検査で陽性（＋）の場合に考えられる疾病としては，糖尿病，甲状腺機能亢進症，慢性肝炎などがある．腎性糖尿病の場合は，血糖値が正常でも尿糖が（＋）になることがある．

3） 身体計測（頭囲，胸囲，身長，体重，発育曲線，カウプ指数）

頭　囲： 1歳までに約13 cm/年と急激に大きくなるが，1～2歳児で約2.5 cm，2～3歳児で約1 cm，その成長は次第に緩やかになる．5歳以降は5年間で1 cmの成長に過ぎない．幼児はスキャモンの成長（発達）曲線（**図3.1**）にみられるように神経系の発育が急速であるため，他の年齢に比べて精神発達との関係で異常の発現率が比較的高い．

胸　囲： 1歳児までに約45 cm（出生時の1.4倍）に成長し，頭囲とほぼ同じになる．1～2歳児で年間約3 cm，それ以降は年間約2 cmずつ成長し，胸囲は頭囲より大きくなる．とくに，胸囲に比べて頭囲が著しく大きい，または，小さい場合を問題にすることが多い．

身　長： 1～2歳児で約12 cm伸び，2～5歳児では年間約7 cmと年齢が上がるにしたがって次第に成長は緩やかになる．4歳児では100 cm（出生時の約2倍）になる．体重の増加に比べて身長の伸びが大きいために，体型は一見細長くやせてみえる．

体　重： 1～2歳児では約2.5 kg，2～5歳児では年間約2 kgずつ増加し，出生時に比べ2歳半で約4倍，4歳で約5倍にまで成長するが，増加率は年齢が上がるにつれて緩やかになっていく．また，運動機能の発達とともに筋肉質となり，皮下脂肪は減少する．

発育曲線： 幼児身体発育曲線（平成12年調査）（**図6.2**）の身長・体重とも，3～97パーセンタイル内にあり，曲線に沿って順調に発育しているかを評価する．しかし，この範囲を超えた場合でも，パーセンタイル曲線に沿って増加していれば，その児なりの身体的成長をしていると判断する．

カウプ指数： 乳幼児の栄養状態の評価に用いる（**表1.2**参照）．

4） 施設内給食

心身の成長発達が著しい幼児期において，食事が子どもの健康に与える影響はきわめて大きい．食事の提供および栄養管理においては，心身の健やかな成長のために食事・食生活を支援していくことが求められる．1人ひとりの子どもの発育・発達への対応を行いながら，エネルギーや各種の栄養素を十分かつ過剰にならないように適切に給与することが重要であるとともに，**食育基本法***における食の教育の観点からも子どもたちにとって望ましい食事の提供ができるように，食事を提供する管理栄養士（栄養士）は努力する必要がある．まず子どもの発育状況，健康状態・栄養状態と合わせ，養育環境なども含めた実態の把握を行うことが大切である．給食の実施にあたっては，子どもならびに家庭の実態把握の結果を踏まえ，PDCAサイク

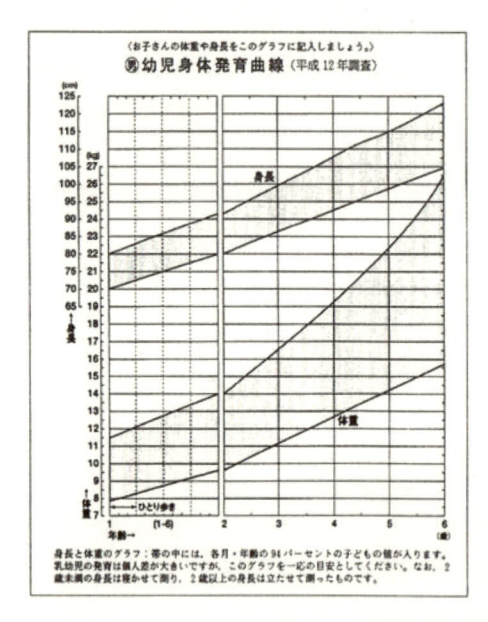

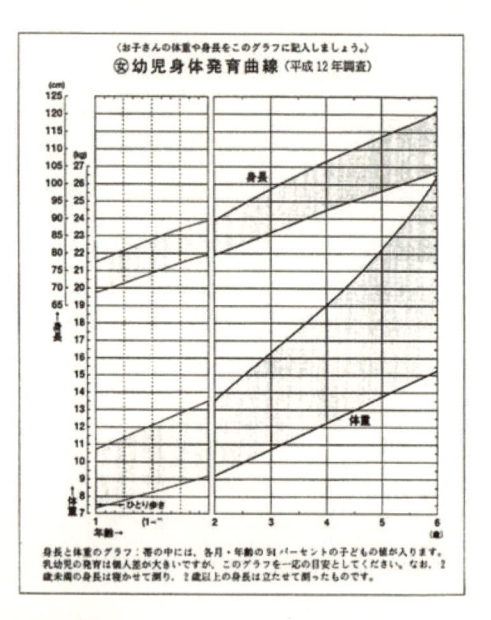

〈図 6.2〉 幼児の発達曲線
(厚生労働省, 平成 12 年幼児身体発育調査報告, 2000)

ルに基づきながら進める．施設中には，さまざまな職種の職員がいることから，全職員が一体となり連携しながら進めていくことが重要である．

a 小児の食事摂取基準

1) 栄養状態の変化

　幼児期の成長速度は乳児期に比べ緩やかになるが，骨格や筋肉の著しい発育により運動機能は発達し，身体活動量が増えてエネルギー消費量は多くなる．1 日の推定エネルギー必要量は，基礎代謝量，身体活動レベル（指数），組織増加分のエネルギー（エネルギー蓄積量）から求められる．健やかな成長のためには，発育および活動量に見合ったエネルギーおよび各栄養素必要量を十分に満たすことが大切である．

2) 基礎代謝量

　基礎代謝量（kcal/日）は，基礎代謝基準値（kcal/kg 体重/日）× 基準体重（kg）で算定される．基礎代謝量に影響を与える因子には，性別，年齢，体格，体温，栄養状態などがあげられる．幼児期の体重 kg あたりの基礎代謝量は，成人よりも高値であり，1〜2 歳が最も高く，次いで 3〜5 歳で，年齢とともに低下する（第 12 章参照）．

b やせ・低栄養と過体重・肥満

　低体重であるやせは，食事の摂取量や生活状態・健康状態をよく観察することが大切である．一般的にやせの場合は，食事の摂取量が少なかったり偏食があったりして食事を食べないことが多い．食べない原因の背景には，母子関係に問題があるなど心因性の食欲不振によるものもある．家族における世代間の問題，夫婦の問題などが影響している場合も考えられる．病気による場合以外は，無理に食べさせようとせず積極的に戸外遊びを取り入れたり，家族間のコミュニケーションを図ったりすることが望まれる．

　幼児の肥満は，基礎疾患のない単純性肥満であることが多い．この単純性肥満は，エネルギーの過剰摂取や運動不足で生じやすく，放置すると成人の肥満に移行しやすい．しかし，成長

期のために極端な減食による食事療法は避け，減量は行わず体重は維持状態とする．

低栄養は，体重の増加不良，皮膚や筋肉の張り・血色などの所見により一般的に判断される．便の出方が悪く，食欲不振，嘔吐，不機嫌，熟睡できない，睡眠時間が十分でないなどの変化から低栄養が発見される．低栄養の状態が長引けば，免疫力の低下による感染症を起こしやすくなる．

c 脱　　水

幼児期は，体重あたりの体水分量や水分代謝量も大きいために，脱水が起こりやすいとされる．また下痢，嘔吐，発熱などを起こしやすいので，水分および電解質の異常喪失をきたすことが多い．脱水症は水分のみの欠乏または電解質の欠乏によっても起こるが，臨床的には両者の欠乏によって起こることが多い．水分の欠乏より電解質の欠乏のほうが大きくなる低張性脱水症，水分の欠乏が電解質の欠乏より大きく，体液の電解質濃度が増加する高張性脱水症，水分と電解質がほぼ同じように欠乏する等張性脱水症がある．治療は輸液，または経口的に水分や電解質を補給する．

d う　　歯

う歯は歯面を構成しているエナメル質や象牙質の硬い部分のカルシウムやリンが溶けだし，白斑が認められる状態をいう．歯の表面には歯垢に虫歯をつくるミュータンス菌やラクトバチラス菌などの細菌叢が棲みつく．この細菌叢が，食物の残りかすを分解して乳酸を生じさせ，pHが5以下に長時間持続される状態になると，この酸により歯の石灰質を溶かすと考えられる．この状態を放置，進行すると歯髄炎，歯根膜炎を経て，骨炎に発展することがある．う歯

コラム　カイスの3つの輪

カイス（Keyes）という研究者が1960年代後半に発表した．3つの輪を円が重なるように書き，それらがすべて重なる部分が虫歯になる要素である（図）．

そこで虫歯にならないためには，どれかの要素を消すことが必要であるが，個人の体質などは遺伝的なこともあるので消すことは困難である．

虫歯にならないための予防法として

・殺菌効果のある歯磨き剤，洗口剤を使い食後は早めに歯みがきをしっかりすること．

・「プラーク」という歯の表面にベッタリとくっついている「歯垢」をしっかりとること．

・いつも口の中に食べ物を入れておかない．「だらだら食べ」をしない．

・唾液がしっかりと出るように噛むことを心がける（唾液で口中が中性になる）．

・虫歯は決して自然治癒しないことを心に留める．

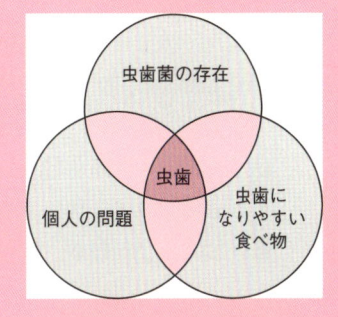

〈図〉　カイスの3つの輪

コラム　乳幼児期の食事の味付け

離乳食の味付けは，昆布出汁やかつお節出汁，そして食材料の味が中心であったが，幼児食になると途端に大人の味付けになってしまうことが多い．しかし幼児の味覚の発達はまだ過渡期であるために，大人と同じ濃い味の食事を体験させることは，生活習慣病予防からも好ましいことではない．離乳期と同じく昆布やかつお節の出汁の味と食材のおいしさで食事を整えていくことが味覚形成上からも大切である．

は先進国では80〜90%もみられ，発展途上国よりも先進国に多いことから，一種の文明病とみることもできる．

e 偏　　食

偏食とは，食べ物の好き嫌いが激しく，特定のものだけを食べることから，必要とする栄養素に偏りのある状態をいう．養育者の提供する食事が偏っていれば子どもの食体験も不足しがちとなることが多い．

f 適切な栄養状態の維持，疾病予防，健康の維持増進

1）身体活動度

身体活動レベル（physical activity level；PAL）は，主に身体活動量の指標であり，総エネルギー消費量を基礎代謝量で除した指標と定義される．幼児期に歩行が開始され，基本的な運動機能も発達し走る，跳ぶ，投げるなど運動量も多くなる．さらに，社会性の発達により年齢とともに行動範囲は広くなり，身体活動量が増加することからエネルギー必要量は高くなる．幼児前期と後期では，身体活動に差はみられるが，集団や個人を対象にしたエビデンスが不十分なため，PALの区分はしていない．したがって，活用にあたっては対象者の特性を考慮し，画一的ではなく，モニタリングをもとに個人に対応したものが求められる．

2）食生活

幼児期は食行動の発達過程にあり，食事上の問題が出てくる時期であるが，家族や友人と一緒に食卓を囲む楽しさ，行事食などの食事体験を通して食べることの概念を会得しゆっくりと自立していく．

その過程は，1〜2歳から自分で食べようとする自立心が芽生え，手づかみ食べに興味を示す．食具（スプーン）への意欲もみられる．3歳児では，食べ方にむらや食べ物の好き嫌いが生じやすい．4歳児は，食事の手伝いや料理の好みを言葉で表現できるようになる．5歳児になると，家族と一緒に落ち着いて食事を楽しむことができるようになり，食事のマナーにも理解を示す．

一方，幼児期は，免疫機能が不十分であり感染に対する抵抗力が低いことから，衛生面に十分注意する必要がある．消化機能も未熟で，食物アレルギーの子どもは1歳児の約7%，3歳児で約3%程度存在する．

3）不適切な身体活動・生活習慣病・食生活（孤食含む）

幼児期における食事上の問題点には，遊び食べ，偏食，食べる時間がかかる，咀嚼などの問題が主にあげられる．不適切な身体活動が生じ，食べることに集中できないことには何かしら

コラム　野菜嫌い

幼児期の食事の悩みの多くに「野菜嫌い」があげられる．食育という実践的な食の教育の普及により，家庭や園でも野菜の栽培が頻繁に行われるようになってきた．たとえば，3歳で入園したTちゃんはまったく野菜を食べることができず，園の給食でも保育者が困っていた．入園後しばらくして，園の栽培活動に4，5歳児と一緒に参加し始めた．大きい子たちの水かけを見たり，野菜の成長を見に行ったりしながら，収穫の時期を迎えた．ミニトマトやピーマン，キュウリ，ナスをかごにいっぱい収穫した．そして「好きな野菜を1つずつ持ち帰ってもいい」と保育者が伝えると，Tちゃんはピーマンをハンカチに包み，大切なものを扱うようにそっとかばんにしまった．母親からのおたよりには「今夜はこのピーマンをお料理してと大切にもってきました．それだけでも感動でした．シラスとピーマンのきんぴらにしたら『私のピーマンだよ』と言って全部食べてしまいました．本当にうれしいです．思わず抱きしめてしまいました」と書かれていた．

の原因が考えられる．そのまま継続すると生活習慣病発症リスクを高くすることも考えられる．望ましい対応としては，子どもが空腹を感じることができるような生活のリズムをもつことが重要である．また，食卓では人と楽しく食べることができる環境を考慮することが大切である．そのためにも1人で食べる（孤食）のではなく，子どもの気持ちをくみ取りながら，会話をしながら食べる時間を楽しむ体験をさせていく．

4） 成長・発達，身体活動に対応したエネルギー・栄養素の補給

生命を維持するためにはエネルギー・栄養素の補給が必要である．幼児期の栄養は成人とは異なり，成長のためのエネルギー蓄積量が必要となる．これらは体重あたりにしてみれば，大人よりも相当多い栄養量が必要となっている．しかし，幼児期の消化器系臓器の機能は未発達である．そこでこの時期の食事の摂取方法については，大人と同じではなく，使用食品，調理形態，食事回数に特別の配慮・工夫が必要となる．1～2歳と3～5歳では，身体活動に個人差はみられるが，区分はⅡ（ふつう）の1区分である．

5） 食物や食事を味わい，受容し，楽しむ能力の形成

食べることは生きるための基本であり，子どもの健やかな成長のためには欠くことのできないものである．幼児期において心身ともに健やかな成長ができるためには，養育者の愛情に支えられながら，人との信頼関係のもとで情緒の安定した生活ができることである．そして明るく伸び伸びとした行動によって，十分に身体を動かして遊び，空腹感を感じることもできる．このような体験を繰り返すことで，子どもは食べることの楽しさや喜びを感じ，食事を受容し，まわりの人と食べる楽しさを感じる能力を形成していくことができる．

6） 適切な食習慣の形成

幼児前期の食行動の特徴は，好奇心が旺盛で食べ物を手で触ったり，まわりが汚れたりすることもかまわず手づかみで食べたりしたがる．幼児後期には，食材や献立にも興味を示し，食べるものを意識しだし，大人や友だちの食べ方を見たり評価したりしながら食事のあり方を学び，徐々に適切な食習慣を形成していく．

食事の時間： 食事の時間は，生活のリズムの形成と大きくかかわるだけに，決まった時間に食事をとるような習慣を形成していくことが望まれる．食事中に遊びだしたりするような食べ方にならないような配慮をしていくことが重要である．食事にかかる時間には個人差があるが，家族と会話を楽しみながら余裕のある食事時間として1時間内で終わるようにすればよい．逆に早食べになったり，噛むことが十分できなくなることに注意したい．また，食事の時間であることを認識し，食習慣の形成のためにも，食事の挨拶「いただきます・ごちそうさま」は，一緒に食べるまわりの大人が声を出して挨拶することが大切である．

食事の回数： 幼児前期は3回の食事と午前10時と午後3時頃に2回の間食を入れ1日5

コラム　自分で食べる

離乳食の初めには食べさせてもらっていた子どもも，母親がもつスプーンや箸をもちたがり，自分の手を使って食べ始めようとする意欲がみられるようになる．スプーンを渡せば口にもっていき，食べ物でないことがわかれば放り出してしまうかもしれない．この時期は手づかみでもいいから「自分の手で食べる」体験を教えていく．これにより自分の口にあった一口サイズも感触から理解していくことができる．食具を上手に使えるようになる時期には個人差がある．手づかみ食べの十分な体験が食べようとする意欲につながる．まわりが汚れることが気になるときは，ビニールシートなどを敷いておくとよい．

回食とする．幼児後期は間食を1回，午後3時頃に入れる．間食は大人のおやつとは異なり食事の補食の役割をもつ．幼児は身体が小さいわりには多くの栄養素を必要とするが，一度に摂取することができないので，食事としてとりにくい芋や果物，乳製品などを間食として摂取する．ただし，食事時間とは2時間以上あけることが望ましい．また，食事の回数にこだわらず水分の補給を十分に行うことが大切である．

　食事量：　幼児期は，健全な成長や身体活動のために適切なエネルギー・栄養素の摂取が重要となる．そこで食事摂取基準に沿いながら，健康の維持・増進のために不足や過剰が回避されるべき食事摂取を，生活習慣病の第一次予防の観点から考えていく．

6.2 学童期

　小学校就学年齢の満6歳から11歳までの期間を学童期という．幼児期に続く学童期前半の成長が比較的緩やかであるのに対し，学童期後半には身長・体重の増加が著しい第二次発育急進期（思春期スパート）を迎え，二次性徴による性成熟が始まる．また身体的成長に加えて，学校を中心とした集団生活の経験を通じて精神的発達も促されることから，将来の生活習慣形成に重要な時期である．

A　学童期の生理的特徴

a　生理機能の発達

　心身の成長・発達は一様ではなく，器官・機能ごとにスキャモンの成長曲線（図3.1参照）のような特有の変化を示す．学童期には脳や脊髄，リンパ組織などの神経型・リンパ型組織はおおよそ発育を達成している．一方，一般型の器官・機能は学童期後半から思春期にかけて急速に発育し，生殖型の器官・機能も発育急進期に急激に充実し，成熟へと向かう．

〈表6.4〉　学童期の身長・体重の年齢別平均値

年齢	身長（cm）		体重（kg）	
	男子	女子	男子	女子
6	116.7	115.8	21.5	21.0
7	122.6	121.7	24.1	23.5
8	128.3	127.5	27.2	26.5
9	133.6	133.5	30.6	30.0
10	138.9	140.3	34.2	34.1
11	145.1	146.9	38.4	39.0

（文部科学省：平成21年度学校保健統計調査，2010より作成）

　学童期前半（6～9歳頃）では身長・体重の発育量に男女差はないが，学童期後半（9～12歳頃）になると，女子の身長は9～10歳頃に約7 cm/年伸び，体重は9～11歳頃に約5 kg/年増加し発育のピークを示す．一方，男子の身長は11～12歳に約7.5 cm/年，体重は11～14歳頃に約5.5 kg/年の増加を示す．身長・体重の発育量のピークは女子が男子より2歳早い（**表6.4**，**図6.3**）．また学童期間中には，永久歯28本（第3大臼歯を除く）の萌出がほぼ完了する．

b　運動機能の発達

　学童期には骨格および筋が発育し，敏捷性・柔軟性・持久性などの身体運動能力が急速に向上する．また社会的経験の増加に伴って行動範囲も広がり，身体活動量は増加する．しかし近年では室内で静的な時間を過ごすことが多いため，運動時間は以前に比べ男女ともに減少している（**図6.4**）．

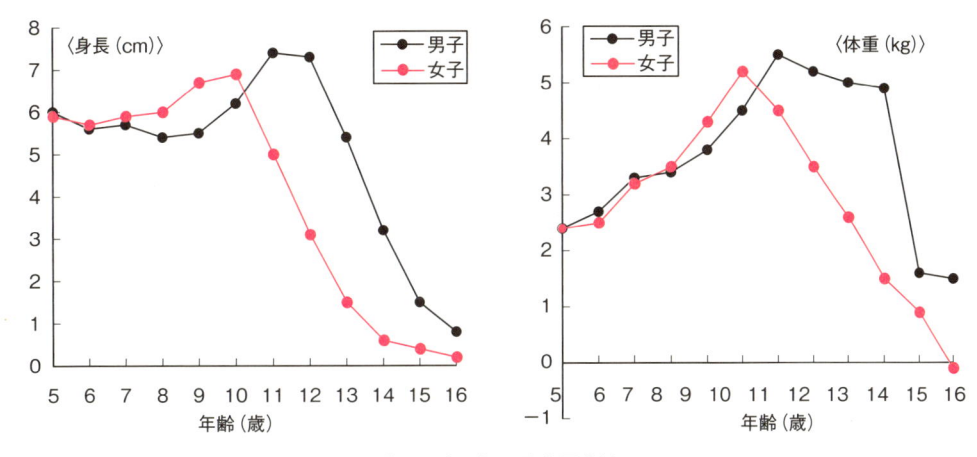

〈図6.3〉 年間発育量曲線
（文部科学省：平成21年度学校保健統計調査，2010，調査データに基づき作成）

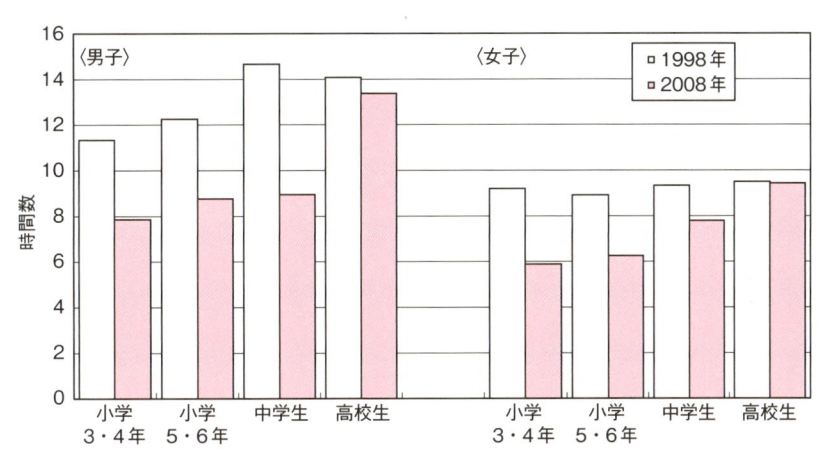

〈図6.4〉 性・年齢別の1週間の総運動時間の平均値
（日本学校保健会：平成20年度児童生徒の健康状態サーベイランス事業報告書，2010より作成）

c 精神機能の発達

1） 脳・神経系器官

　学童期後半の10～12歳頃には，脳・脊髄などの中枢神経系や視・聴覚器官などの末梢神経系がもつ個々の機能発達は完了するが，これら機能が連携し十分に機能するのは20歳頃である．精神発達速度は個人差が大きく，幼児期と同様に学童期前半は自己中心的であるが，年齢とともに日常的遊びや運動，人とのふれあいなどの多くの経験を通して社会性が培われ，理解力，創造力，協調性を学び，論理的な思考もできるようになる．

2） 免疫機能器官

　免疫機能を担う胸腺，リンパ節，リンパ組織などのリンパ系は学童期後半の10～12歳頃をピークに発育し，免疫抗体の作用も高まり，感染に対する抵抗力が高くなる．

d 社会性の発達

1） 自己管理能力の発達

　学童期の精神的発達は著しく，高学年になると思考が抽象的，論理的になる．また同一視の対象が両親からほかの人へと広がり，目標設定・達成の動機づけとなる．さらに外向的・社交

的傾向が現れ，「〜のため」に自身の能力を発揮するようになる．なお，個人差は大きいが，当面の満足を先送りする情緒的判断，すなわち自己抑制も行われる（上田，2000）．日常的な友人との交流のなかでこれらを学びながら継続的に自己管理能力を身につけていく．

2) 生活習慣の変化

学童期の子どもを取り巻く生活環境の変化は，子どもたちの生活様式を大きく変化させた．従来の家事手伝いや子ども同士の遊びが減り，習い事や塾通い，ゲームなどの1人遊びが増えてコミュニケーション力が低下することで情緒不安定を起こしやすくしている．また，夜更かし傾向が進み生活リズムの乱れが増えて睡眠時間が減少し，さらに起床時間の遅れが朝食の欠食を招く原因となっている．

B　学童期の栄養アセスメントと栄養ケア

a　学童期の食事摂取基準

学童期の心身の成長・発達，身体活動を最適にするためには，日常の食事としてふさわしいエネルギーと栄養素量の摂取を心がけて思春期スパートに備える必要がある．同時に，健全な食生活習慣を育み，生活習慣病のリスクを軽減しなければならない．

エネルギー：学童期の成長度は個人差が大きく，平均的な身体活動レベルⅡ（ふつう）のエネルギー必要量は男子（1,550〜2,250 kcal），女子（1,450〜2,000 kcal）ともに広い範囲にある．したがって，日常的に身長・体重の変化に注意して肥満・やせ傾向を防ぐとともに，消費エネルギーを増やす指導も必要である．

たんぱく質：たんぱく質推奨量は男女ともに6〜7歳30 g/日，8〜9歳40 g/日，10〜11歳45 g/日である．食事量を考慮してアミノ酸価が高い動物性たんぱく質の摂取を心がける（動物性たんぱく質比率40〜50％）．

脂質：脂肪エネルギー比率は総エネルギーの20〜30％としている．なお，飽和脂肪酸とコレステロールの食事摂取基準は定められていない．

ビタミンとミネラル：とくに学童期後半からは成長が著しいので，カルシウムや鉄の摂取不足に注意が必要である．さらに，成長に関係するビタミンA，ビタミンDに加え，エネルギー代謝にかかわるビタミンB群の十分な摂取を心がける．

b　やせ・低栄養と過体重・肥満

学校保健統計調査報告書によれば，学童期の肥満傾向児の出現率は近年上昇傾向にあったが，最近数年は低下傾向にある（**図6.5**）．ただ，学年とともに出現率が上昇する傾向は続いている．このような学童期にみられる肥満の多くは単純性肥満である．一方，やせ傾向児の出現率は学年とともに上昇し，また最近では毎年上昇傾向を示している（**図6.6**）．

学童期の肥満あるいはやせは，家庭における日常的な生活習慣や食環境に大きく影響されるため，家族を含めた生活指導，食事指導が必要である．

c　鉄摂取と貧血

学童期にみられる貧血の大部分は鉄欠乏性貧血である（6.2.B.d.2）参照）．多くは偏食や過度の運動により必要十分な鉄を摂取できないことが原因と考える．

d　適切な栄養状態の維持，疾病予防，健康の維持増進

1) 身長，体重，体組成

2009（平成21）年までの60年間の平均身長の変化は，男子，女子ともに1999（平成11）年

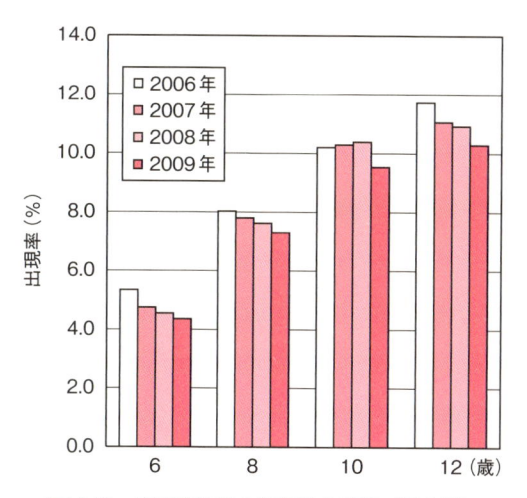

〈図 6.5〉 肥満傾向児の出現率の推移（男女計）
（文部科学省：平成 21 年度学校保健統計調査, 2010 より作成）

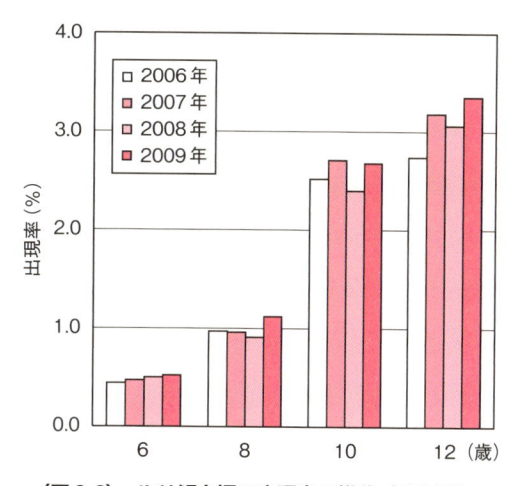

〈図 6.6〉 やせ傾向児の出現率の推移（男女計）
（文部科学省：平成 21 年度学校保健統計調査, 2010 より作成）

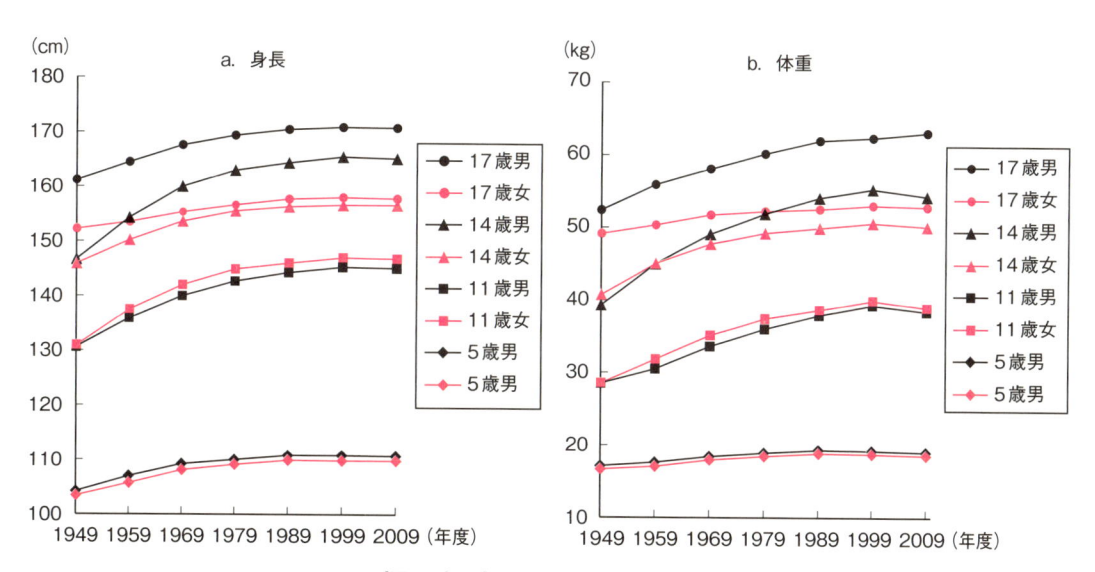

〈図 6.7〉 身長・体重の平均値の推移
（文部科学省：平成 21 年度学校保健統計調査, 2010）

まで増加傾向にあったが，それ以降は横ばい傾向である（**図 6.7a**）．また，平均体重の変化は，近年減少傾向となっている（**図 6.7b**）．

肥満傾向児の出現率は，ほぼ男子，女子ともに 2006（平成 18）年以降は低下傾向であり（**図 6.5**），一方やせ傾向児の出現率は，2006（平成 18）年以降に上昇傾向となっている（文部科学省，2010. **図 6.6**）．

学童期は，身体的成長・発達の重要な時期にあるので，適正な動物性たんぱく質や必須脂肪酸の摂取が必要であり，またビタミン，ミネラルにも不足が起こらないようにすることが身体的充実に欠かせない．

2) 栄養アセスメント

● 臨床検査

血　圧：　学童期では，収縮期血圧が 135 mmHg（低学年 130 mmHg）以上，拡張期血圧が 80 mmHg 以上を高血圧の判定基準としている．なお健康児では，収縮期血圧は平均 111～115 mmHg，拡張期血圧は平均 63～70 mmHg で，各年齢間にほとんど差はない．

血清たんぱく質：　たんぱく質栄養評価指標の代表的なものとして，血清総たんぱく質濃度（基準値：6.2～8.1 g/dL）や血清アルブミン（基準値：4.0～5.8 g/dL）がある．また，プレアルブミン（基準値：10～40 mg/dL）やトランスフェリン（基準値：200～350 mg/dL）は短期の栄養指標である．

血清脂質：　学童期では，血清脂質の許容範囲を総コレステロール値 170 mg/dL 未満，LDL コレステロール値 110 mg/dL 未満としている．また，総コレステロール値 200 mg/dL，LDL コレステロール値 130 mg/dL のどちらかでも超える場合は脂質異常症と判定されることが多い．

血　糖：　学童期の空腹時血糖値の正常範囲は 110 mg/dL 未満で成人と大差ない．また，空腹時血糖値が 126 mg/dL 以上を糖尿病としている．

ヘモグロビン：　WHO は貧血の判定基準をヘモグロビン値 12 g/dL 以下としている．女子では学童期後半以降からダイエット志向がみられることから，注意が必要である．

ヘマトクリット：　ヘマトクリット値は貧血判定基準として重要である．学童期の基準範囲は 34.9～44.6%とし，30%以下を要治療としている．

尿たんぱく質・尿糖：　平成 21 年度学校保健統計調査では，学童期児童でのたんぱく尿検出者の割合は 0.5～1.5%であり，とくに女子では 0.6～2.1%と高くなっている（文部科学省，2010）．また尿糖検出者の割合は 0.1%程度であるが，小児糖尿病のうち 2 型糖尿病は増加傾向にある．

● 身体計測

学童期の栄養評価指標として，正確に測定した身長と体重の計測値に基づく各種の体格指数が用いられる．

身　長：　身長の伸びは遺伝的影響を受けやすく，栄養状態や身体活動にも影響される．身長を用いた指標としては SD スコア（標準偏差スコア）がある．

$$SD スコア＝(実測身長－平均身長)/標準偏差$$

SD スコアが －2.0 以下を低身長とし，成長ホルモン分泌などの異常を判断する．

体　重：　体重は日常的なエネルギーの摂取と消費のバランスにより増減があるものの，期間では順調に増加する．2006（平成 18）年度以降の学校保健統計調査では性別，年齢別，身長別標準体重（**表 6.5**）から肥満度（過体重度）を算出して，20%以上の者を「肥満傾向児」，－20%以下の者を「やせ傾向児」としている．

$$肥満度（\%）＝\{実測体重（kg）－身長別標準体重（kg）\}/身長別標準体重（kg）×100$$
$$身長別標準体重（kg）＝a×実測身長（cm）－b$$

成長曲線：　学童期では，同学年の児童でも身長・体重の増加に個人差があり，思春期スパート以降はその差がより大きくなる．したがって，それぞれの成長の適否を連続的に把握するには「身長・体重の身体発育曲線」を用いる．

6.2 学童期

〈表6.5〉 身長別標準体重の算出係数

年齢（歳）	男子 a	男子 b	女子 a	女子 b
5	0.386	23.699	0.377	22.750
6	0.461	32.382	0.458	32.079
7	0.513	38.878	0.508	38.367
8	0.592	48.804	0.561	45.006
9	0.687	61.390	0.652	56.992
10	0.752	70.461	0.730	68.091
11	0.782	75.106	0.803	78.846
12	0.783	75.642	0.796	76.934
13	0.815	81.348	0.655	54.234
14	0.832	83.695	0.594	43.264
15	0.766	70.989	0.560	37.002

（文部科学省：平成21年度学校保健統計調査，2010より）

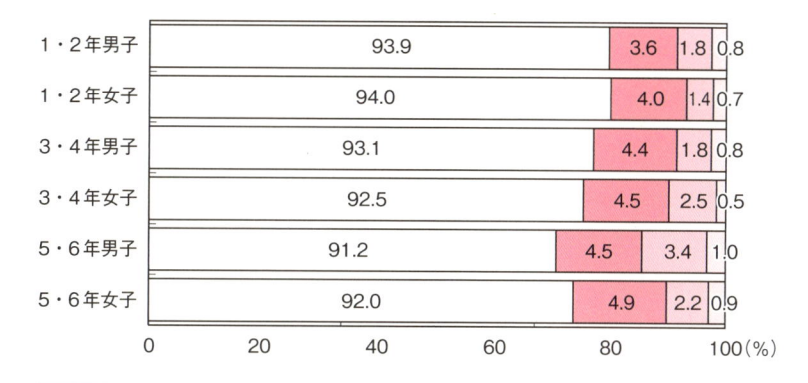

〈図6.8〉 学童期の朝食摂取状況

（日本学校保健会：平成20年度児童生徒の健康状態サーベイランス事業報告書，2010より作成）

ローレル指数： 学童期の栄養状態判定指数として肥満判定に用いられる．計算式および指数判定基準は**表1.2**参照．

3） 食習慣の変化

学童期は，食への理解を深めて適正な食習慣を形成し，健全な心身を維持するために重要な時期である．

しかし近年，朝食を毎日食べている児童の割合は男子，女子とも学年進行に伴って低下傾向を示しており，逆に朝食欠食の割合は増加傾向にある（**図6.8**）．さらに，学童期を通して朝食を「1人で食べる」ことがある児童の割合が約20％になっており，朝食の孤食化が進んでいる（日本学校保健会，2010）．また，家族との食事機会が減少していることから適正な食嗜好が形成されず，その後の偏食につながっている．

4） 生活習慣病

高血圧： 高血圧の発症頻度は高学年で0.5～1.0％程度となっている（日本学校保健会，2010）．

脂質異常症： 血清総コレステロール値の判定基準を超える割合は，15％程度であり，女子では高くなる傾向がある．

糖尿病：　　肥満傾向児で多くみられる．1型糖尿病の発症には変化がないが，2型糖尿病は増加傾向である．

5) 不適切な身体活動・食生活（孤食を含む）・生活習慣（不規則なリズム，心の問題）

　　不適切な身体活動：　　戸外遊びの減少と屋内遊びの増加，塾通いなどによる運動習慣の欠如や運動嫌いの増加によって身体活動量は減少している（**図6.4**参照）．この減少は体力の低下，生体リズムの変調，食習慣の変化にも影響する．

　　不適切な食生活：　　毎日朝食を食べる児童の割合は95％以下にとどまり，その割合は年齢に伴い減少傾向となっている（**図6.8**参照）．また近年，家族一緒の食事形態が壊れ始めており，1人で食事をとる「孤食」が増加傾向にある．

　　不適切な生活習慣：　　「平成19年度 児童生徒の食事状況等調査報告書」（日本スポーツ振興センター，2009）によると，児童全体ではしばしばあるいはときどき「イライラする」「身体のだるさや疲れを感じる」割合が30％を超えており，「何もやる気がおこらない」割合も約20％となっている．これらは不規則な生活習慣が学童期の心身ストレスを増大させていることを示している．

6) 生活習慣病のリスクを軽減するための食生活

　　学童期は食習慣が完成する時期であり，生活習慣病のリスクを軽減するために，規則的でバランスのとれた食事の摂取，乳製品や野菜・果物の摂取，家族との食事，外遊びやスポーツ活動などの身体活動が重要である．とくに偏食の予防には，さまざまな食材や調理法を経験させるとともに，食物の選択能力を育む必要がある．

7) 自己管理能力の形成

　　食習慣を確立し自己の健康管理には食物摂取に対する管理能力を高めることが重要である．学童期は食物選択，準備に対して家族の影響が大きく，適正な食物選択能力を獲得するためには，日常的に選択に関して指導することが望ましい．

8) 学校給食

　　わが国の学校給食は1889（明治22）年に山形県鶴岡市の小学校で貧困児童を対象に実施されたのが最初である．1954（昭和29）年に学校給食法が制定され，体位の向上や食育など，現在も学校給食の役割は大きい．

　　意義と目標：　　学校給食の目的は児童・生徒の心身の健全な発達，食に関する適正な実践能力を身につけさせることである．学校給食法（2008（平成20）年改正）では，教育目的実現のために以下の7つの達成目標をあげている．

コラム　からだの栄養とこころの栄養

　学童期を中心とした成長期の子どもたちの食事が大人と大きく異なる点，それは子どもたちが「今日を食べ，明日を食べ」ていることである．日々成長する子どもたちには，今日の状態を維持するだけでなく，明日の成長に必要な栄養素を適切に摂取することが重要である．そのため，適正な食生活習慣を身につけ，食事から必要な栄養をとることが「からだの栄養」である．

　近年，「こ」食が話題になったが，これは家族団らんの食卓が失われつつあることを示している．食事を通じて家族から多くのことを学び，心身ともに成長するのが本来の姿である．食卓を囲み，楽しい会話を交わし，食べ方などの指導を受け，そしてなにより食事をつくってもらえることと食べられることに感謝するこころを育む，これが「こころの栄養」である．

6.2 学童期

〈表6.6〉 児童または生徒1人1回あたりの学校給食摂取基準

区分		児童（6〜7歳）の場合	児童（8〜9歳）の場合	児童（10〜11歳）の場合	生徒（12〜14歳）の場合
エネルギー	(kcal)	560	660	770	850
たんぱく質 範囲[1]	(g)	16 10〜25	20 13〜28	25 17〜30	28 19〜35
脂質	(%)	学校給食による摂取エネルギー全体の25%〜30%			
ナトリウム （食塩相当量）	(g)	2未満	2.5未満	3未満	3未満
カルシウム 目標値[2]	(mg)	300 320	350 380	400 480	420 470
鉄	(mg)	3	3	4	4
ビタミンA 範囲[1]	(μgRE)	130 130〜390	140 140〜420	170 170〜510	210 210〜630
ビタミンB_1	(mg)	0.4	0.4	0.5	0.6
ビタミンB_2	(mg)	0.4	0.5	0.5	0.6
ビタミンC	(mg)	20	23	26	33
食物繊維	(g)	5.5	6	6.5	7.5

注1 表に掲げるもののほか，次に掲げるものについてもそれぞれに示した摂取について配慮すること．
　　マグネシウム：児童（6〜7歳）70 mg，児童（8〜9歳）80 mg，児童（10〜11歳）110 mg，生徒（12〜14歳）140 mg
　　亜鉛：児童（6〜7歳）2 mg，児童（8〜9歳）2 mg，児童（10〜11歳）3 mg，生徒（12〜14歳）3 mg
注2 この摂取基準は，全国的な平均値を示したものであるから，適用にあたっては，個々の健康および生活活動等の実態ならびに地域の実情等に十分配慮し，弾力的に運用すること．
1) 範囲：示した値の内に納めることが望ましい範囲．
2) 目標値：摂取することがより望ましい値．
（文部科学省：学校給食基準，2009より）

① 適切な栄養の摂取による健康の保持増進を図ること．
② 日常生活における食事について正しい理解を深め，健全な食生活を営むことができる判断力を培い，および望ましい食習慣を養うこと．
③ 学校生活を豊かにし，明るい社交性および協同の精神を養うこと．
④ 食生活が自然の恩恵の上に成り立つものであることについての理解を深め，生命および自然を尊重する精神ならびに環境の保全に寄与する態度を養うこと．
⑤ 食生活が食にかかわる人々の様々な活動に支えられていることについての理解を深め，勤労を重んずる態度を養うこと．
⑥ 我が国や各地域の優れた伝統的な食文化についての理解を深めること．
⑦ 食料の生産，流通および消費について，正しい理解に導くこと．

現　状：　学校給食の種類はパンまたは米飯・ミルク・おかずを供する「完全給食」，ミルク・おかずの「補食給食」，ミルクのみの「ミルク給食」がある．「完全給食」実施率は小学校で約98%である．調理方式別実施状況は共同調理場方式が55%，単独調理場方式が44%である．

内　容：　学校給食の摂取基準は，1日量の1/3〜1/2である（**表6.6**）．

食　育：　2005（平成17）年4月から「栄養教諭制度」が始まり，食に関する指導の充実をはかる専門教諭として活動している．同年6月には「食育基本法」も制定され，栄養の偏り，不規則な食生活，肥満予防などに加え，食の安全・安心，地域間交流，流通，食料自給率の向上なども含まれている．食育を推進するために毎年6月を「食育月間」と定めている．

> **コラム　食育活動**
>
> 子どもの頃，家庭で家族一緒に食卓を囲む食事風景が普通にみられた．たまに外食をするときは心がときめいたこともあった．そのとき，これもまた普通に，箸の使い方や食べ方などをさりげなく教わりながら，そして食べられることへの感謝も感じながら，食べていたことを思い出す．こうした「日常と非日常」の違いから食意識・食行動，食生活に関する多くのことを学ぶ機会も，最近は失われつつある．そこで「現在を生き生きと生き，かつ生涯にわたって健康で質の高い生活を送る基本としての食を営む力を育てるとともに，それを支援する環境づくりをすすめる」ために食育が提唱され，2005（平成17）年に食育基本法も成立・施行された．対象はすべての国民であり，食習慣・食文化を大切にすること，地産地消，自給率向上なども含まれている．以前から成長期の子どもたちを対象の中心にした食環境に関する活動が行われていたが，法律制定以後は国を筆頭に各自治体が積極的に推し進めるようになり，活動する人たちの励みになった．そして惜しまれつつ2009（平成21）年度で終了した「食育コンクール」で取り上げられた事例がつぎつぎ紹介されて，一段と活発化している．その中心を担うであろう人材，それが全国で3,300人あまり（2010年4月現在）いる栄養教諭であり，5,400人ほどの行政栄養士なのかもしれない．
>
> ちなみに，食育基本法が成立直前まで「廃案」になるとだれもが考えていたことをご存じであろうか．

6.3　思春期

　思春期は小児から成人への過渡期にあたる時期で，生涯の健康づくりの基礎形成期にある．身体的には，二次性徴の出現から性成熟までの段階で，年齢的には8～9歳頃から17～18歳頃までをいい，異性への関心，性衝動，羞恥心などが大きくなるとともに，権威に対する反抗心，猜疑心，自立心が強くなり，大人になっていくことに対する理想と現実のギャップに悩みながら精神的，身体的に大きく成長していく時期でもある．

A　思春期の生理的特徴

a　生理機能の発達

　身体発育のうち，エストロゲンの作用によるものが乳房発育と初経であり，アンドロゲンによるものが陰毛発育と成長急伸（growth spurt）である．二次性徴によりホルモンの分泌が盛んになる思春期に骨成長は急速に進み，男子の身長は約25 cm，女子は約20 cm伸びる（**図6.9**）．やがてエストロゲンの作用によって骨端線が閉鎖して身長の伸びは止まり，最終身長（成人身長）に達する．**骨密度**＊はこの頃に高くなるが，成長が急伸して初経を迎えた直後は，身長の伸びに骨密度が追いつかず，とくに女子の骨折が多い．

　月経開始は，身長の伸びのピークから約1年後，または，乳房の発育開始から1～2年後に始まる．初経後，数年間は無排卵周期で，成長に伴って内分泌能が成熟して，18歳頃に排卵を伴う正常月経周期が確立される．初経初来年齢は，骨形成や脂肪沈着などの身体発育と関連するほか，遺伝的要因，栄養状態，心理的・社会的因子も関与するとされ，個人差が大きい．男子は，精巣容量の増大→陰茎増大→陰毛発生の順に起こり，同時に変声（声変わり）の発生や筋肉の発育も伴う．

b　精神機能の発達と精神的不安定

　思春期は，親や友達と異なる自分独自の内面の世界があることに気づき始めるとともに，自

⟨図 6.9⟩ 発育量の比較

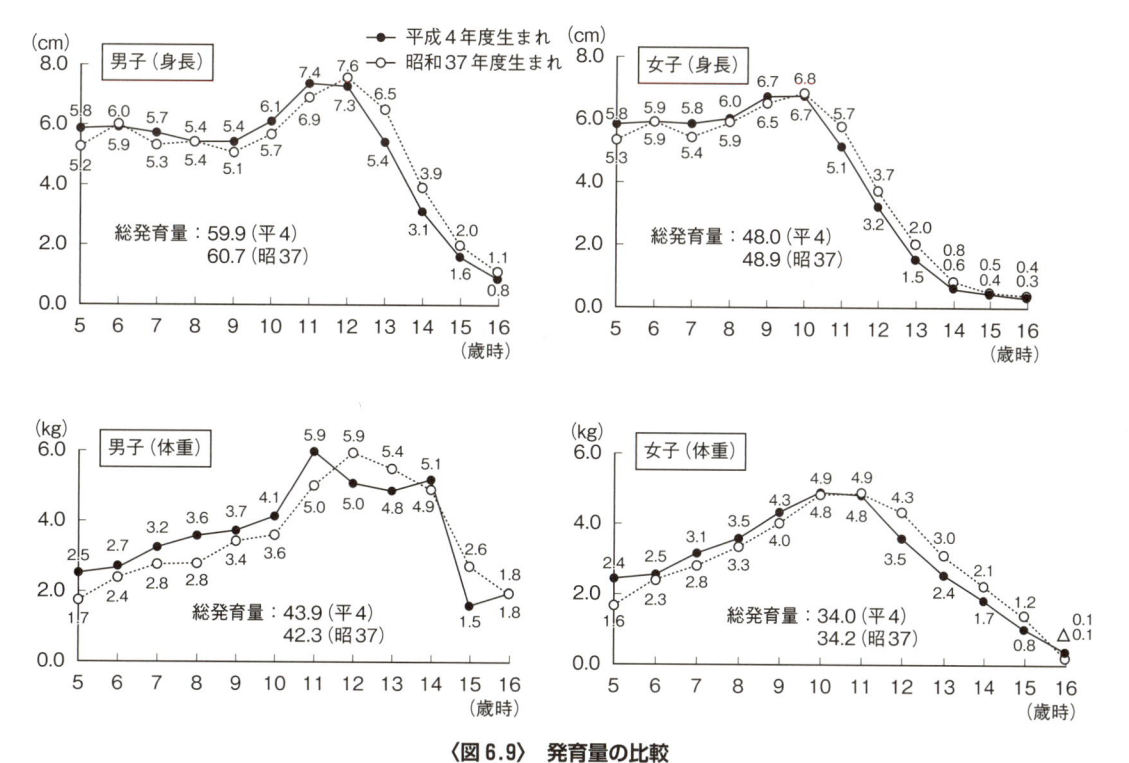

年間発育量とは，平成4年度生まれの「5歳時」の年間発育量は，平成11年度調査6歳の者の身長から平成10年度調査5歳の者の身長を引いたものである．（学校保健統計調査，2010より作成）

意識と客観的事実との違いに悩み，さまざまな葛藤のなかで，自らの生き方を模索し始める時期である．

この時期は，心の変化や成長が著しく，自我意識が強くなる，内向的になる，親や教師に反発するなど精神的な成長がみられる時期でもある．また，知的な成長もめざましく，論理的な思考をするようにもなる．このように自己をみつめる時期であるとともに，他者からの評価や人目を気にする時期でもある．身体は大人になりつつあるが，精神的な自立は成長の途上であり，心身の発達がアンバランスで不安定な状態であることが思春期の特徴といえる．

また，統合失調症，パニック障害，パーソナリティ障害などの精神科疾患が発現する時期でもある．

c　社会性の発達

思春期は親の保護のもとから，社会へ参画し貢献する，自立した大人となるための最終的な移行時期である．目の前の楽しさだけを追い求める刹那主義的な傾向の若者が増加している．さらには，特定の仲間や集団の中では濃密な人間関係をもつが，集団の外の人に対しては無関心となり，さらには，社会や公共に対する意識・関心の低下といった指摘がある．自らの個性・適性を伸ばしつつ，生き方について考え，主体的な選択と他者の善意や支えへの感謝の気持ちとそれに応えること，社会の一員としての自覚をもった行動が求められているが，その食生活は，受験勉強やゲームなどによる夜更かしなどの要因も加わり，食事の習慣や生活のリズムが乱れやすく，朝食の欠食をはじめ，外食・中食や個（孤）食などによる偏った食品選択，野菜不足や脂質の過剰摂取など栄養素の摂取不足やアンバランスを起こしやすい時期である．

思春期は喫煙・飲酒行為が出現する時期でもある．「平成16年度未成年者の喫煙および飲酒

〈表6.7〉 タナー分類による発育過程

乳房発育の段階		陰毛発生の段階	
第1期（B1）	乳頭だけが突出（思春期前）	第1期（PH1）	発毛なし（思春期前）
第2期（B2）	乳頭だけが突出し乳房が小さい高まりを形成．着色が増す（つぼみの時期）	第2期（PH2）	長いやや着色した綿毛のような，まっすぐまたはわずかに縮れた毛が陰唇に沿ってまばらに発生
第3期（B3）	乳輪と乳房実質がさらに突出．しかし，乳輪部と他の部分との間に段がない	第3期（PH3）	より色が濃く，あらくて縮れた毛が腟の上方にまばらに発生
第4期（B4）	乳輪部が乳房実質の上に盤状に突出	第4期（PH4）	成人型発毛に近づくが，発毛の区域が小さい
第5期（B5）	丸みをもった半球状の乳房を形成（成人型）	第5期（PH5）	成人型の発毛

（安達知子：小児・思春期学校保健（学際領域の診療，研修コーナー）．日本産科婦人科学会雑誌，57（7），N-128，2005より）

行動に関する全国調査」によると喫煙の経験者は中学1年生男子で13.3％，女子10.4％，高校3年生の男子で42.0％，女子27.0％，月に1～2回以上の飲酒行動をする中学生は16.8％，高校生で30.2％と高い頻度で出現している．また，**覚せい剤**＊などの薬物乱用では，中学生の100人に1人は何らかの薬物乱用経験を有している．警察庁によると2009（平成21）年の覚せい剤事犯は中学生で6人，高校生25人，大麻事犯は中学生5人，高校生34人と大麻が薬物乱用の第1位となっている．覚せい剤や大麻の乱用は依存→中毒への経過をたどることが認められており，早い時期での予防・介入が問題行動の深刻化を予防することにつながる．

d 二次性徴

思春期の身体発育は著しく，胎児期から乳児期にかけての第一次発育急速期に次いで，第二次発育急進期と呼ばれ，身長，体重の増加が著しい（**図6.10**）．視床下部からの性腺刺激ホルモン放出ホルモンによって下垂体より性腺刺激ホルモン（ゴナドトロピン）が分泌される．これによって男性では精巣が，女性では卵巣が発育し，精巣からはテストステロンやアンドロゲンが，卵巣からは**エストロゲン**＊が分泌されて二次性徴が現れる．女子は，乳房発育→陰毛→身長増加→初経初来の順に出現する．乳房と陰毛の発育はタナー（Tanner）による分類があり（**表6.7**），思春期の開始をタナー2期，成人の成熟状態を5期として評価する．

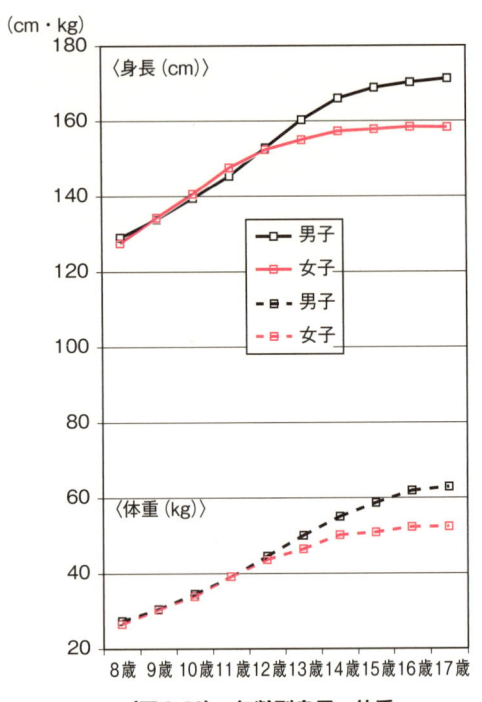

〈図6.10〉 年齢別身長・体重

B 思春期の栄養アセスメントと栄養ケア

a 思春期の食事摂取基準

思春期は，第二次発育急進期と呼ばれ，身体活動も活発となり，エネルギー・栄養素の必要量は増大してくる．「日本人の食事摂取基準（2010年版）」の基本的な考え方を熟知し，適切な

〈表6.8〉 推定エネルギー必要量と栄養素の食事摂取基準

			12~14歳		15~17歳	
			男子	女子	男子	女子
エネルギー	身体活動レベルⅠ	kcal	2,200	2,000	2,450	2,000
	身体活動レベルⅡ	kcal	2,500	2,250	2,750	2,250
	身体活動レベルⅢ	kcal	2,750	2,550	3,100	2,550
たんぱく質	推奨量 RDA	g	60	55	60	55
脂質	脂肪エネルギー比率	%	20以上30未満			
炭水化物	炭水化物エネルギー比	%	50以上70未満			
ビタミンA	推奨量	μgRE	750	700	900	650
ビタミンB₁	推奨量	mg	1.4	1.2	1.5	1.2
ビタミンB₂	推奨量	mg	1.5	1.4	1.7	1.4
ビタミンC	推奨量	mg	100			
カルシウム	推奨量	mg	1,000	800	800	650
鉄	推奨量	mg	10.0	14.0	7.0	10.5
Na（食塩相当量）	目標量	g	9未満	7.5未満	9未満	7.5未満
食物繊維	目標量	g	—	—	—	—

（厚生労働省：日本人の食事摂取基準（2010年版）より）

エネルギー・栄養素の補給を行う（**表6.8**）．

　栄養素のなかでも，とくに，思春期はカルシウムや鉄の必要量が増大してくる．カルシウムの食事摂取基準（推奨量）は，12～14歳で男子1,000 mg，女子800 mgと年代別で最大値となっている．また，カルシウムの摂取量と蓄積量には関連があることも認められている．骨量が最も蓄積される時期は男子13～16歳，女子11～14歳で，とくに思春期前半に蓄積速度が最大になり，この2年間で最大骨量の1/4が蓄積される．しかし，「平成20年度国民健康・栄養調査報告」では7～14歳男子では摂取量が693 mg，女子は614 mgとなり，牛乳からカルシウム摂取を確実にできた学校給食の終了する15～19歳ではさらにその摂取量は減少している．

b　やせ・低体重と過体重・肥満

　身体状況は身長，体重から算出する体格指数（BMI）およびパーセンタイル成長曲線（**図6.11**）で評価する．BMIの推移はS字状曲線を描き，その変化は，縦断的に観察する必要がある．女子では小6（11～12歳），男子では中3（14～15歳）以降で増加し始め，成人の値へと移行していく．成長曲線の基準線と基準線の間をチャンネルといい，身長あるいは体重の発育曲線がこのチャンネルを横切って上向きあるいは下向きになった場合に異常と判断する．また，体重が成長曲線の1チャンネル以上上下することは望ましくなく，1チャンネルを超えた減少を不健康やせという．

　思春期の食生活は，受験勉強やゲームなどによる夜更かしなどの要因も加わり，食事の習慣や生活のリズムが乱れやすく，朝食の欠食をはじめ，外食・中食や個（孤）食などによる偏った食品選択，野菜不足や脂質の過剰摂取など栄養素の摂取不足やアンバランスを起こしやすい時期である．また，痩身志向によるやせ過ぎ，食べ過ぎと運動不足から子どもの肥満が増加し（**表6.9**），肥満を誘因とした糖尿病や脂肪肝，脂質異常症などの生活習慣病の若年化が進行している．「児童生徒の健康状態サーベイランス事業報告書（平成20年度）」では，収縮期高血圧（高血圧＋正常高血圧）の割合は12～14歳男子で6.6％，女子で9.0％，15～17歳男子で21.0％，

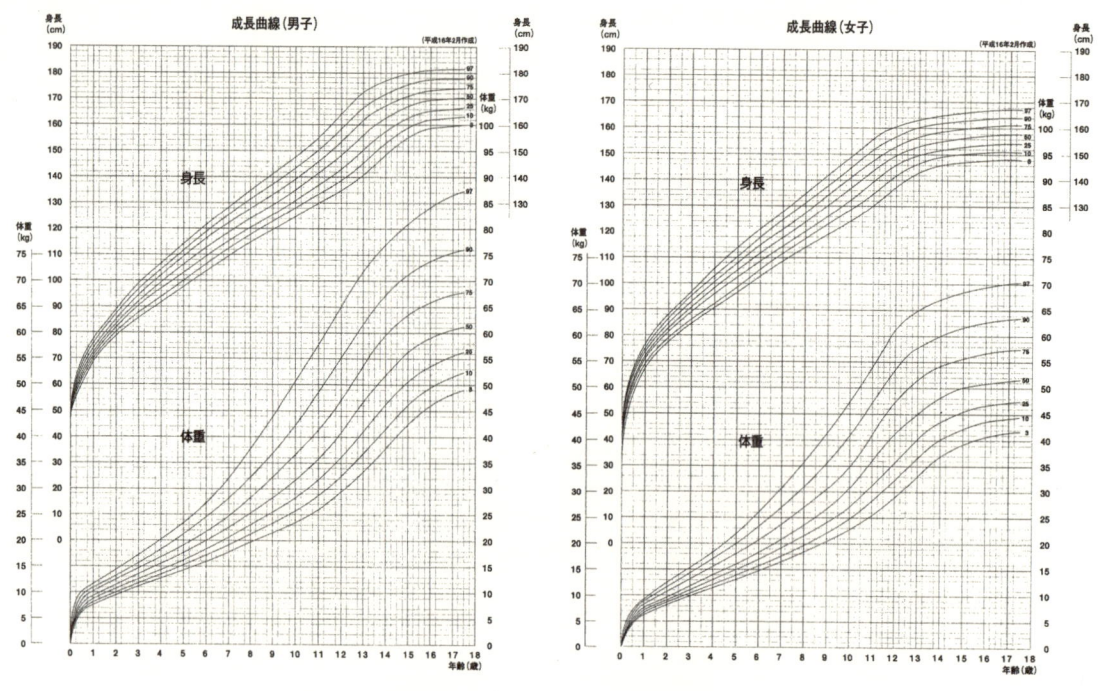

〈図 6.11〉 パーセンタイル成長曲線

〈表 6.9〉 思春期の肥満傾向児および痩身傾向児出現率 （単位：％）

		8歳	9歳	10歳	11歳	12歳	13歳	14歳	15歳	16歳	17歳
肥満傾向児	男	7.53	9.57	10.76	10.61	11.49	9.71	9.55	12.11	11.20	11.27
	女	7.05	7.58	8.26	8.74	9.04	8.13	8.21	8.47	8.27	8.35
痩身傾向児	男	1.06	1.69	2.57	3.28	2.38	1.68	1.94	2.45	1.85	1.77
	女	1.18	1.79	2.80	2.70	4.37	3.64	2.95	2.55	1.86	1.69

注1）肥満傾向児とは，性別・年齢別・身長別標準体重から肥満度を求め，肥満度が20％以上の者である．
注2）痩身傾向児とは，性別・年齢別・身長別標準体重から肥満度を求め，肥満度が−20％以下の者である．
※肥満度＝（実測体重−身長別標準体重）/身長別標準体重×100（％）

女子で5.8％，血清コレステロール高値（異常域＋境界域）は，12〜14歳男子15.3％，女子21.9％，15〜17歳男子12.3％，女子で27.9％出現している（**表6.10**）．このような状況のもと，2007（平成19）年には厚生労働省研究班より小児のメタボリックシンドロームの基準が示された（**表6.11**）．

c 生活習慣病予防

　日本人は成人であれ，小児であれ，軽度肥満から生活習慣病を合併しやすいことが知られている．生活習慣病の一次予防（生活習慣病にならないこと）が重要である．
　臨床検査からの診断には，血圧，血清たんぱく，血清脂質，血糖，ヘモグロビン，ヘマトクリット，フェリチン，トランスフェリンなどの項目があり，思春期の高血圧症の判定（**表6.12**），脂質異常症の判定（**表6.13**），糖尿病の判定（**表1.5**）をする各指標が示されており，これらの検査により生活習慣病のリスクファクターが明らかになる．また，尿検査は，健康診断における一次スクリーニングの役割をもつ．腎臓の機能が低下すると分子量の小さい血液中のたんぱく質が尿中に漏れ出す．血液中のブドウ糖はインスリンの働きで分解されてエネルギーに変わり，糖は尿中に出ることはない．尿糖の検査で陽性反応が出た場合は，糖尿病の疑いがもたれ

〈表6.10〉 血圧, 血清脂質

		12～14歳		15～17歳	
		男子	女子	男子	女子
収縮期高血圧	高血圧	0.24	0.89	5.71	0.76
	正常高血圧	6.39	8.12	15.30	5.02
	正常群	93.37	90.99	79.00	94.22
拡張期高血圧	高血圧	0.24	1.02	0.91	1.37
	正常高血圧	10.01	11.42	16.89	10.20
	正常群	89.75	87.56	82.20	88.43
血清総コレステロール	異常域	2.70	3.90	1.10	5.20
	境界域	12.60	18.00	11.20	22.70
	正常域	84.70	78.20	87.70	72.10
血清HDLコレステロール	異常域	1.34	1.01	3.09	1.40
	正常域	98.66	98.99	96.91	98.60

((財)日本学校保健会:平成20年度児童生徒の健康状態サーベイランスより作成)

〈表6.11〉 小児期メタボリックシンドローム診断基準

必須項目:腹腔内脂肪蓄積
腹囲 ≧80 cm (注)腹囲/身長が0.5以上であれば基準を満たすとする 小学生では腹囲75 cm以上であれば基準を満たすとする
上記に加え, 以下のうち2項目以上を満たす
高TG血症　　TG≧120 mg/dL かつ/または 低HDL-C血症　HDL-C＜40 mg/dL
収縮時血圧　　≧125 mmHg かつ/または 拡張期血圧　　≧70 mmHg
空腹時血糖　　≧100 mg/dL

(厚生労働省研究班, 2006より)

〈表6.12〉 血圧

		中学校		高等学校
		男子	女子	
収縮期血圧	高血圧	≧140	≧135	≧140
	正常高血圧	≧130	≧125	≧130
拡張期血圧	高血圧	≧85	≧80	≧85
	正常高血圧	≧70	≧70	≧75

(日本高血圧学会:高血圧治療ガイドライン作成委員会編集:高血圧治療ガイドライン2004より)

〈表6.13〉 小児脂質異常症判定基準

血清総コレステロール
正常域 190 mg/dL 未満 境界域 190 mg/dL 以上 220 mg/dL 未満 異常域 220 mg/dL 以上
血清HDLコレステロール
40 mg/dL 以上
血清LDLコレステロール
正常域 110 mg/dL 未満 境界域 110 mg/dL 以上 140 mg/dL 未満 異常域 140 mg/dL 以上

る. 高校生の生活習慣病に関する診断基準値として腹囲, 血圧, 中性脂肪, HDL-C, 空腹時血糖が示されている(**表6.14**).

d 摂食障害

思春期は, 学童期から青年期の移行期であり, 二次性徴が現れ, 精神的にも肉体的にも著しい変化期にあたり, 心身ともにさまざまな問題が出現してくる時期である.

体重や体型への顕著なこだわりと肥満への強い恐怖のため食行動に異常をきたす摂食障害(eating disorder:ED)が好発する時期である. EDは, 神経性食欲不振症(anorexia nervosa;

〈表6.14〉 高校生の生活習慣病に関する診断基準値

	男子	男女共通	女子
腹囲		80 cm 以上	
収縮期血圧	130 mmHg 以上		120 mmHg 以上
拡張期血圧		75 mmHg 以上	
中性脂肪		110 mg/dl 以上	
HDL-C	45 mg/dl 以上		50 mg/dl 以上
空腹時血糖		95 mg/dl 以上	

（厚生労働省科学研究，2010）

〈表6.15〉 摂食障害の診断基準

神経性食欲不振症	(1) 標準体重の20％以上のやせ (2) 食行動の異常（不食，大食，隠れ食いなど） (3) 体重や体型へのゆがんだ認識（体重増加に対する極端な恐怖など） (4) 発症年齢：30歳以下 (5) 無月経（女性の場合） (6) 他にやせの原因と考えられる器質的疾患がない
神経性過食症	(1) 多食をくり返す (2) 体重の増加を防ぐための不適切な代償行為（自己誘発性嘔吐・下剤などの薬の乱用） (3) 上記（1）および（2）の行為を少なくとも3カ月以上，毎週3回はくり返している (4) 自己評価が体重や体型の影響を過剰に受けやすい

（厚生省：特定疾患・神経性食欲不振症調査研究班，1992年より作成）

AN）と神経性過食症（bulimia nervosa；BN）に大別される．診断基準は**表6.15**のとおりで，EDは，女性にとってやせていることが魅力的とされる社会に多くみられ，思春期やせ症から移行するケースも多い．また，気分障害，不安障害，人格障害，アルコール依存および薬物依存などの併存症を認めることが多い．ANは標準体重の最低限を維持することを拒否し，体重の増加を強く恐れ，自己の身体の認知に重大な障害を呈するものである．いずれも行き過ぎたダイエットからEDを発症するケースが増えている．

e 鉄摂取と貧血

成長に必要とされる栄養素を体に蓄える能力を栄養素貯蔵能という．とくに，この時期は鉄の必要量が増大してくる．鉄の食事摂取基準（推奨量）は12～14歳で男子11 mg，月経のある女子では14 mgと高く，年代別でみると最大値となっている．しかし，「平成20年度国民健康栄養調査報告」では摂取量が7～14歳男子では7.4 mg，女子は6.5 mgであり不足が顕著である（**表6.16**）．ヘモグロビン，ヘマトクリット，フェリチン，トランスフェリンは貧血の判定の指標である．女子は，月経の開始による体外への鉄排出やダイエット志向の高まりが鉄不足を助長し，貧血が増加傾向を示している．鉄欠乏性貧血は，鉄欠乏の最終段階の病態である．体内から鉄が不足してくるとまず肝臓に貯蔵されている鉄（フェリチン）が使われ，その後血清鉄が減少し，鉄結合たんぱく（主にトランスフェリン）が増加する．そして最後にヘモグロビン鉄の減少である鉄欠乏性貧血を呈することとなる（**表6.17**）．

f 適切な栄養状態の維持，疾病予防，健康の維持増進

思春期は，欠食，偏食およびダイエットなどで食事が軽視され，十分な栄養素が補給されないことがある．このことより，栄養アセスメントを確実に実施し，「日本人の食事摂取基準（2010年版）」の基本的な考え方を熟知して適切なエネルギー・栄養素の補給を行う栄養ケア計画を作成する必要がある．とくに，カルシウムや鉄などのミネラルやビタミン類の不足が起こらない

6.3 思春期

〈表 6.16〉 思春期の栄養素等摂取量

		7〜14 歳		15〜19 歳	
		男子	女子	男子	女子
エネルギー	kcal	2,065	1,794	2,380	1,781
たんぱく質	g	74.1	65.4	82.3	64.3
脂質	%	66.1	59.5	73.6	57.8
炭水化物	%	286	243.2	334.4	243.4
ビタミン A	μgRE	642	532	724	691
ビタミン B_1	mg	0.99	0.85	1.11	0.81
ビタミン B_2	mg	13.9	1.22	1.32	1.11
ビタミン C	mg	84	79	88	85
カルシウム	mg	693	614	517	443
鉄	mg	7.4	6.5	7.9	7.1
Na（食塩相当量）	g	9.6	8.5	10.9	9.4
食物繊維	g	13.8	12.8	13.6	12.4

（厚生労働省：平成 20 年度国民健康栄養調査結果より）

〈表 6.17〉 ヘモグロビンの暫定基準値　　　　（静脈血 g/dL）

	正常域	要注意	要受診
男性　小学生	12.0〜16.0	11.0〜11.9	10.9 以下
中学 1，2 年生	12.5〜17.0	11.5〜12.4	11.4 以下
中学 3 年生	13.0〜18.0	12.0〜12.9	11.9 以下
高校生	13.0〜18.0	12.0〜12.9	11.9 以下
成人	13.0〜18.0	12.0〜12.9	11.9 以下
女性*（小学生〜成人）	12.0〜16.0	11.0〜11.9	10.9 以下

＊妊娠しているものを除く．
（東京都予防医学協会 1986 年度改正より）

ような食事計画を行い，適切な栄養状態の維持，疾病の予防に努め，健康の維持向上をはかる．カルシウムや鉄の補給には，肉類の肝臓，赤身の魚肉，貝類，大豆や大豆製品，ほうれん草などの緑色野菜類，乳・乳製品，小魚，海藻類などを適切に用いた食生活が大切である．

　思春期は健全な発育をとげ，生涯にわたる健康づくりの基盤をつくるうえで最も大切な時期である．身体発育のみならず，基本的な知識を習得し，目の前の課題について適切な行動がとれるような学習を積み重ねるとともに，親が家庭において適切に支援することが，いままで以上に必要になってくる．「健康づくりのための食生活指針―対象別―」では，「食習慣自立期としての食事」として位置づけている．思春期は，健康の維持・向上を目指し，正しい食に関する知識と望ましい食習慣を身につけ，自分の健康は自分で守る力，すなわち食の自己管理能力の習得時期である．家庭や学校だけではなく，地域や関係機関が連携・協力した食育の推進が望まれる．

7 成人期

7.1 成人期

　成人期は身体的にも社会的にも変化が大きく，生活が多忙になり不摂生や無理をしやすく，食べ過ぎや飲み過ぎ，不規則な食事時間，欠食，栄養素のアンバランス，運動不足，肥満などとあわせて，生活習慣病が発症しやすい時期である．健康寿命の延伸と QOL の向上を図るためには成人期の特徴，生活習慣病，生活習慣を変える効果的な方法，などについて理解する．

A 成人期の生理的特徴

a 生理的変化と生活習慣の変化

1) 成人期の年齢区分

　成人期の年齢範囲は明確に定義されていないが，年齢3区分別人口，① 年少人口（0～14歳），② 生産年齢人口（15～64歳），③ 老年人口（65歳以上）のうち，生産年齢人口にあたる．2009（平成21）年の生産年齢人口は63.9％（年少人口13.3％，老年人口22.7％）であり，出生数の減少と高齢者の増加により絶対数も相対人口も減少傾向がみられる（**図7.1**）．ここでは成人期を20～64歳までの年齢層を対象とし，青年期（20～29歳），中年期（30～49歳），実年期（50～64歳）に区分する．

2) 成人期における生活様式と身体的変化

　成人期は，就職，結婚，子育てなど人生の節目となるような大きなライフイベントがあり，他のライフステージよりも，心身面・経済面とも安定し，充実期とも呼ばれる期間である．一

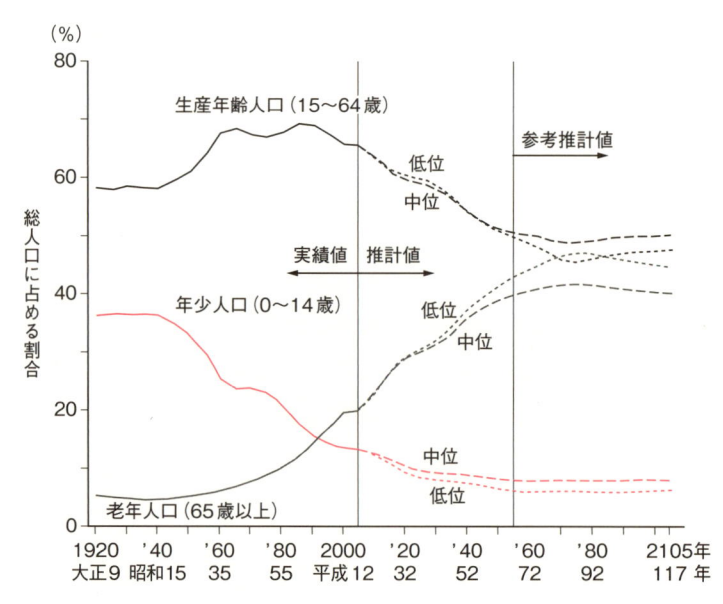

〈図7.1〉　年齢3区分別人口構成の割合の推移（平成20年）

7.1 成人期

方で，仕事中心の不規則な生活，子育てからのストレスなども危惧されるようになる．

各個人では成熟から退行への生理的な変化に並行して，居住環境，労働・就業環境，食環境，精神活動などの多様な生活環境の変化が起こる．食生活面では欠食・夜食，中食・外食，飲酒の機会が増す．身体面では，成人期初期に成長は完了し，成長ホルモンの分泌は次第に減るが，骨量は成人期にピークを示すなど成熟の維持と潜在的な老化が始まる．男女とも基礎代謝は10歳代後半をピークに年齢とともに減少し，40歳代を過ぎるころから急激に低下し，肥満など生活習慣病が問題となる．また，病気やけがの自覚症状のある有訴者および通院者率は年齢が高くなるに従って上昇する．

青年期（思春期以降29歳まで，若年成人期ともいわれる）： 死亡率，有病率が最も低い時期であり，身体能力も高い．社会人として行動に責任と義務が明確になってくる．女性は妊娠，出産，育児の始まりを迎える人も多い．出産年齢は2008（平成20）年では29〜31歳にピークがあり，初婚年齢は28.5歳，第1子出生時の母親の平均年齢は29.5歳で1950（昭和25）年と比較すると，どちらも約5歳高く，晩婚化が進んでいる．

中年期（30〜49歳代，壮年期ともいわれる）： 加齢による退行変化が出現し始める．一般的に男性は職場や家庭において責任を負う立場となる．女性は男女雇用機会均等法の制定にみるように社会進出が年々増加し，それに伴う晩婚化および労働と育児の両立などの問題が顕在化し，40歳代後半には個人差があるが閉経に伴う更年期障害症状が出現してくる．したがって，男女ともストレスが大きい時期である．

実年期（50〜64歳）： 経済的水準も確立され維持期となる．社会的な役割は管理職に就くなど，責任も重くなり，次代を担う若手の教育を求められる指導的立場へと変化する．子どもの自立，親の介護など家族関係の変化もみられる．加齢による変化は，体力の低下，疲労の増加など身体的機能の低下を自覚し，生活習慣病の発症が多くみられるようになる．老年期の開始と重なる．

B 成人期の栄養アセスメントと栄養ケア

a 成人期の栄養の特徴

成人期の主な栄養の現状を平成20年国民健康・栄養調査の結果からみると，いくつかの問題点があげられる．

朝食の欠食と外食： 朝食の欠食は男女とも20歳代が最も多く，30.0％，26.2％と約3割を占めている．この時期は昼食の外食率も高く，食事のとり方に十分配慮する必要がある．

野菜： 成人の野菜の平均摂取量は295.3 g/日であり，「健康日本21」の目標量350 g/日には届いていない．60歳代の野菜摂取量は349.9 g/日であり20〜50歳代よりも多い．その要因としては食事にあてる時間などの影響が考えられる．

食塩： 成人の食塩摂取量は，平均が10.9 g/日であり，最も多いのは60歳代男性の13.0 g/日である．塩分の摂取量は年々減少傾向にあるが，高血圧症の予防や改善を考慮すると，さらなる減塩が求められる．

脂肪： 日本人の食事摂取基準における30〜69歳の脂肪エネルギー比率の目標量（範囲）は20％以上25％未満とされているが，その範囲内にある人は男性では約3割，女性では約2割であり，男性の約4割，女性の約5割は目標量を超えている．30％以上の者の割合は成人男性で17.4％，女性で25.0％である．

アルコール：　アルコールは，慢性影響としての肝疾患，脳卒中，がんなど多くの疾患と関連する．飲酒習慣のある割合は男性で35.9％，女性で6.4％であり，50歳代の男性が47.4％と最も多い．この調査では週に3日以上，1日あたり1合以上を飲酒習慣としているが，成人期は飲酒の開始時期でもあり，節度ある飲酒が望まれる．

b　成人の食事摂取基準（第2章，参考資料1参照）

「日本人の食事摂取基準（2010年版）」では成人期の年齢を18〜29歳，30〜49歳，50〜69歳に区分している．

1）エネルギー

成人の場合，体重を維持するためにある一定量のエネルギー摂取が必要であり，それを下回ると，体重の減少，やせ，たんぱく質・エネルギー栄養失調症をもたらし，上回ると，体重の増加，肥満を招く．エネルギー消費量は二重標識水法で測定される．推定エネルギー必要量（EER）は年齢，性，身長，体重および身体活動レベル（PAL）によって異なる．

2）たんぱく質

たんぱく質は細胞の主成分であり，生命の維持において最も基本的な物質である．成人のたんぱく質推奨量（RDA）は，男性で60 g/日，女性で50 g/日である．たんぱく質の耐容上限量（UL）は設定されていないが，年齢にかかわらず2.0 g/kg体重/日未満にとどめる．

3）脂質

脂質は細胞膜の構成成分であり，エネルギー産生の主要な栄養素である．18〜29歳の成人では脂肪エネルギー比率の目標量（DG）を20％エネルギー（E）以上30％E未満，30歳以上では20％E以上25％E未満に設定している．

飽和脂肪酸は体内でアセチルCoAから合成され，摂取量が多いとLDLコレステロールを増加させ，冠動脈疾患，肥満，糖尿病のリスクを高め，逆に摂取量の減少も生活習慣病のリスクを高める．目標量は18歳以上の成人に対して，4.5％E以上7.0％E未満に設定している．

n-6系（リノール酸，γ-リノレン酸，アラキドン酸など）およびn-3系（α-リノレン酸，エイコサペンタエン酸(EPA)，ドコサヘキサエン酸(DHA)など）の多価不飽和脂肪酸は体内で合成されず，18歳以上の成人に対してのみ目標量が設定されている．EPA，DHAは冠動脈疾患だけではなく，脳梗塞，加齢黄斑変性症などの予防効果が推測されることから，1 g/日以上摂取（目標量）することが望ましい．

コレステロールは体内で12〜13 mg/kg体重/日（0.6〜0.65 g/50 kg体重/日）合成され，過剰摂取の問題から目標量（上限）を男性750 mg/日未満，女性（妊婦・授乳婦を含む）600 mg/日未満に設定している．

4）糖質

糖質は脳・神経組織など糖依存性器官では重要である．18歳以上の成人に対して，総エネルギー摂取量の50％E以上70％E未満を糖質から摂取することが望ましい．ただし，飲酒習慣を有する場合はアルコールに由来するエネルギーを糖質に由来するエネルギーに含める．食物繊維の摂取は大腸がんなどの生活習慣病の一次予防との関連が注目され，目標量は男性19 g/日以上，女性17 g/日以上に設定されている．

5）ビタミン

ビタミンA，ビタミンD，ビタミンE，ナイアシン，ビタミンB_6，葉酸については，過剰摂取による健康障害が知られ，耐容上限量が設定されている．50歳以上では萎縮性胃炎によるビタミンB_{12}吸収率の低下から十分な摂取が推奨されている．また，喫煙者（受動喫煙も含め）

7.1 成人期

〈表 7.1〉 代表的な生活習慣病

肥満症，2型糖尿病，脂質異常症，動脈硬化，高血圧症，高尿酸血症，狭心症・心筋梗塞，脳血管疾患，肝硬変・脂肪肝，がん，歯周病，骨粗鬆症，白内障・緑内障

〈表 7.2〉 生活習慣病の予防

一次予防	病気にならないための努力
二次予防	定期健診などによる早期発見
三次予防	疾病の治療，機能回復・維持

では，同年代よりも多くのビタミンC摂取が推奨されている．

6) ミネラル

成人期でとくに問題となるミネラルとして，ナトリウム，カリウム，カルシウム，鉄などが生活習慣病の一次予防として重要であり，ナトリウムとカリウムについては目標量が設定されている．カルシウムと鉄については推定平均必要量と推奨量が算定されているが，両者ともに耐容上限量も設定されている．

c 生活習慣病の予防

1) 生活習慣病とは

昭和30年代に入り，40～60歳代の働き盛りの病気として脳卒中，がん，心臓病が全死因の上位を占めるようになり「成人病」と呼んだ．しかし，年齢の上昇に伴い発症頻度も高くなるものの，生活習慣に負うところが大きいことから，1996（平成8）年12月，厚生省（当時）は「食生活，運動習慣，休養，喫煙，飲酒などの生活習慣が，その発症・進行に関与する疾患群」と定義し，成人病を改めて「生活習慣病」と命名した（表7.1）．翌年「生活習慣病対策室」を新設し疾病予防のためのさまざまな政策がスタートした．2008（平成20）年4月1日からはメタボリックシンドローム対策として「特定健診・保健指導事業」がスタートした．生活習慣病の発症には生活習慣，外部環境，遺伝的素因が複合的に作用しあうが，食習慣や運動習慣などの生活習慣は比較的改善が可能である．

2) 栄養・食生活との関連

生活習慣病の多くは食生活との関連が明らかにされ，発症のリスクはアルコール多飲，塩分摂取過多，動物性脂肪の過剰摂取，エネルギーのとり過ぎ，偏食などによって高まり，緑黄色野菜，果物，食物繊維，魚などの摂取によって減少する．とくに，高血圧と食塩，大腸がんと動物性脂肪，肝硬変とアルコールの各過剰摂取，貧血と鉄，骨粗鬆症とカルシウムの各摂取不足との関連性が高い．また，肥満はエネルギー過剰摂取，運動不足，動物性脂肪の過剰摂取によって発症し，生活習慣病発症との関連性がきわめて高いため，バランスのとれた栄養摂取と規則正しい食習慣が大切である．

3) 生活習慣病の予防

生活習慣病は成人期までに病気の基礎がつくられ，成人期を通して病気が進行・完成していき，成人期の終わりから高齢期にかけて発病する．

生活習慣病は，① ゆっくり（無自覚，無症状）進行する，② 放置すると確実に悪化する，③ 若いときから気をつけていれば予防できる，といった特徴がある．また，生活習慣病発症の原

コラム　「健康日本21」

「健康日本21」では生活習慣や生活習慣病を，① 栄養・食生活，② 身体活動・運動，③ 休養・こころの健康づくり，④ たばこ，⑤ アルコール，⑥ 歯の健康，⑦ 糖尿病，⑧ 循環器病，⑨ がんの9つの分野で選定し，2010年までの具体的な数値目標を示した．

因には，老化や遺伝のように体質的な因子と，① 食生活の異常，② 運動不足，③ 喫煙や過度の飲酒，④ ストレスや疲労の蓄積などによる環境的な因子（避けることができるもの）がある．

「21 世紀の国民健康づくり運動（健康日本 21）」では，「人口の高齢化の進展に伴い，疾病の治療や介護に係る社会的負担が過大となることが予想されているので，従来の疾病対策の中心であった二次予防や三次予防にとどまることなく，一次予防に一層の重点を置いた対策を推進する」とある．すなわち，「一次予防」は疾病の発生そのものを予防することであり，適正な食事，運動，ストレスの軽減など，生活習慣を改善して健康を増進し，生活習慣病の発症を予防する．

2008（平成 20）年 4 月より 40〜74 歳に対して，生活習慣病予防に着目した特定健診・特定保健指導が実施されているが，これを効果的・効率的に実施するために，「標準的な健診・保健プログラム」が厚生労働省より示された．このプログラムではメタボリックシンドロームの概念を導入し，生活習慣病の発症・重症化リスクの保有数により，対象者を分け，適切な特定保健指導（動機づけ支援，積極的支援）を行うこととしている．

4) 生活習慣病の栄養ケア

肥満（とくに内臓脂肪型肥満）は生活習慣病の発症に直接関与することから，肥満の解消は生活習慣病の一次予防だけでなく，発症後の症状を軽減するための二次予防としても有効である．適正体重を維持するためには，過食の抑制，総エネルギー摂取量の制限，脂肪エネルギー比率の減少および運動による消費エネルギーの増加が不可欠である．そのためには，個人の食習慣の問題点を明確にして，1 人ひとりに対応した栄養教育の実施と実践が重要である．

5) 栄養アセスメント （1.C.a,b 参照）

成人期の栄養マネジメントの主目的は生活習慣病の予防と治療である．したがって，栄養アセスメントでは対象者の栄養状態，基礎疾患・合併症，食行動，食環境などを評価，判定する．具体的には臨床診査（問診，身体所見），身体計測，臨床検査，食事調査，食行動・食態度・食知識・食スキル・食環境などの調査が一般に行われ，それぞれの調査結果から得られる情報を分析し，総合的に評価して対象者の栄養状態を判定する．

6) 栄養ケアのあり方

生活習慣の改善： 成人期に一度身についた生活習慣を変えることは容易ではないが，その必要性を十分に認識させ，自らの意思で長期にわたって生活習慣を変容する自己管理能力の育成が必要である．

自己管理能力の習得： 生活習慣病の予防・改善のための主体的な自己管理能力の習得には，自己の健康度や生活習慣のチェック，問題点の認識により生活習慣を改善する意欲を促し，個人が日々実践できるよう，1 人ひとりの行動変容の熟成度に応じてゆっくりと行い，食を楽しみとしてとらえられる積極的かつ継続的な行動変容の推進が図られるよう支援することが必要である．

d 肥満とメタボリックシンドローム

日本肥満学会では BMI 25 以上を肥満，18.5 未満をやせと定義している．平成 20 年国民健康・栄養調査では BMI が 25 以上の肥満者の割合が男性ではすべての年齢階級で増加傾向にあり，40〜50 歳代で 30％を超えている．女性では，20〜30 歳代において低体重（やせ）が増加傾向にあるが，年代とともにやせは減少し，肥満者の割合が増え，50 歳代以降では 20％を超えている（図 7.2）．肥満者の割合は男性 28.6％，女性 20.6％であり，成人期男性（20〜60 歳代）の約 3 割が肥満者であることから，生活習慣病への一次予防が重要である．肥満のうち，内臓

7.1 成人期

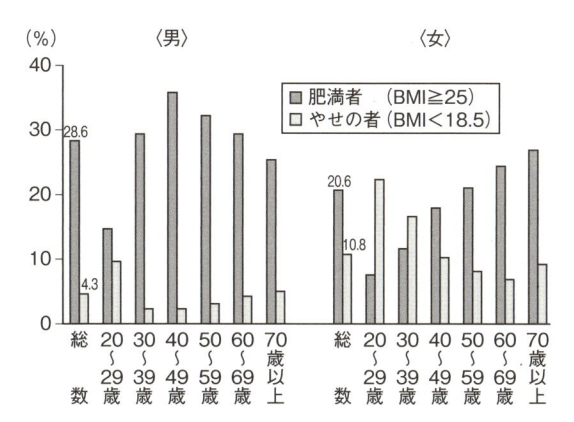

〈図7.2〉 性・年齢階級別にみた肥満者とやせの割合
（資料：総務省統計局「国勢調査報告」，国立社会保障・人口問題研究所「日本の将来人口（平成18年12月推計）」より）

〈表7.3〉 メタボリックシンドロームの診断基準

必須項目	内臓脂肪蓄積 ウエスト周囲径（腹囲）	男性 ≧85 cm 女性 ≧90 cm
選択項目	中性脂肪 　かつ/または HDL コレステロール値	≧150 mg/dL <40 mg/dL
	最大血圧 　かつ/または 最小血圧	≧130 mmHg ≧85 mmHg
	空腹時血糖値	≧110 mg/dL

　脂肪の蓄積によって高血圧，脂質異常，高血糖などの症状が複数合併している状態は，心筋梗塞や脳梗塞など動脈硬化性疾患の発症リスクを高める．これをメタボリックシンドローム（内臓脂肪症候群，**表7.3**）といい，その予備軍を含めると，成人男性では2人に1人，女性では5人に1人の割合でみられる．

e 主な生活習慣病の一次予防

1) インスリン抵抗性と糖尿病

　1型糖尿病（インスリン依存型糖尿病：IDDM）と2型糖尿病（インスリン非依存型糖尿病：NIDDM）に大別できるが，わが国の糖尿病の大部分（95%以上）が2型糖尿病であり，平成19年国民健康・栄養調査では糖尿病が強く疑われる人と可能性が否定できない人をあわせて約2,210万人と推定された．死因としては第11位（2008年）であるが，脳卒中や虚血性心疾患などの危険因子であり，また糖尿病性腎症からの透析導入，視覚障害，神経障害などの合併症も重要な問題である．糖尿病発症には運動や食事などの生活習慣が関連しているため，生活習慣の改善による一次予防が重要である．

2) 高血圧

　2008（平成20）年の高血圧症の年齢階級別受療率によると，40歳代後半から急激に上昇している．これは若年期からの生活習慣の影響が中年期に高血圧症として現れたと考えられる．外来での受療率の最も高い疾患である．日本高血圧学会の「高血圧治療ガイドライン2009」から，生活習慣の修正項目を**表7.4**に示した．

〈表7.4〉 高血圧治療ガイドライン（2009），生活習慣の修正項目

1. 減塩 6 g/日未満
2. 食塩以外の栄養素 野菜・果物の積極的摂取*，コレステロールや飽和脂肪酸の摂取を控える，魚（魚油）の積極的摂取
3. 減量 BMI（体重（kg）÷[身長（m）×身長（m）]）が25未満
4. 運動 心血管病のない高血圧患者が対象で，中等度の強度の有酸素運動を中心に定期的に（毎日30分以上を目標に）行う
5. 節酒 エタノールで男性は20〜30 mL/日以下，女性は10〜20 mL/以下
6. 禁煙
　　生活習慣の複合的な修正はより効果的である．

*重篤な腎障害を伴う患者では高カリウム血症をきたすリスクがあるので，野菜・果物の積極的摂取は推奨しない．糖分の多い果物の過剰な摂取は，特に肥満者や糖尿病などのカロリー制限が必要な患者では勧められない．

〈表7.5〉 脂質異常症の診断基準（血清脂質値：空腹時採血）

高LDLコレステロール血症	LDL-C：140 mg/dL 以上
低HDLコレステロール血症	HDL-C：40 mg/dL 未満
高トリグリセリド血症	トリグリセリド：150 mg/dL 以上

〈表7.6〉 虚血性心疾患の危険因子

1. 加齢（男性45歳以上，女性55歳以上）
2. 冠動脈疾患の家族歴
3. 喫煙習慣
4. 高血圧（収縮期血圧140 mmHg 以上，あるいは拡張期血圧90 mmHg 以上）
5. 肥満（BMI 25以上かつウエスト周囲径：男性85 cm，女性90 cm 以上）
6. 耐糖能異常（境界型および糖尿病型）
7. 高コレステロール血症（総コレステロール220 mg/dL 以上，あるいはLDLコレステロール140 mg/dL 以上）
8. 高トリグリセリド血漿（150 mg/dL 以上）
9. 低HDLコレステロール血症（40 mg/dL 未満）
10. メタボリックシンドローム
11. 精神的，肉体的ストレス

（出典：独立行政法人国立健康・栄養研究所監修：応用栄養学，南江堂，2010）

3）脂質異常症

　従来の高脂血症を「動脈硬化性疾患予防ガイドライン2007年版」（日本動脈硬化学会）より脂質異常症と改め，予防・診断の基準を総コレステロール値からLDLコレステロール値とHDLコレステロール値を別々に設定した（**表7.5**）．本症は高血圧症と同様，自覚症状がほとんどないため健診を通して治療開始となる場合が多い．また，受療率も高血圧症と同様に40歳代後半から急激に上昇し，若年期からの生活習慣の影響が考えられる．

4）高尿酸血症

　高尿酸血症は性別や年齢にかかわらず，血清尿酸値が7.0 mg/dL を超える場合と定義している．高尿酸血症の患者の約10％に痛風が発症するが男女比は20：1である．痛風は，血液中の尿酸が異常に増えて，急性関節炎発作や腎結石，腎障害を起こす疾患群をいう．高プリン体食摂取者，アルコール過飲者に多く，高血圧，肥満，糖尿病，脂質異常症などとの関連が深い．高尿酸血症はメタボリックシンドロームや生活習慣病と関連して，心血管障害の危険因子でもあり，食事や運動療法，薬物療法などを適切に行う必要がある．

5）虚血性心疾患

　日本人の死因の第2位は心疾患であり，狭心症や心筋梗塞などの虚血性心疾患が死亡の約5割を占める．虚血性心疾患は発症後医療機関に到着するまでの対応が予後を左右するため，働き盛り世代である成人期は，脳卒中同様危険因子を回避した一次予防が望まれる．**表7.6**に危険因子を示したが，危険因子の重複は発症のリスクを著しく高める．食生活との関連では糖質エネルギー比50％以上，脂質エネルギー比10～25％以下，食物繊維20～25 g，食塩摂取10 g未満，抗酸化物質やミネラルの摂取，ホモシステインを減らすなどが「虚血性心疾患の一次予防ガイドライン（2006年改訂版）」で提言されている．

6）脳血管疾患

　脳出血，くも膜下出血，脳梗塞を含む脳卒中は1951（昭和26）～1980（昭和55）年までは死因の第1位であったが，1985（昭和60）年からは死因の第3位となっている．脳卒中は後遺症が問題であり，介護が必要となる疾患の23.3％を占めている．このことから，発症してからの

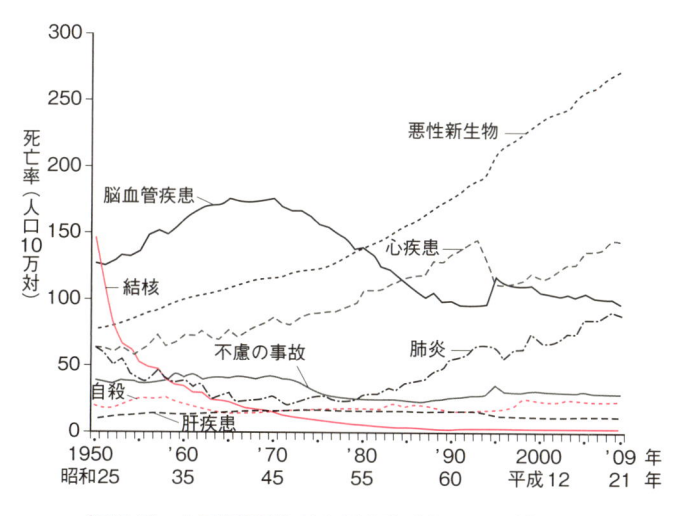

図7.3 主要死因別にみた死亡率（人口10万対）の推移
（資料：厚生労働省「人口動態統計」）
注1）　平成6年までの死亡率は旧分類によるものである．
注2）　平成21年は概数である．

表7.7 日本人のためのがん予防法

喫煙	たばこは吸わない．他人のたばこの煙をできるだけ避ける
飲酒	飲むなら，節度のある飲酒をする
食事	食事は偏らずバランスよくとる ＊塩蔵食品，食塩の摂取は最小限にする ＊野菜や果物不足にならない ＊加工肉，赤肉（牛・豚・羊など）はとり過ぎないようにする ＊飲食物を熱い状態でとらない
身体活動	日常生活を活動的に過ごす
体形	成人期での体重を適正な範囲に維持する（太りすぎない，やせすぎない）
感染	肝炎ウイルス感染の有無を知り，感染している場合はその治療の措置をとる

（国立がんセンター，2006）

治療よりも動脈硬化性危険因子を回避した一次予防が重要課題である．

7) がん（悪性新生物）

がんは1981（昭和56）年以来，死因の第1位となり（**図7.3**），臓器別では肺がん，胃がん，大腸がん，肝がんの順に多い．

がんは早期発見が重要である．また，がんの多くは日常生活上の注意によって予防したり，発病を遅らせることができる．がんの一次予防はがんの誘因や促進因子を生活の中から排除することであり，**表7.7**に現状において日本人に推奨できる科学的根拠に基づくがん予防法を示した．二次予防は定期的に検査を受けることである．

7.2 更年期（閉経期）

日本産科婦人科学会では，更年期を生殖期から生殖不能期への移行期と定義し，閉経前後の数年間を閉経期としている．しかし，閉経期と更年期を同意語として用いることも認めている．閉経年齢は日本人の平均寿命と異なって延長はほとんどみられない．わが国の女性の閉経期の年齢は45〜55歳で，ピークは平均50.5歳である．

A 更年期の生理的特徴

更年期には卵巣機能の低下によって，エストロゲン分泌が減少し，月経不順，停止（閉経）が起こる．この期間は卵巣機能の低下に伴う女性ホルモン分泌の変化が生じることで，自律神経失調症などをはじめとするさまざまな障害や心身の変調などがみられる（**図7.4**）．

卵巣機能の低下 → エストロゲンの分泌減少（卵胞ホルモン）→ 卵胞刺激ホルモンの分泌亢進 → 更年期障害

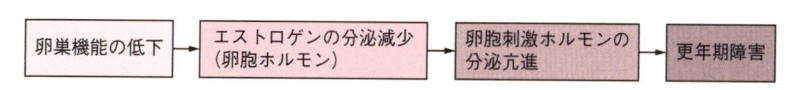

図7.4 更年期障害の発生過程

a 更年期の生理的変化

1) 内分泌系

この時期にみられる更年期障害は，女性ホルモン（エストロゲンとプロゲステロン）の分泌と性腺刺激ホルモン（卵胞刺激ホルモンと黄体形成ホルモン）の分泌がアンバランスな状態によるものである．つまり，卵胞から分泌されるエストロゲンが減少することにより，下垂体前葉から分泌される卵胞刺激ホルモン（FSH）は増加する．一方，黄体から分泌されるプロゲステロンも減少することにより，下垂体前葉から分泌される黄体形成ホルモン（LH）は増加する．このように卵巣における卵胞形成機能の衰退，エストロゲン産生機能の減少により閉経に至る．

2) 生殖系

卵巣機能の低下に伴ってエストロゲンの分泌量が減少するので，生殖器官における変化が最も著しい．これらの変化は突然起こるものではなく，数年にわたって徐々に進行する．多くの場合，月経血の量が減少し，月経期間が徐々に短縮するとともに月経周期も不順となり，やがて月経が停止する．これが閉経である．

エストロゲンの低下は，月経周期だけではなく子宮や膣や周辺の組織などエストロゲン感受性を有する器官に影響を与える．子宮では筋層および内膜が次第に萎縮し，子宮頸部からの分泌物も減少する．また，膣粘膜の上皮細胞は萎縮し，分泌物が減少するため，細菌感染による膣炎を起こしやすくなる．子宮やその周辺組織を支える靱帯類も弾力性を失い，子宮下垂を起こしやすくなる．

3) 代 謝

エストロゲンの脂質代謝の働きは，肝臓や筋肉におけるLDLコレステロールの取り込み促進，HDLコレステロールの生成亢進作用がある．また，エストロゲン合成にもコレステロールが利用されている．このように，血中のコレステロール濃度をコントロールする役割をもつエストロゲンが，閉経により分泌が減弱するため，血中のコレステロール濃度は高くなる．一般にLDLコレステロールが上昇し，HDLコレステロールが低下することにより，脂質代謝異常のリスクが高まる．また，エストロゲンには血管の弾力性を保つ作用があり，閉経後にエストロゲン分泌が減少すると虚血性心疾患のリスクも高まる．

またエネルギー代謝と肥満は，基礎代謝量の低下と運動量減少による消費エネルギーの低下があるにもかかわらず，摂取エネルギーが変化しない場合が多いので，肥満になりやすい．この時期の肥満は筋肉の萎縮と脂肪の蓄積が起こり，外見では皮下脂肪型肥満（下半身肥満，洋梨型）に比べて内臓脂肪蓄積型肥満（上半身肥満，リンゴ型）が多くみられる．これは，メタボリックシンドロームの基礎疾患となり，インスリン抵抗性を呈し，脂質代謝異常や糖代謝異常を招き，さらに動脈硬化へとつながる．

B 更年期の栄養アセスメントと栄養ケア

更年期は，閉経に伴うエストロゲンの分泌低下によって肥満，脂質代謝異常，骨密度の低下などの生活習慣病のリスクが増加する時期である．その一方では，更年期障害や精神・心理的な誘因などによる摂食障害や生体リズムの乱れなどが観察され，体重減少ややせを引き起こすことがある．また，ビタミンやミネラルなどの微量栄養素の潜在的な欠乏状態が観察される．つまり，更年期の栄養状態は，潜在的な栄養素の過剰，あるいは欠乏状態へと移行しやすい時期である．そこで，更年期以前から，このような栄養素の移行状態を栄養アセスメントによっ

7.2 更年期（閉経期）

て早期に評価・判定し，適正な栄養ケア計画を作成・実行することが，生活習慣病を予防しQOLを高めるために必要なことである．

a 栄養ケアのあり方

1) QOLの向上

更年期は特有の心理的問題を抱えている時期で，うつやおっくうといった精神神経症状，心理的なストレス，身体的なストレスなどいくつかの要因が背景にある．さらに，骨粗鬆症による骨折やさまざまな生活習慣病の発症により，個人のQOLが阻害されやすい状況にある．よって，更年期ではQOLの向上をゴールとして，生活習慣全体のアドバイスが必要となる．

2) 生活習慣の改善

QOLの向上をゴールとして栄養ケアを行うにあたり，生活習慣病，とくに食習慣の改善が大切である．とくに肥満，高血圧，脂質異常，糖尿病は，食習慣と深く関係する疾患であることから，さまざまな栄養素の摂取に対する注意が必要となる．基本は，総エネルギー量および各栄養素の適正な摂取，とくにコレステロール（脂質異常の場合は第1段階300 mg/日以下）や食塩制限（高血圧の場合6 g/日未満）である．糖尿病では，ショ糖などの過剰摂取により脂質異常を招くため，でんぷんなどの多糖類の摂取が望ましい．また，更年期症状が強い人は栄養素の摂取状況が悪く，潜在的な栄養素欠乏に陥っている可能性がある．たとえば，更年期指数（SMI）が高い場合は，たんぱく質やビタミンやミネラルの摂取が少なく，症状の強度に関係する．このことから何らかの生活習慣病を罹患した場合でも，食事と運動を含めた生活習慣を見直すことで栄養状態を改善させ，これを維持することが大切である．

3) 自己管理能力の習得

更年期は，身体の変化，ライフスタイルの変化などが起こる時期である．それに加え，生活習慣病などの発症が増えるので，高齢期を含めた健康への関心が高まる．その予防のために，自己のライフスタイルを見直し，心身の状況，生活環境や嗜好にも合わせた新しいライフスタイルを考慮した，セルフマネジメントを行う必要がある．

栄養教育の面からは，①生活に生きがいをもつ，②心身の休養を心がける，③適度な運動を行う，④バランスのよい食生活を見直す好機と捉えることなどがあげられる．これらを考慮し，更年期を豊かに過ごすためのプランを実践に導くことが重要である．

b 更年期障害

更年期の年齢には幅があり，ホルモン分泌の変動が主な原因であると考えるが，現れる障害は多種多様であり（図7.5，表7.8），発現年齢も個人差が大きい．また，自律神経失調症に起因する**不定愁訴***を主とした症候群で，社会的ストレスの増加や高齢化による障害の頻度は多くなる．症状としては月経不順，不正性器出血，無月経などがみられ，自律神経の変化による，発汗，心悸亢進，のぼせ，冷えなどの訴えをもたらす．また，精神神経症状（抑うつ，不安感）で治療を受けることもある．これらにはこの時期に現れる老化，閉経，子どもの離反，仕事への限界感などの社会的，心理的な要因も影響していると考えられる．

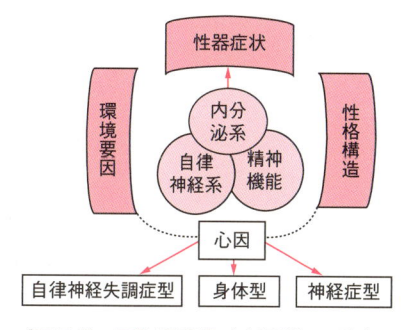

〈図7.5〉 更年期障害（症候群）の発症機序（改変）
（積田 享：『新老年学』，東京大学出版会，1992より作成）

c 骨粗鬆症の一次予防

骨粗鬆症は低骨量と骨組織の微細構造の異常を特徴

〈表7.8〉 更年期障害（症候群）の症状

症候群区分	不定愁訴の個別症状
自律神経症状 （血管運動神経症状）	のぼせ感（ホット・フラッシュ），冷え性，動悸，発汗，めまい，肩こり，耳鳴り，しびれ感，知覚過敏，知覚鈍磨
精神症状	憂うつ，あせり感，不安感，疲労感，頭痛，頭重感，不眠，物忘れ，判断力低下
性器外身体症状	運動器症状：腰痛，背痛，骨盤痛，筋痛，関節痛 消化器症状：悪心，嘔吐，下痢，便秘 泌尿器症状：頻尿，尿失禁
性器症状	月経異常，性器出血，乳房萎縮，膣乾燥感，膣刺激感

（江澤郁子ほか，2008より作成）

とし，骨強度が低下して骨折のリスクが増大する疾患である．骨強度は骨密度と骨質の2つから決まり，骨密度の低下が骨粗鬆症のリスクファクターとなる．日本骨代謝学会は，単位体積あたりの骨塩量を二重エネルギーX線吸収法（DEXA）や超音波法によって測定し，腰椎骨密度が同じ性別の若年平均骨密度の70%以上80%未満を骨量減少，70%未満を骨粗鬆症とする診断の基準を策定した．骨塩量の変化は比較的緩やかであり，その判定には長期間の経過観察を必要とする．また，測定された骨塩量は過去の骨代謝を反映するものであり，現在の骨代謝を必ずしも反映していない．そこで骨代謝の動的状態の評価では血液や尿中の骨代謝マーカー（骨吸収マーカー：ピリジノリン架橋物質やそのペプチド，骨形成マーカー：骨型アルカリホスファターゼ，オステオカルシン）が用いられる．

更年期では，身体活動の低下や筋力低下などにより骨格筋への機械的な刺激が減少し，骨密度は低下しやすい状況にある．エストロゲンは骨代謝調節因子で，エストロゲン受容体は骨芽細胞にも破骨細胞にも存在し，直接的に骨芽細胞の働きを促進し，破骨細胞の働きを抑制する．閉経直後には，エストロゲンの低下により骨吸収が亢進し，その後に骨形成の亢進が始まる．骨吸収亢進と骨形成亢進とに時間差があり，相対的に形成量よりも吸収量が上回る**アンカップリング**＊な状態となって急激な骨量減少をもたらし，閉経期前後の数年で性成熟期の約半分にまで骨密度が低下する．さらに女性は骨量頂値が男性に比べて低いことから，男性よりも骨粗鬆症になりやすい．その後は，低代謝回転型となり緩やかに骨量が減少する．

骨折部位として，脊椎，大腿骨頸部，前腕骨遠位部が多いが，大腿骨頸部骨折ではQOLの低下を招く．

また，更年期は閉経後にみられる高骨代謝回転と一致して，骨形成のマーカーの高値が認められる．この予防には成長期から十分なカルシウムやたんぱく質を摂取し，適切な運動をすることにより最大骨塩量をできるだけ高く維持しておくことである．中高年者においても運動の実施は骨密度を高める．水泳やウォーキング運動など，力学的な衝撃が比較的小さな低強度運動よりも，ウエイトトレーニングやジャンプ動作などの，骨への衝撃が大きい高強度運動が骨密度を高めるのに効果的である．しかし，負荷が強すぎると破骨細胞を活性化し，骨密度を低下させることがある．一方，低強度運動でも**抗重力筋**＊を用いた運動を一定以上の時間を行うことにより，骨粗鬆症の予防の効果が得られる．したがって，骨密度を高めるためには，低強度長時間運動と高強度運動を組み合わせた運動が有効である．

また，適切なエネルギーおよびたんぱく質摂取を確保したうえでビタミンDやK，マグネシウムを十分に摂取する条件では，更年期からでもカルシウム摂取の増加によって，骨密度の低下抑制が期待できる．

8 高　　齢　　期

　65歳から74歳までを前期高齢者，75歳以上を後期高齢者として区分している．体内諸臓器の機能低下や疾病に対する抵抗力の減退など，加齢に伴って起こる身体的・精神的変化や健康状態をよく理解し，その変化について注視することが大切である．高齢者においては，食事量の減少が全身の栄養状態を悪化させ，さらに体力を低下させる要因となるため，食事・栄養管理においては，きめ細かな個人対応が必要であり，低栄養予防に努めることが肝要である．

A 高齢期の生理的特徴

a 感覚機能

視　覚：　目の調節力や暗順応の低下，水晶体の屈折力の低下が目立つようになり，白内障が問題となる人が増加する．視覚の低下は，転倒の原因の1つにもなっているので，居住環境を明るくすることや段差をつくらないことが重要である．

味　覚：　味蕾の萎縮や減少により，とくに塩味に対する閾値が上昇し，濃い味つけになってしまう傾向にあり，食塩の過剰摂取に注意が必要である．

嗅　覚：　味覚と同様に食欲増進作用がある．鼻腔内上皮にある嗅覚細胞の萎縮により，味やにおいを感じる閾値が上昇し，味やにおいに対する感覚が鈍くなり，食欲低下につながる．

温冷感：　温冷感が鈍くなってくるため，熱い食べ物には注意が必要である．

聴　覚：　高音域の聴力の低下とそれに続く中音域の低下，言語識別能力の低下が認められる．

体性感覚：　とくに痛覚の低下や疾病や危険回避への遅延，深部感覚の低下と姿勢バランス保持力の低下がある．

b 咀嚼・嚥下機能

　加齢に伴う唾液分泌量の減少や歯牙の欠損は，食物の咀嚼・嚥下運動に支障をきたしやすい．食物は咀嚼により，細かく噛み砕かれ，唾液と混和され飲み込みやすい食塊となる．咀嚼によって，食物から味覚誘引物質を引き出して食欲を増進させる．しかし，加齢に伴い歯が脱落し，残存する歯も摩耗が著しく，咬合力を低下させることから，歯の治療や義歯装着によって咀嚼機能を改善することが必要である．

　筋力の低下に伴い嚥下機能が低下し，誤嚥につながりやすい．

c 消化・吸収機能

　消化管粘膜の萎縮により，消化酵素，粘液，胃酸，膵液などの分泌が減少し，消化酵素の活性が若年者の70〜30％まで低下し，食物の消化・吸収機能の低下が起こる．また，胃平滑筋の弾力線維が減少し，消化管蠕動運動の低下が起こり食物の消化管滞留時間を延ばす．高齢者に多い慢性便秘の原因となる．

d 食欲不振，食事摂取量の低下

　高齢者は，低栄養状態に陥りやすいので，食欲や食事摂取量などをよく観察することが重要である．咀嚼能力，消化・吸収機能，身体活動量・運動量などの低下に伴い食事摂取量が低下

するが，個人差が大きいことが特徴である．
　また，高齢者では多くの人が，何らかの疾患を有しており，服薬しているが，これらには食欲を減少させる作用をもつものもあるので，薬剤についても把握しておく必要がある．

e　たんぱく質・エネルギー代謝の変化

　各種の代謝反応は，加齢に伴い低下する傾向がみられる．これは，臓器の実質細胞数の減少による代謝組織量の減少が原因となる．

　エネルギー代謝：　骨格筋や臓器の実質細胞数の減少が基礎代謝の低下の原因となる．さらに骨格筋の減少により身体活動が制限され，エネルギー消費量の低下につながる．

　たんぱく質代謝：　筋たんぱく質代謝は低下するが，内臓たんぱく質代謝はほとんど変化しない．成人期に比べ，高齢者では肝臓のアルブミン合成能が低下していることから，血清アルブミン濃度は加齢とともに低下する．寝たきりや安静度が高い人ほど低下の度合いが強い．血清グロブリン濃度は高齢期でもほとんど低下しない．そのため，A/G比（血清アルブミン/グロブリン濃度比）は，加齢とともに低下する．

f　カルシウム代謝の変化

　骨では，常に破骨細胞による**骨吸収**＊と骨芽細胞による骨形成が行われている．

　高齢者では，骨芽細胞の老化による骨形成の低下により骨量が減少する．また，食事中のカルシウムの吸収を促進する活性型ビタミンDレベルの低下，骨基質の形成を促進するエストロゲンやアンドロゲンなどの骨形成同化ホルモン分泌量の減少がみられる．このため，血中カルシウム平衡を維持するために，副甲状腺ホルモンが増産され，破骨細胞の骨吸収が増加し骨のカルシウムが減少する．高齢者では加齢に伴い骨量が減少し，骨の微細構造が変化し，骨がもろくなり骨折しやすくなる．

g　身体活動レベルの低下

　高齢期は，呼吸・循環機能などの身体機能の低下，骨・関節の老化による運動制限，社会活動の減少などから，身体活動が低下する傾向にある．高齢者は，生活習慣病予防，介護予防の観点から，適度な運動を行うことが必要である．運動の実施にあたっては，健康状態・栄養状態を確認し，適度な量・頻度・強度で無理せずに安全に行うよう注意が必要である．

h　日常生活動作（ADL）の低下

　高齢者の身体機能は，日常生活動作（activity of daily living；ADL），視力，聴力で評価されることが多い．ADLは次の2つに分けられる（**図8.1**）．

　基本的ADL：　移動，食事，排泄，入浴など日常生活で自立するうえで必要な機能で，評

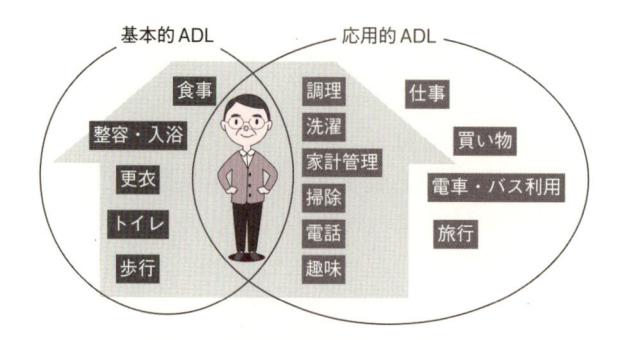

〈図8.1〉　日常生活動作（ADL）の種類
（産業医科大学講演会資料より作成）

〈表8.1〉 バーセルインデックス

食事	自立（10） 部分介助（5） 全介助（0）
車椅子から ベッドへの移乗	自立（15） 軽度の部分介助または監視を要する（10） 座ることは可能であるがほぼ全介助（5） 全介助または不可能（0）
整容	自立（洗面，整髪，歯みがき，ひげ剃り）（5） 部分介助または全介助（0）
トイレ動作	自立（10） 部分介助（5） 全介助または不可能（0）
入浴	自立（5） 部分介助または全介助（0）
歩行	45 m 以上の歩行．補装具の使用の有無は問わない（15） 45 m 以上の介助歩行．歩行器の使用を含む（10） 歩行不能の場合．車椅子にて 45 m 以上の操作可能（5） 上記以外（0）
階段昇降	自立（10） 介助または監視を要する（5） 不能（0）
着替え	自立（10） 部分介助（5） 上記以外（0）
排便コントロール	失禁なし（10） 時に失禁あり（5） 上記以外（0）
排尿コントロール	失禁なし（10） 時に失禁あり（5） 上記以外（0）

ADL　合計　　　点

価には**表8.1**に示したバーセルインデックスがよく用いられる．

応用的 ADL：　買い物や金銭の管理，乗り物での移動，会話などの社会生活を送るうえで必要な機能で，評価には Lawton の IADL（instrumental activities of daily living）が用いられる．

B　高齢期の栄養アセスメントと栄養ケア

　基本的には，他のライフステージ同様に身体計測，臨床検査，臨床診査，食事摂取状況調査などを行う．高齢者における最大の問題点は，たんぱく質・エネルギー栄養障害（protein-energy malnutrition；PEM）である．PEM に陥ると ADL の低下，感染症・合併症の誘発，平均在院日数の延長がもたらされる．PEM の改善が，自立度の維持改善や在院日数の減少に寄与することが知られている．たんぱく質の栄養状態判定は，一般に生化学検査により血清アルブミン（Alb）値を測定する方法が用いられている．近年，在宅，施設入所の高齢者においては，Alb 値を測定しなくても，下腿（ふくらはぎ）周囲長がたんぱく質の栄養状態評価に有用であるとの報告がある．手間，時間，費用などの面から，**表8.2**に示した簡易栄養状態評価表の利用が奨励されている．

a　高齢者の食事摂取基準

　食事摂取基準の対象は，基本的に「健康な個人または集団」である．また，加齢に伴う身体機能や精神機能の変化によって，軽度の介助を有する者や軽度の疾患を有する者も含んでいる．食事摂取基準では，暦年齢から判断すれば70歳以上が高齢者となる．
　なお，エネルギー，たんぱく質，カルシウム，鉄については高齢者独自の食事摂取基準として策定されている．

　エネルギー：　身体活動の活発な高齢者が増加しており，高齢者の身体活動レベルの見直しが行われ，身体活動レベル I＝1.45，II＝1.70，III＝1.95 へと変更になったことから，推定エ

〈表 8.2〉 簡易栄養状態評価表（mini nutritional assessment-short form；MNA）

氏名	
性別： 年齢： 体重： kg 身長： cm 調査日：	

下の□欄に適切な数値を記入し，それらを加算してスクリーニング値を算出する．

スクリーニング

A	過去3カ月間で食欲不振，消化器系の問題，そしゃく・嚥下困難などで食事量が減少しましたか？ 0＝著しい食事量の減少 1＝中等度の食事量の減少 2＝食事量の減少なし	□
B	過去3カ月間で体重の減少がありましたか？ 0＝3kg 以上の減少 1＝わからない 2＝1〜3kg の減少 3＝体重減少なし	□
C	自力で歩けますか？ 0＝寝たきりまたは車椅子を常時使用 1＝ベッドや車椅子を離れられるが，歩いて外出はできない 2＝自由に歩いて外出できる	□
D	過去3カ月間で精神的ストレスや急性疾患を経験しましたか？ 0＝はい　2＝いいえ	□
E	神経・精神的問題の有無 0＝強度認知症またはうつ状態 1＝中程度の認知症 2＝精神的問題なし	□
F1	BMI (kg/m^2)：体重 (kg)÷身長 (m)^2 0＝BMI が 19 未満 1＝BMI が 19 以上，21 未満 2＝BMI が 21 以上，23 未満 3＝BMI が 23 以上	□
	BMI が測定できない方は，F1 の代わりに F2 に回答してください． BMI が測定できる方は，F1 のみに回答し，F2 には記入しないでください．	
F2	ふくらはぎの周囲長 (cm)：CC 0＝31cm 未満 3＝31cm 以上	□
	スクリーニング値（最大 14 ポイント） 　12〜14 ポイント　：　栄養状態良好 　8〜11 ポイント　：　低栄養のおそれあり 　0〜7 ポイント　：　低栄養	□

ネルギー必要量がやや増加した．高齢者では個人の体格や健康状態のみでなく，生活状況なども考慮して，適切なエネルギー摂取が求められる．

　　たんぱく質：　高齢者を対象とした窒素出納試験から算定した．高齢になると負の窒素出納を示す人が少なくないため，窒素平衡維持値の平均値を成人期では 0.65 g/kg 体重/日であるのに対し高齢者では 0.85 g/kg 体重/日として算定された．

　　カルシウム，鉄：　推定平均必要量を要因加算法から算定している．

b　低栄養の予防・対応

　　高齢者では食欲不振，咀嚼・嚥下障害などの原因により，低栄養状態が起こりやすい．摂取エネルギー不足が長期間続くと，エネルギー産生のために，体たんぱく質の分解によって生じ

〈表8.3〉 低栄養リスクのレベル（施設用の例）

危険因子	低リスク	中リスク	高リスク
BMI	18.5〜29.9	18.5未満	
体重減量率	変化なし （減少3%未満）	1カ月に3〜5%未満 3カ月に3〜7.5%未満 6カ月に3〜10%未満	1カ月に5%以上 3カ月に7.5%以上 6カ月に10%以上
血清アルブミン値	3.6 g/dL以上	3.0〜3.5 g/dL	3.0 g/dL未満
食事摂取量	76〜100%	75%以下	
栄養補給法		経腸栄養法 静脈栄養法	
褥瘡			褥瘡

この基準は入所施設用のものである．在宅などにより異なる場合がある．高リスクは個人の状態によって判断される．（厚生労働省：栄養改善マニュアル（改訂版）平成21年，2009より）

るアミノ酸が使われるため，PEMに陥る危険性が高い．PEMに陥った高齢者は，筋力の低下，免疫力の低下による感染症罹患の増大，栄養失調などを招く．また，ADLが低下し，やがて寝たきりの状態や褥瘡などを発症しやすくなる．PEMを評価・判定する栄養指標として，Alb値3.5 g/dL以下や体重減少率などが用いられる（**表8.3**）．

味覚機能の低下により食欲が減退すると，食事の総摂取量が減少し低栄養をきたしやすい．さまざまな食品を用いて調理法を工夫し，食欲を出させることが低栄養軽減の方法である．しかし，咀嚼・嚥下しやすい主食（炭水化物）の摂取は多いが，主菜や副菜の摂取が不十分となり，たんぱく質，ビタミン，ミネラルなどが不足することが多い．

高齢者では，いくつかの疾患を併せもつ者が多く，PEMに陥る危険性が高い．身体活動量が低下すると骨格筋のたんぱく質代謝が低下し，たんぱく質の推定平均必要量は大きくなる．また，エネルギー摂取量が低い場合にもたんぱく質の推定平均必要量は多くなるので，そのような対象者については，健康人とは別にたんぱく質補給量を考慮する必要がある．

食事内容だけではなく，食事のリズム，嗜好，食べ方に注意を払い，食事の場を楽しいものとすることが大切である．正しい食習慣は適正な食事摂取につながる．

c 脱水と水分補給

高齢者の身体構成成分の割合を成人期と比較すると（**図8.2**），体たんぱく質，水分および骨組織の減少と脂肪組織の相対的増加がみられることが特徴である．

水分の減少は，体内の細胞数の減少により細胞内液量が低下するためである．

脱水は，体重の3%以上の水分を急激に失って生じる症状で，治療をしないと死亡に至ることがある．体重の約6%前後の欠乏では，バイタルは安定しているが，皮膚の状態，目のくぼみの症状から脱水が明らかである．体重の10%の欠乏では，高度の血圧低下，ショック，意識障害などが認められる．

高齢者で脱水が起こりやすいのは，老化に伴う基礎代謝量の減少により，代謝によって生成される水分が減少すること，また，口渇中枢の感受性低下により喉が渇きにくくなり，水分補給が減少すること，さらに，高齢者の一部では，失禁や夜間頻尿などを気にして水分をとらず我慢したり，意欲低下などから水分摂取が思うようにできなくなることなどによる．また，食事摂取量が少ない場合では水分の摂取量も減っていることが多いので，注意が必要である．軽度の脱水では症状が明らかになりにくいのが高齢者の特徴である．

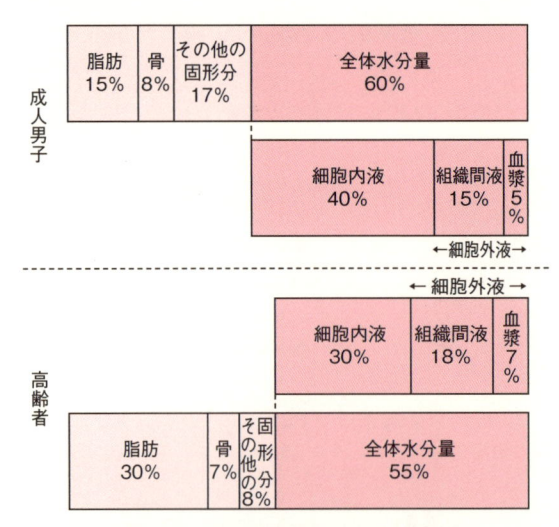

〈図 8.2〉 高齢者の体液区分（体重比）

d 転倒・骨折予防

　高齢になるといろいろな要因で転倒し骨折を生じ，それが原因で寝たきりになる例が多くみられる．また，寝たきり状態が続くと，体力が低下し，適切なリハビリが行われないと骨折が回復した直後に再度転倒するといった悪循環を繰り返すことも多い．

　転倒の原因は，身体の老化に伴う内的要因と生活環境を主とする外的要因とに分類されるが，実際には両者の要因が重なって生じる場合が多い．内的要因には，①加齢，②体力の虚弱化，③慢性疾患（とくに歩行障害を伴うパーキンソン病や変形性関節炎など）の長期化，④視力障害，⑤鎮静剤や睡眠剤などの薬物服用，⑥平行機能の失調，⑦下肢筋力の低下，⑧活動量の低下，⑨アルコールの多量飲用などがある．一方，外的要因としては，①室内段差（敷居など1〜2cmほどの段差），②すべりやすい床，③つまずきやすい敷物，④電気器具類のコード，⑤照明不足などがあげられる．

e 認知症への対応

　認知症の原因となる病気には多くのものがあるが，とくに多いのが脳血管性認知症とアルツハイマー型認知症，あるいは両者の混合型があり，認知症全体の80〜90％を占めている．

　脳血管性認知症は，脳血管障害に伴う脳循環障害によるものなどが含まれる．高血圧，脳血管障害の既往，動脈硬化症の合併などが危険因子になるので，日頃から生活習慣病の予防に努めることが大切である．アルツハイマー型認知症は，家族歴，老化，特定の遺伝子型などが危険因子になり，病因に対する直接的な治療法はみつかっていないが，早期診断を受けることが望ましい．アルツハイマー型はその進行に従って，初期から1，2，3期に分けられる．近年，ビタミンE含量の多い食事を摂取している人にアルツハイマー病の頻度が低いことが報告されている．

f 咀嚼・嚥下障害への対応

　高齢者では，物を飲み込もうとする嚥下反射が衰えているため，細菌が唾液や食物とともに気管側に入り感染する誤嚥性肺炎が起きやすい．また，誤嚥したとき気管は異物の侵入に対して敏感に反応して咳やムセとなって気道を防御してくれるが，加齢により神経伝達物質が欠乏すると，嚥下反射や咳反射の神経活動が低下し誤嚥が起こる．肺炎は死因の上位を占めているが，肺炎による死亡の90％以上を高齢者が占めている．

嚥下障害では，低栄養，脱水，誤嚥，窒息などに注意し，安全な食事内容にする．

食塊を形成しにくいもの，刺激が強いもの，酸味が強いもの，水分が少なくパサパサしたもの，気管にへばりつくものなどは，とくに注意を要する食品である．また，嚥下しにくいものにスポンジ状・繊維状・かまぼこ状のものなどがある．患者の嚥下能力に合わせた食事形態にし，食欲増進のために，嗜好に配慮するなど低栄養予防に努めることが大切である．経口摂取が不可能な場合は，強制栄養を選択する．

g 日常生活動作の支援

高齢者では，加齢によるさまざまな機能低下の影響により，食事に関係する日常生活動作にも支障をきたしている場合が少なくない．日々の食事は高齢者の健康維持に欠かせないものであることからも，① 調理や食事の介助，② 調理や食事動作を行いやすくする調理補助具や食事自助具，介護食器の提供・紹介，③ 口腔ケアや嚥下運動などのリハビリテーションなどの支援が必要である．

h 介護予防・合併症予防のための栄養ケア

介護予防は，生活機能の自立を目指すことにとどまらず，社会活動に参画できる意欲ある高齢者の実現を目指している．高齢者にとって「食べること」は楽しみや生きがいのうえからも重要であり，買い物，食事づくりや後片づけといった一連の生活行為を伴う．また，高齢者が「食べる」意欲を維持・向上するためには，生活行為を通じて日常の身体活動の維持・増大をはかっていくことが必要である．さらに，「食べること」に伴う行為には，高齢者と家族や近隣の人びととのコミュニケーションが伴われる．その人らしい生活全般の改善や回復に対する高齢者の意欲を引き出し，高齢者の生活の質を維持・向上させることを目指して，1 日の生活において習慣的に「食べること」を支援する点に留意すべきである．

人が生命を維持し日常の生活を営むためには，生存するために重要なたんぱく質と活動するためのエネルギーを生涯にわたって，食事として摂取することが求められる．

高齢者は，口腔や摂食・嚥下の問題，発熱や病気，身近な人の死などのライフイベントによる食欲低下，あるいは，身体機能の低下などの要因により，また，買い物や食事づくりが困難になるなどを原因として，習慣的な食事摂取量が低下し，エネルギーやたんぱく質が欠乏して低栄養状態に陥りやすくなる．また，脳梗塞，がん，呼吸器疾患，肝臓疾患などの疾患の罹患に伴って低栄養状態に陥りやすい．

高齢者の低栄養状態を予防・改善することは，① 内臓たんぱく質や筋たんぱく質量の低下を予防・改善，② 身体機能および生活機能，免疫能の維持・向上を介して感染症を防止，その結果，③ 高齢者が要介護状態や疾病の重度化への移行を予防することにより，QOL の向上に寄与するとされている．

コラム　カプサイシンと嚥下反射

嚥下反射や咳反射が生じるためには，サブスタンス P という神経伝達物質の働きが必要である．サブスタンス P の合成は，大脳基底核で合成されるドーパミンで刺激される．そのために大脳基底核を障害する脳血管障害があると，ドーパミン不足からサブスタンス P が不足して，嚥下反射と咳反射の低下を招き，不顕性誤嚥が生じ，老人性肺炎を起こしやすくなる．

サブスタンス P を増加させる物質としてカプサイシンが知られ，脳血管障害のある人に，カプサイシン入りの食事供与をしたところ，老人性肺炎が予防されたとの報告がある．また，口腔ケアを受けると，その刺激で嚥下反射を促しサブスタンス P の分泌が増え，誤嚥そのものが改善されるという報告もある．

9　運動・スポーツと栄養

　人生にとって第1の目標は，健康な毎日を送ることであり，健康づくりの3本柱は，① 栄養，② 運動，③ 休養である．生活習慣病を予防するためには，バランスのとれた栄養，日常生活のなかでの継続した運動，そして適度な休息をとることが重要となる．また，運動選手の競技能力向上のためには，トレーニング方法と栄養補給方法の管理が重要となる．

A　運動時の生理的特徴とエネルギー代謝

a　骨格筋とエネルギー代謝

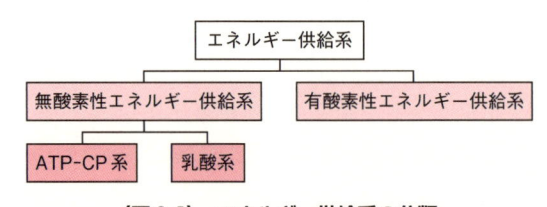

1）エネルギー供給系の分類

　エネルギーとは，物質に蓄えられた仕事をする能力のことで，「熱エネルギー」「電気エネルギー」「光エネルギー」「化学的エネルギー」など，さまざまな形態をとり，それらが相互変換している．動物の身体活動における直接的なエネルギー源は，糖質，脂質，たんぱく質を代謝することによって供給される高エネルギーリン酸化合物であるアデノシン三リン酸（ATP）である．筋収縮などの身体活動は，ATPがアデノシン二リン酸（ADP）と無機リン酸に分解される過程で生じる化学的エネルギーを利用している．

　身体活動時にATPを供給する経路は3つあり，まずは無酸素性エネルギー供給系と有酸素性エネルギー供給系に大別され，無酸素性エネルギー供給系は，ATP-クレアチンリン酸系（ATP-CP系）と乳酸系に分けられる（図9.1）．ATP-CP系は，クレアチンリン酸がクレアチンと無機リン酸に分解する過程で放出される化学的エネルギーを利用してATPを供給するが，細胞内に存在するクレアチンリン酸の量が少ないため，約10秒間で限界を迎えて疲労困憊する（図9.2）．

　乳酸系は，筋肉中に存在するグリコーゲンや血中グルコースが解糖系によって分解される過程でATPが供給される．この系は，無酸素状態であることから，分解したグリコーゲンやグルコースは，乳酸となって筋肉内に蓄積する．乳酸が蓄積すると，ATPの供給が抑制されるの

〈図9.1〉　エネルギー供給系の分類

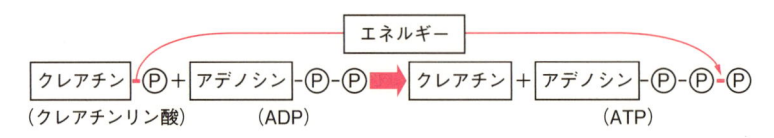

〈図9.2〉　ATP-クレアチンリン酸系（ATP-CP系）

で，この系は，3分程度で限界を迎えて疲労困憊する．

有酸素性エネルギー供給系は，酸素を使って生体内の糖質，脂肪，たんぱく質から，TCA回路，電子伝達系・酸化的リン酸化を経由してATPを供給する系で，ジョギングやマラソンなどの長時間にわたる低強度～中強度の運動におけるエネルギー供給系である．

エネルギー供給系は，ATP-CP系，乳酸系，有酸素系の順で開始され，疲労困憊もこの順番で起こる．運動の初期には，主にクレアチンリン酸と筋肉グリコーゲンがエネルギー源として消費される．運動強度の面から考えると，短時間で運動強度が強い運動では，主に無酸素性エネルギー供給系であるATP-CP系と乳酸系が働き，長時間で比較的運動強度が弱い運動では，主に有酸素系エネルギー供給系が働く．

2) 糖質代謝と脂質代謝の転換

運動時に，エネルギー源として利用される糖質と脂質の割合は，運動時間と運動強度によって変化する．短距離走のような短時間で運動強度が強い運動では，糖質が使われる割合が高く，マラソンのような長時間で運動強度が弱い運動では，脂質が使われる割合が高い．最大運動強度に対して50％程度の強度の運動において，糖質と脂質の利用割合がほぼ同じとなり，それを境として運動強度が強くなると，糖質の利用割合が高くなり，弱くなると脂質の利用割合が高くなる．

b 運動時の呼吸・循環応答

1) 有酸素運動と無酸素運動

有酸素運動は，主として有酸素性エネルギー供給系によってエネルギーが供給される運動のことで，マラソン，ウォーキング，ジョギング，サイクリングなどがこれにあたる．有酸素運動は，長時間続けられることや，エネルギー源として脂肪の利用割合が高いことから，健康増進や肥満解消のために有効である．無酸素運動は，無酸素性エネルギー供給系によってエネルギーが供給される運動のことで，短時間で運動強度が強く，100m走や砲丸投げなどがこれにあてはまる．無酸素性運動は，糖質を主なエネルギー源とし，乳酸の蓄積量が多いことから，長時間継続することは難しい．有酸素運動と無酸素運動を厳密に分けることは難しく，同じ運動のなかで，有酸素運動と無酸素運動を行ったり来たりするものがあり，これを混合運動という．サッカーやバスケットボールなどの球技種目が，混合運動に属する．健康づくりの立場から考えると，無酸素運動よりも有酸素運動のほうが優れている．その理由として，①心臓や血管に無理のない刺激を与え，心臓を鍛えられる，②乳酸の蓄積量が少ない，③長時間持続できる，④脂肪の消費量が多い，⑤安全性が高い，などがある．

活動時に呼び出される二酸化炭素（CO_2）と吸入される酸素（O_2）との容積比率（CO_2/O_2）を呼吸商（respiratory quotient；RQ）といい，RQは，通常は0.707～1.0の間にある．激しい運動時に，RQが1.0以上になることがあるが，これは，体内で糖質から脂肪への転換が盛んに行われることにより起こる．

筋肉には，ミオグロビンとミトコンドリアが多く，持続的な有酸素運動に有利な赤筋（遅筋）と，ミオグロビンとミトコンドリアは比較的少なく，瞬発的な無酸素運動に有利な白筋（速筋）とがある．どちらのタイプの筋線維が多いかは個人により異なり，長時間走り続けるマラソン選手では赤筋が多く，瞬発的力を必要とする短距離走の選手では，白筋が多いということが報告されている．

2) 最大酸素摂取量

個人が1分間に取り入れることができる酸素（O_2）の最大量を，最大酸素摂取量（maximum

oxygen intake；$\dot{V}O_2\,max$）という．$\dot{V}O_2\,max$ は，持久的運動能力（有酸素性運動能力）の指標となり，この値が高いと，持久力が優れているということになる．$\dot{V}O_2\,max$ は，（L/min）で表されるが，体格差を補正するために体重あたりの値（mL/kg/min）が用いられることが多い．$\dot{V}O_2\,max$ は，①心臓のポンプ機能，②肺のガス交換能力，③筋の酸素利用能力によって決定される．日本人の $\dot{V}O_2\,max$ は，20歳前後でピークとなり，それ以後，加齢とともに低下する．$\dot{V}O_2\,max$ は一般的に，女性より男性のほうが高い値となる．$\dot{V}O_2\,max$ は，持久性運動によるトレーニングによって増大し，とくに長距離ランナーにおいて高い値を示す．

$\dot{V}O_2\,max$ は，健康増進のための運動強度を考える基準として利用されている．その測定方法には，直接法と間接法（簡便法）があり，前者は高度な技術を必要とすることなどから，一般的には用いられにくい．後者は，酸素摂取量と正の相関がある心拍数を用いて比較的簡単に $\dot{V}O_2\,max$ を求めることができることから広く利用されているが，誤差が大きいという欠点がある．

c 体　　力

体力とは，身体活動を行う能力に関連する複数の要素から構成され，その要素には持久力，筋力，バランス能力，柔軟性などがある．

1) 瞬発力と持久力

瞬発力：　**瞬発力*** とは，すばやく運動する能力のことで，筋力とスピードの積で求められる．短距離走や跳躍競技などの能力は，瞬発力が大きくかかわってくる．瞬発力は，素早い筋収縮を伴う運動によって鍛えられるが，食事による筋肉量と体脂肪量の管理も重要となる．また，瞬発力を発揮するときにエネルギー源となる，グリコーゲンを蓄積することも重要となる．

持久力：　**持久力*** とは，運動を持続させる能力のことで，マラソンやクロスカントリーなどの能力は，持久力の大きさが影響する．持久力には，腕立て伏せのように，一部の筋肉を使った運動を長く続けるための筋持久力と，持久走のような，全身運動を長く続けるための全身持久力とがある．筋持久力を高めるには，目的とする運動を，適度な運動強度で，反復的に行うことが効果的である．全身持久力を高めるには，ジョギング，水泳，サイクリングのような有酸素運動のトレーニングをすることが効果的である．これらの運動を行うと，呼吸器系と循環器系の活動が活発化して強化される．全身持久力を高めるためには，中等度以上の強度での運動が必要で，実際には，運動強度と運動時間との組み合わせによってトレーニングを行う．

2) パワー系スポーツと持久力系スポーツ

スポーツは，時間あたりに加える力の違いによって**パワー系スポーツ*** と**持久系スポーツ*** に分類される．さらに細かく分類すると，ハイパワー系，ミドルパワー系，ローパワー系（持久力系）の3種類に分類される．

ハイパワー系スポーツは，100 m走，野球の盗塁などの，30秒以内の超短時間に集中して行われる運動で，ATP-CP系がエネルギー供給系となる．

ミドルパワー系スポーツは，200 m走，400 m走，800 m走など，30秒～3分間程度の運動で，運動時間が長くなるにつれて，ATP-CP系，乳酸系，有酸素系へとエネルギー供給系が変化する．

ローパワー系（持久力系）スポーツは，マラソンやジョギングなど，中強度以下で，3分以上の長時間にわたって行われる運動のことで，主に有酸素系によってエネルギーが供給される（**表9.1**）．

〈表9.1〉 エネルギー獲得機構からみたスポーツの種目

段階	運動時間	エネルギー獲得機構	スポーツの種類（例）	パワーの種類
1	30秒以下	ATP-CP系	100m走, 盗塁, ゴルフスイング	ハイパワー
2	30秒〜1分30秒	ATP-CP系＋乳酸系	200m走, 400m走, 100m競泳	ミドルパワー
3	1分30秒〜3分	乳酸系＋有酸素系	800m走, 体操競技, ボクシング（1ラウンド）	
4	3分以上	有酸素系	マラソン, ジョギング, 長距離の水泳	ローパワー（持久力系）

(Fox E. L.：Sports Physiology 2Rev, 1984 より引用)

d 運動トレーニング

　トレーニングとは，機能を向上させるための訓練のことである．運動を継続していると，身体機能にさまざまな変化が生じ，それを運動に対する**適応***力・抵抗力と呼ぶ．筋力トレーニングを繰り返していると筋肉が肥大し，マラソンなどの持久運動のトレーニングを持続すると心肺機能が向上するが，これらはどちらも運動に対する適応現象である．適度の運動は，抵抗力を高めて，風邪などの上気道感染の罹患率を低下させるが，過度の運動は，免疫力を低下させて上気道感染の罹患率を上昇させる．

B 運動と栄養ケア

a 運動の健康影響（メリット・デメリット）

1）運動の糖質代謝への影響

　運動の糖質代謝への影響を健康増進との関係で考える場合，糖尿病の予防と改善を目的とするのが一般的である．糖尿病には，インスリンの分泌不良によって糖質利用が低下する1型糖尿病と，インスリンの利用不良（**インスリン抵抗性***の増大）によって糖質利用が低下する2型糖尿病とがある．1型糖尿病は，遺伝的素因で発症するケースがほとんどであるが，2型糖尿病は，遺伝的素因に生活習慣が絡み合って発症する（7.1.B.e.1)参照）．

　近年の日本では，生活習慣の変化から，2型糖尿病の発症率が高くなっており，運動がその予防と改善に効果があることが指摘されている．運動は，グルコースを細胞内に取り込むときに必要な，グルコース輸送体の1つである，**グルコーストランスポーター4（GLUT4）***の細胞内から細胞表面への移動を促進することによって，血糖値の低下に関与する．GLUT4は，インスリンや**AMPキナーゼ***の作用を介して細胞表面へ移動するが，2型糖尿病では，その移動能力が低下している．運動は，筋肉などでの糖質の利用を促進させることによって血糖値を低下させるが，この効果は無酸素運動よりも有酸素運動で高い．運動が，体脂肪を減らして**メタボリックシンドローム***（7.1.B.d)参照）を改善することも，インスリン抵抗性の改善をはじめとした，糖質代謝の改善に寄与している（**図9.3**）．

2）運動の脂質代謝への影響

　低強度の運動をすると，**ホルモン感受性リパーゼ***が活性化され，脂肪組織中の中性脂肪が分解されて，遊離脂肪酸として血中へ放出される．運動時には，血中遊離脂肪酸レベルは，安静時の約2倍まで上昇するといわれ，血中に放出された遊離脂肪酸の大部分は，筋肉などでエネルギー源として利用される．

　運動が，血中**LDLコレステロール***および中性脂肪濃度を低下させ，逆に**HDLコレステロール***濃度を増加させるという報告が数多くあることから，運動は，脂質代謝異常に対して有

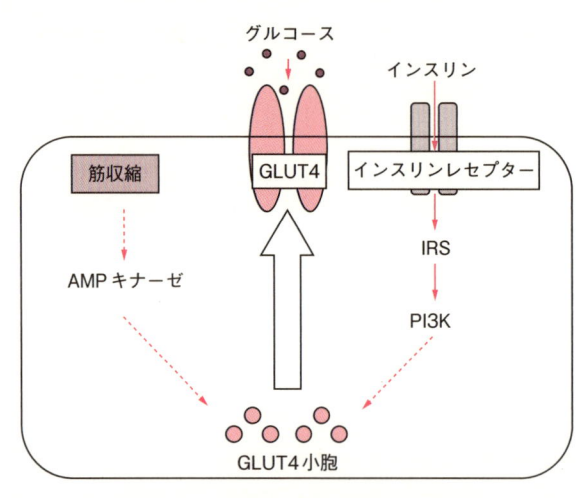

〈図9.3〉 筋肉における糖の取り込み

利な作用をもたらすものと考えられている．有酸素運動を長時間持続させると，エネルギー源としての脂肪の利用が増加することから，肥満や脂質代謝異常の改善には，長時間の中等度以下の有酸素運動が有効である．

3) 運動と高血圧

運動をすると血圧は上昇するが，その上昇度は個人や運動条件によって異なる．血圧には，心臓が収縮しているときの**収縮期血圧（最高血圧）**＊と，心臓が拡張しているときの**拡張期血圧（最低血圧）**＊とがあり，ジョギングなどの等張性の有酸素運動では，運動強度が強くなると，収縮期血圧が高くなることが多いが，拡張期血圧は影響を受けないことが多い．重量上げなどの等尺性運動では，収縮期血圧，拡張期血圧ともに上昇することが多い．これらのことから，高血圧症患者や高齢者が運動をする場合には，注意が必要となる．

一方で，適度な有酸素運動が，中等度以下の高血圧症に有効であることがわかっている．ウォーキングや軽いジョギングなどの運動を継続して行うと，高血圧症の患者の収縮期血圧も拡張期血圧も低下する．そのメカニズムとしては，交感神経と副交感神経のバランス改善，体脂肪の減少による血圧上昇性物質の減少などがある．

4) 運動と骨密度

骨密度＊は，20歳代から40歳代までに最大値を示し，その後は加齢に伴って低下する．骨密度が極端に低下すると，**骨粗鬆症**＊を発病する．女性ホルモンである**エストロゲン**＊は，骨塩が溶出する骨吸収を抑制する作用をもっており，女性が更年期を過ぎると，エストロゲンの分泌低下に起因した骨吸収が進み，骨組織の減少が激しくなる．運動により，骨に適度な力学的刺激を与えると，骨をつくる**骨芽細胞**＊の働きが活発となり，骨へのカルシウムの取り込みが促進されて，骨密度が上昇する．

運動の骨に対する影響は，よいことだけではなく，過度の運動刺激や不適切な運動刺激は，骨に障害をもたらすことがある．運動の骨（骨密度）に与える影響は，その種類によって異なるので，運動の選択には注意が必要となる．高齢者になると，骨形成能力が低下するので，骨形成能力が高い20〜30歳代，遅くとも40歳代までに骨密度を高くしておく必要がある．骨密度を高めるためには，骨形成に重要なカルシウム，たんぱく質，ビタミンDなどの栄養を十分に摂取するとともに，適切な運動をすることが重要となる．

5) 体脂肪率とスポーツ

　糖尿病，高血圧症，脂質異常症などの生活習慣病は，内臓脂肪の過剰蓄積を主因とするメタボリックシンドロームにより引き起こされる場合が多い．脂肪組織は，過剰なエネルギーを中性脂肪として蓄えるだけではなく，さまざまなホルモン様物質を分泌している．脂肪組織から分泌されるホルモン様物質を総称して，**アディポサイトカイン***といい，糖質代謝，脂質代謝などに関与している．アディポサイトカインのなかには，脂肪組織の肥大によってその分泌が増加する物質や，逆に低下する物質があり，肥満による内臓肥満の蓄積によって，それらの分泌バランスが崩れると生活習慣病が引き起こされる．

　中等度以下の有酸素運動を長時間持続させると，エネルギー源としての脂質の利用が増加して，体脂肪の削減に有効であるが，体脂肪の異常な減少にも問題がある．脂肪細胞・脂肪組織の肥大を特徴とする肥満症の患者と，正常な脂肪細胞・脂肪組織が存在しない**全身性脂肪萎縮症***の患者は，インスリン抵抗性，糖尿病，脂質異常症，脂肪肝といった，よく似た代謝異常症を示す．体脂肪率の標準は，成人男子で15〜19％，成人女子は25％前後であり，適正な体脂肪量を維持することが重要となる．

6) 運動と寿命

　一般に，加齢に伴って筋肉量が低下するとともに，体脂肪率が増加する．筋肉は，エネルギー代謝率が高いので，筋肉量の低下は，**基礎代謝***量の低下を招き，摂取エネルギー量に対する消費エネルギーの割合を低下させて，体脂肪量を増加させる．筋肉量の低下は，身体のバランス感覚の悪化も招き，転倒・骨折の危険性が高くなる．加齢に伴う筋肉量の減少や筋力の低

コラム　アディポサイトカイン

　どうして脂肪組織が肥大すると生活習慣病になるのだろうか．脂肪組織は，過剰なエネルギーを中性脂肪として蓄えるだけではなく，さまざまなホルモン様物質を分泌し，これらを総称してアディポサイトカインという．アディポサイトカインのなかには，脂肪組織の肥大によってその分泌が増加する物質や，逆に低下する物質があり，肥満による脂肪の蓄積によって，それらの分泌バランスが崩れると，糖尿病，脂質異常症，動脈硬化，高血圧症などの生活習慣病が引き起こされる．

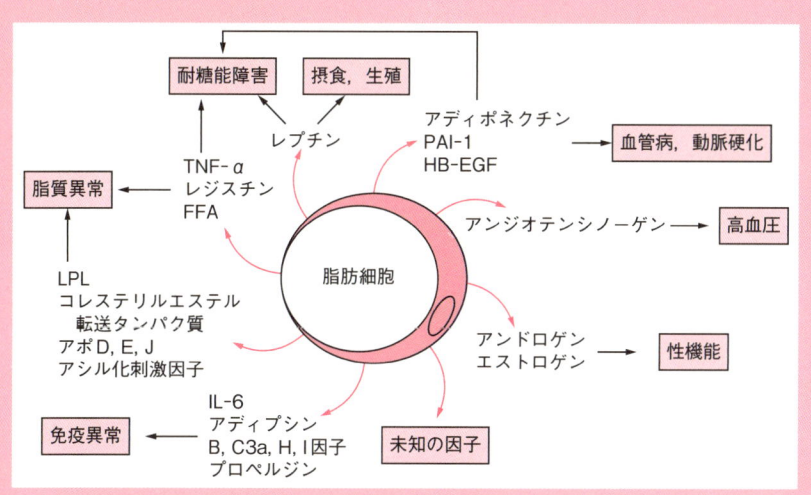

〈図〉　種々の脂肪組織由来生理活性物質（アディポサイトカイン）とその作用
（下村伊一郎：生活習慣病の主役：アディポサイトカイン．実験医学，20（12），1762-1767，2002 より）

下を，**廃用性筋萎縮症（サルコペニア）**＊という．適度の運動は，筋力を増加させるとともに，骨に刺激を与えて強化する．運動は体脂肪を燃焼させるので，体脂肪率を低下させるという面でも有益である．適度な運動は，筋肉の増強，骨の強化，体脂肪の減少だけでなく，精神的なリフレッシュももたらすので，老化を遅延させて長寿へと導いてくれる．

7）運動とQOL

心身ともに健康に過ごしていける状態を，QOLが高いという．とくに，高齢者のQOLを保つ場合，重要な問題となるのが**抑うつ**＊，すなわち「生きていても仕方がない」「何かするのがおっくうだ」という気持ちになることである．年をとると，身体機能が衰えて，病気になることが多く，これが精神面に悪影響を及ぼす．また，定年退職，家族との別離なども，抑うつの危険性を高める．人生についても否定的に感じてしまい，快適な日常を送ることができなくなる．軽い抑うつ状態の場合，運動によって改善することがある．運動の種類としては，ウォーキングやサイクリングなどの中等度の有酸素運動が有効とされている．これらは，高血圧症や糖尿病などの生活習慣病の予防，高齢者のQOLを保つうえで有効である．

加齢に伴う筋力の低下は深刻な問題であり，筋力不足によって日常生活に支障が出ると，QOLに影響を与える．筋肉は，何歳になっても，トレーニングによって発達させることができることから，サルコペニアは，運動による筋肉への刺激によって予防することができる．サルコペニアを予防するためには，ウォーキング，ジョギングなどの運動をするとともに，日ごろから活動的に生活することが重要となる．さらに高い効果を得るためには，筋肉に負荷をかけるスクワットや腹筋運動などのレジスタンス運動がすすめられる．

8）運動のデメリット

適度な運動は，肥満，高血圧症，脂質異常症，糖尿病などの生活習慣病の予防や改善に有効である一方，不適切な運動負荷は，身体に悪影響を及ぼす．不適切な運動負荷をした場合，一時的に血圧が上昇することがあるので，高齢者や血圧が高めの人が運動をする場合には注意が必要となる．適度な運動刺激は，骨の形成を促進する一方で，骨への過負荷は，骨に金属疲労様現象を起こして，**疲労骨折**＊を引き起こすことがある．激しい運動は，身体内に悪影響を及ぼして老化を促進し，活性酸素を大量に発生させるので，この点も注意が必要である．

高齢者が運動をする場合，医師のメディカルチェックを受け，運動の専門家と相談して，自分の身体状況に合った運動をすることが重要となる．高齢者に適した運動として，ウォーキング，ゲートボール，柔軟体操，太極拳，水泳（温水の中をただようように泳ぐ）などがある．

b 運動基準

2006（平成18）年7月に厚生労働省によって生活習慣病を予防するための身体活動量・運動量および体力の基準値が「**健康づくりのための運動基準2006—身体活動・運動・体力—**」（**運動基準**）＊において示された．運動基準においては，現在の身体活動量や体力の評価と，それを踏まえた目標設定の方法，個人の身体特性および状況に応じた運動内容の選択，それらを達成するための方法が具体的に示されている．

運動基準においては，身体活動の強さを安静時の何倍に相当するかで表す**メッツ（METS）**＊で表し，身体活動の量を身体活動の強度（メッツ）に身体活動の実施時間（時）をかけた**エクササイズ（Ex）**＊（メッツ・時）で表している．健康づくりのための身体活動量として，週に23エクササイズ以上の活発な身体活動（運動・生活活動）を行い，そのうち4エクササイズ以上の活発な運動を行うことを目標としている．なお，この目標に含まれる活発な身体活動とは，3メッツ以上の身体活動と規定している．健康づくりのための身体活動量の目標である週23

エクササイズの身体活動を歩数に換算すると，1日あたりおよそ8,000〜10,000歩くらい（1週間で56,000〜70,000歩くらい）となる．

c　糖質・たんぱく質摂取

　糖質摂取量は，体内に貯蔵されるグリコーゲン量に影響する．筋グリコーゲン量が多いほど運動の持続時間が長く，糖質の摂取量と持久力との間には正の相関がみられる．また，運動直後の糖質摂取がグリコーゲンの回復に効果的であることが報告されている．

　運動時に，筋たんぱく質の分解が亢進してエネルギー源として利用されること，**分岐鎖アミノ酸（BCAA）**＊が運動時に重要な働きをしていることなどから，運動時には，たんぱく質摂取が重要となる．運動不足は，体たんぱく質の異化を招き，適度な運動は，たんぱく質の利用効率を高め，激しい運動は，たんぱく質やアミノ酸の分解を亢進させる．激しい運動を長時間行うと，たんぱく質の必要量は増加する．また，適度の運動が成長を促進し，たんぱく質の利用効率を高めることも知られている．運動時には，発汗による**経皮窒素損失量**＊の増大，たんぱく質とアミノ酸の異化亢進，体たんぱく質の合成低下がみられるが，運動終了後には，体たんぱく質の合成が異化を上回るようになる．エネルギー供給量が十分であれば，「健康づくりのための運動指針2006」で示されている程度の運動量においては，たんぱく質の必要量は増加しない場合が多い．

　筋力トレーニングである**レジスタンス運動**＊は，たんぱく質の合成を促進させるために有効である．筋肉を増大させるには，適度な強度と間隔でレジスタンス運動を継続し，トレーニング直後から1時間くらいの間に，十分なたんぱく質と適度な糖質を摂取することが重要となる．また，筋肉の合成を引き起こす**成長ホルモン**＊は，睡眠時にも活発に分泌されることから，筋力トレーニングをするとともに，就寝2〜3時間前にたんぱく質を摂取することも，筋肉を増大させるためには有効となる．

d　水分・電解質補給

　運動をすると，体温が上昇して大量の汗をかくが，これは，汗をかくことによって熱を体外へ放出するためである．汗の成分の約99％が水で，その他約1％は**電解質**＊などである．体液には，ナトリウム，カリウム，マグネシウムなどが，電解質（イオン）の状態で存在し，細胞内外の**浸透圧**＊を保つなど，生理機能の維持に関与している．水分補給をせずに高温環境下で運動を続けると，体温調節の機構が働かなくなり，脱水や**熱中症**＊を引き起こす場合がある．運動中に水分を摂取することにより，体温の上昇を抑えることができる．運動時の発汗は，水分とともに電解質の損失も招くので，体液を正常に回復するためには，水だけではなく，電解質も補給しなくてはならない．脱水からの回復には，0.2〜0.9％程度の食塩水が適当であると考えられている．体重の約2〜3％の水分が失われると，運動能力，体温調節能力の低下がみられるので，水分の損失量が体重の2％を超えないように水分を補給しなくてはならない．基本的には，競技前に250〜500 mLの水分をとり，競技中には，発汗量の70〜80％の水分を補給することが原則となる．運動の直前に水分をとりすぎると，胃が重くなり，運動に負担がかかるので，運動の30分前までに水分を補給する必要がある．運動中は，約15分ごとに水分を補給する．補給する水分は，5〜15℃に冷やすと飲みやすく，吸収も速い．トライアスロンなどの，非常に長時間にわたる競技では，水分とともに，塩分と，エネルギー源となる糖質も補給する必要がある．一般的に，0.2％前後の食塩と6％前後の糖質を含んだものが適当であると考えられており，糖質としては，グルコース（ブドウ糖），フルクトース（果糖），スクロース（ショ糖），マルトース（麦芽糖）などが利用されている．また，運動終了後にも，水分，塩分，糖質

〈表9.2〉 スポーツ貧血とその発現機構

貧血の種類	原　因	競技力への影響	治療の必要性
希釈性貧血	循環血漿量の増加	持久力を増加	なし
溶血性貧血	赤血球膜浸透圧抵抗性の低下 赤血球膜構造の可逆性が低下	持久力の低下	必要
鉄欠乏性貧血	赤血球合成材料（鉄，たんぱく質）の摂取不足 体内鉄の不足（慢性の無自覚腸管出血など）	持久力の低下	必要

(小林修平編, 2001 より作成)

を補給する必要がある．一般的なスポーツ飲料は，6％前後の糖質を含んでいるので，吸収が速い．果汁飲料に含まれるクエン酸やビタミンCは，疲労回復によいとされているので，運動後に摂取するとよい．最終的には，運動と身体の状況を総合的に判断して，補給のタイミング，量および液の組成を決定しなくてはならない．

e スポーツ性貧血

　貧血とは，単位容積あたりの赤血球数とヘモグロビン濃度が減少した状態と定義され，運動時における貧血は，酸素運搬能力の低下による持久力の低下を招く危険性がある．運動選手における貧血はスポーツ性貧血と呼ばれ，大きく3つに分類される（表9.2）．それらには，① 循環血漿量の増加によって起こる**希釈性貧血**＊（見かけの貧血），② 運動によって赤血球が破壊されて起こる**溶血性貧血**＊，③ 消化管などからの出血，発汗，月経血など，鉄の損失（排泄量の増加）に対するたんぱく質や鉄の摂取不足が原因となる**鉄欠乏性貧血**＊がある．そして，スポーツ選手にみられる貧血の多くは，鉄欠乏性貧血である．

　スポーツ性貧血の予防のためには，十分なバランスのとれた栄養摂取が基本となる．とくに，ヘモグロビンの合成材料となる鉄とたんぱく質の摂取が重要となる．また，**非ヘム鉄**＊の吸収を促進するビタミンCの摂取も重要である．

f 食事内容と摂取のタイミング

　試合でよい結果を残すためには，トレーニングが重要であることはいうまでもないが，食事の内容とその摂取のタイミングも重要となる．

　多くの運動競技において，主要なエネルギー源は糖質である．運動選手にとって，糖質の摂取量と摂取のタイミングは，パフォーマンス向上のために重要となる．糖質は，身体に少量しか蓄えられず，睡眠中でも，脳や赤血球において消費されることから，早朝に運動を行う場合は，前夜の夕食と夜食に高糖質食を摂取するとともに，当日の朝，運動をする前に糖質を摂取する必要がある．運動が昼に行われる場合は，高糖質の朝食を摂取し，運動が夕方に行われる場合は，朝食と昼食と午後の間食に，高糖質食を摂取する．運動の継続時間が60分以内であれば，運動前や運動中に糖質を摂取する必要はないが，運動の継続時間が60分以上になる場合は，運動直前や運動中に糖質を摂取することは，パフォーマンスの向上に有効である．

　十分にトレーニングされた運動選手では，運動終了後2時間以内に糖質を摂取すれば，筋肉グリコーゲンは十分に補充される．筋肉グリコーゲンの産生と，筋肉を次の運動へと備えさせるためには，運動終了後2時間以内に，約300 kcalの糖質を摂取するべきである．運動後に摂取する糖質のタイプは，貯蔵されるグリコーゲンの量に影響を与える．トレーニングされた運動選手の場合，運動後24時間以内の摂取であれば，単糖も多糖類もほぼ同等に筋肉や肝臓のグリコーゲンを補充するが，運動後48時間では，多糖類のほうが筋肉グリコーゲン量を多くする．トレーニング終了後には，糖質のほかに，疲労した筋肉を回復させるたんぱく質やビタミン，

B 運動と栄養ケア

〈表9.3〉 身体活動の分類と1日あたりの目標エネルギー摂取量

活動時間	数秒	1分未満	1〜10分未満	10分以上	持久的
種目	円盤投げ ハンマー 砲丸投げ ハイジャンプ ダイビング スキージャンプ	ダッシュ 400 m走 ハードル 3段跳び 跳躍 競泳500m	800 m走 1,500 m走 3,000 m走 レスリング 体操競技 滑降（スキー）	フットボール バスケットボール アイスホッケー ラクロス テニス フェンシング 床運動 5,000 m走	クロスカントリー走 10,000 m走 マラソン サッカー クロスカントリースキー
kcal/日	3,000〜4,000	3,000〜4,000	3,000〜5,000	3,000〜6,000	4,000〜6,000
練習時間	練習時間に対応した付加エネルギー量（％）				
1時間未満	5	5	10	10	13
1〜2時間未満	10	10	20	20	25
2時間以上	15	15	30	30	38

（小林修平編，2001より作成）

ミネラルなども十分に摂取する必要がある．

　筋肉を増大させるためには，トレーニング直後から1時間くらいの間に，十分なたんぱく質と，適度な糖質を摂取することが重要となる．また，筋肉の合成を引き起こす成長ホルモンが睡眠中にも活発に分泌されることから，就寝2〜3時間前にたんぱく質を摂取することも重要となる．

g　筋グリコーゲンの再補充

　運動を持続する能力は，筋肉グリコーゲンの量に左右され，とくに，持久力系運動の持続能力に関係する．持久力系運動の持続能力を向上させるために，筋肉グリコーゲンを蓄積させる**グリコーゲンローディング法**＊が用いられている．この方法は，試合前7〜5日までの間に，激しい運動と低糖食によって，筋肉グリコーゲンを枯渇させ，その後，試合直前までの間に，運動量を低下させるとともに高糖質食を与えることによって，筋肉グリコーゲンを補充する．この方法は，多量の糖質が体内に入ることから，血中のミネラルバランスに影響を与えること，筋肉グリコーゲンの増加は，体水分の蓄積を伴うことなどから，利用するにあたって注意が必要となる．まず練習で試し，体に合っているかどうかを確認し，本番では糖質摂取量を低くするなど，競技者の体質に合った糖質摂取量で実施することが必要となる．

h　運動時の食事摂取基準の活用

　運動で消費されるエネルギー量は，種目，年齢，性，身長，体重，体組成，運動強度，運動時間，選手の技量，トレーニング目標，気温などによって変化する．成長期には，成長のためのエネルギー量も付加する必要があり，運動選手のエネルギー補給量を規定することは，難しい．運動選手の場合でも，「日本人の食事摂取基準（2010年版）」に基づいて栄養補給量を決めることが基本となるが，運動選手は身体活動量が多いため，エネルギー補給量を増やさなければならない．エネルギー補給量が増加すると，エネルギー代謝に必要となるビタミンB_1，B_2およびナイアシンの必要量も増加する．必要に応じて間食を取り入れ，バランスの整った献立で，ビタミンやミネラルなども不足しないようにする．

i　ウエイトコントロール（減量）と運動・栄養

　ウエイトコントロールは，摂取エネルギーと消費エネルギーのバランスを整えることが基本となる．摂取エネルギーが消費エネルギーを上回ると，体脂肪が蓄積して肥満となり，摂取エ

ネルギーが消費エネルギーを下回ると，筋肉量の減少や体内のエネルギー蓄積不足が起こる．通常，減量を目的としてウエイトコントロールをする場合が多いが，増量を目的として行われる場合もある．ボクシングで階級を上げる場合が，これにあてはまる．体脂肪率は，低いほどよいわけではなく，健康の保持増進のためには，体脂肪率を適正な範囲内に収めることが重要となる．

　減量は食事と運動をうまく組み合わせて行うが，食事面としては，栄養のバランスが崩れないように配慮しながら，1日の摂取エネルギー量を消費エネルギー量の－250〜500 kcal 程度に抑える．過度の摂取エネルギー量の削減は，筋肉量の低下を招き，体脂肪がつきやすい体質をつくるので注意が必要である．1週間の減量目標は1〜2 kg とし，計画的な体重管理を行う．運動面では，ウォーキングやジョギングのような，中等度以下の有酸素運動を長時間持続させることによって，エネルギー源としての脂質の利用を増加させる．減量する場合，基礎代謝量の多い筋肉を増量することも，太らない体質をつくるうえで重要となる．レジスタンストレーニング（筋トレ）を導入し，たんぱく質摂取と組み合わせることによって，筋肉を増量することができる．レジスタンストレーニングの前後と就寝前に，たんぱく質を摂取すると，効果的に筋肉を増やすことができる．

　減量時には，摂取エネルギー量を制限しつつ，たんぱく質やビタミン，ミネラル摂取量は減らさないように注意する必要がある．極端な食事制限，短期間での急激な減量など，無理なウエイトコントロールは，筋肉量の低下を招いて太りやすい体質をつくるので注意が必要である．減量と**リバウンド*** を繰り返すことを**ウエイトサイクリング*** という．

j 栄養補助食品の利用

　現在，世界中で運動選手が，栄養補助食品（サプリメント）を利用している．サプリメントは，英語の supplement という単語に由来し，本来は，日常の食生活で不足する栄養素を補完するものである．運動の競技能力を向上させるために使用するサプリメントを，**エルゴジェニックエイズ*** と呼び，さまざまな栄養素が利用されている．エルゴジェニックエイズは，運動能力の向上との関係が科学的に証明されたものばかりではない．特定栄養素の過剰摂取は，過剰の害を引き起こす危険性があるので，サプリメントの利用に関しては，食事摂取基準の耐容上限量との関係をしっかり考える必要がある．外国での調査研究のなかに，サプリメントの服用に関して，最も影響力を及ぼしているのは，管理栄養士ではなく競技のコーチであると報告しているものがあり，スポーツの現場での管理栄養士の活躍が求められる．サプリメントは，必要にせまられたときに食事を補完するものであり，第1は，バランスのとれた食事によって栄養素不足が起こらないようにすることである．

10 環境と栄養

ヒトは日常生活を営むうえで生理的，心理的ストレスにさらされており，このような状態でホメオスタシスを維持しようとしている．また，地球の公転と自転，月の引力などの影響を受け，さまざまな生体内リズムが形成されている．さらに，温度，気圧などの変化に順応しなければならない．したがって，このような環境下で起こる生体内代謝変化に応じた栄養摂取が必要となる．本章では，環境変化に伴う適正な栄養摂取について解説する．

A ストレスと栄養ケア

ストレスは，心身の健康に大きな影響を及ぼす．「21世紀における国民健康づくり運動（健康日本21）」では，「休養・こころの健康づくり」が取り上げられ，基本的な方向と目標が設定されている．その1つの目標として「ストレスの軽減」があげられている．具体的には，平成8年度健康づくりに関する意識調査では54.6％であった「最近ストレスを感じた人」の割合を，2010（平成22）年度には49％以下にするという目標値が設定されている．健康の維持・増進のためには，栄養，運動，休養の調和がとれた生活が大切であるが，さらにストレス管理が重要項目として注目されている．

a 恒常性の維持とストレッサー

われわれは，神経系とそれによって引き起こされるホルモン系との協調作用，さらに免疫系との相互作用によって生体内部の**ホメオスタシス***（恒常性）が保たれている．これらの神経系，ホルモン系，免疫系の関係を，ホメオスタシスの三角形と呼んでいる．このホメオスタシスが乱された状態がストレスであり，ボールを指で押している状態にたとえられる（**図10.1**）．指に相当するものがストレッサー（刺激要因）であり，ボールの状態がストレス（応答）である．ストレスは，生理的ストレスと心理的ストレスに大別される（**表10.1**）．ストレッサーとしては，物理的ストレッサー（高温曝露など），化学的ストレッサー（環境ホルモンなど），複合的ストレッサー（細菌感染など），生活上のストレッサー（引越しなど），職業上のストレッサー（転勤など）があげられる．現代人は，多くのストレッサーにさらされている．

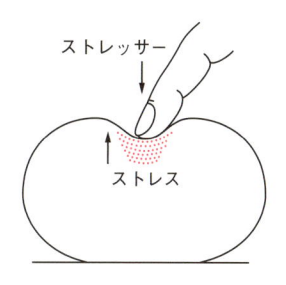

〈図10.1〉 ストレッサー（指）とストレス（ボール）の関係
（灘本知憲，西川善之：食品・栄養科学シリーズ 応用栄養学，p.184，化学同人，2001より）

b 生体の応答性と自己防衛

ストレス状態では，ストレッサーの種類に関係なく共通の応答が起こる．これを汎適応症候群と呼んでいる．ストレッサーの刺激は**大脳辺縁系***および視床下部へ伝わり，次いで，脳下垂体，内分泌系，目的臓器へ伝わる（**図10.2**）．ストレス状態では，視床下部から副腎皮質刺激ホルモン放出因子（CRF）が分泌されて下垂体に作用して，副腎皮質刺激ホルモン（ACTH）の分泌を促進し，副腎皮質ホルモンが過剰に分泌される．この影響を受け，消化管潰瘍や狭心症が発症する．また，副腎皮質ホルモンの過剰分泌により免疫能が低下する．一方，ストレス

〈表 10.1〉 ストレスの種類

ストレスの種類		刺激要因
生理的ストレス	物理的ストレス	温度（高温・寒冷），光，音，放射線，気圧，湿度
	化学的ストレス	酸素，pH，浸透圧，金属イオン，エタノール，窒素酸化物などの環境汚染物質，有害化学物質，環境ホルモン
	複合的ストレス	飢餓，栄養素の欠乏・過剰，加齢，炎症，感染，アレルギー，外傷，手術，虚血
心理的ストレス	生活上のストレス	家族の病気・死亡，離婚，引越し，借金，出産，自分の健康・病気，受験
	職業上のストレス	人間関係，テクノストレス，転勤，配置転換，昇進
	その他のストレス	戦争，災害

（坂内四郎：ストレス探求，化学同人，1994 より作成）

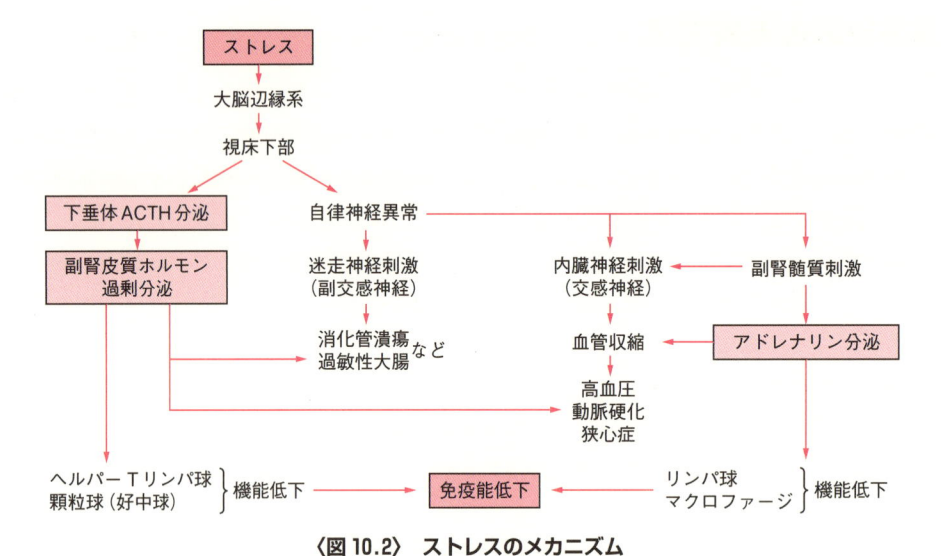

〈図 10.2〉 ストレスのメカニズム

（灘本知憲，西川善之：食品・栄養科学シリーズ　栄養学各論，p.143，化学同人，2001 より）

状態では視床下部から**自律神経***系に働きかけ，自律神経異常が起こる（**図 10.2**）．この影響を受け，**迷走神経***が刺激されて消化管潰瘍などが発症する．また，自律神経異常は内臓神経を刺激し，血管収縮を起こして高血圧の原因となる．さらに，自律神経異常は副腎髄質を刺激してアドレナリンの分泌を促進し，血管を収縮するとともにリンパ球やマクロファージの機能を低下させて免疫能を下げる．以上が，ストレス状態の神経系，ホルモン系，免疫系の応答であり，これらの作用は互いに連携しており，生体の恒常性を維持しようとして働く．

ストレスの初期状態（警告反応期）では，生体はショック状態（ショック相）となり，血圧や血糖値が低下する（**図 10.3**）．警告反応期の後半ではストレスに対する抵抗（反ショック相）が始まり副腎が肥大してホルモン系の応答が起こる．次いで抵抗期へと移行する．抵抗期ではホメオスタシスを維持しようとするが，ストレス状態が長く続くと抵抗力が失われ疲憊期となり，前述した疾患が現れる．やがて，胃・十二指腸潰瘍，リンパ腺の萎縮，副腎の肥大の3大症状を呈し，生体の限界を超えると死に至る．

c　酸化ストレスとその対応

近年，酸化と疾病および老化との関係が注目されている．ヒトは酸素を消費してエネルギー

A ストレスと栄養ケア

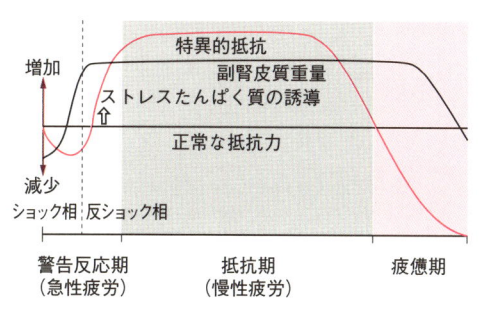

〈図 10.3〉 ストレス環境下の生体応答
(渡邊令子:栄養・健康科学シリーズ 栄養学各論・改訂第3版(岩崎良文,戸谷誠行編),南江堂,p.219,2001 より)

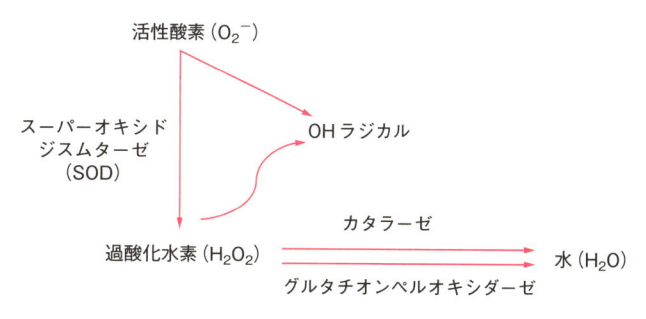

〈図 10.4〉 SOD 系による活性酸素の処理

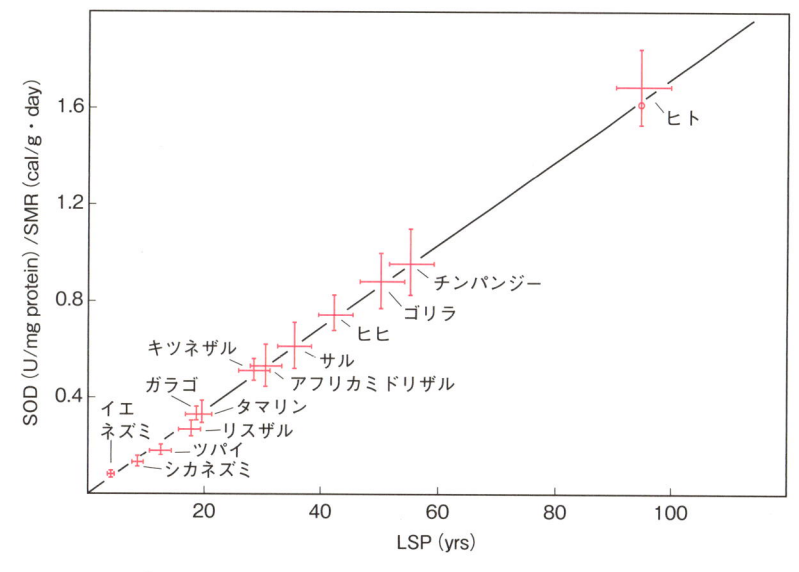

〈図 10.5〉 霊長類などの肝臓 SOD 活性と寿命との相関性
(大柳善彦:活性酸素と病気,化学同人,1989 より)

を生産しているが,酸素消費の結果生じる活性酸素は生体にストレッサー(酸化ストレスの原因)となるので,その処理は疾病および老化の防止に重要な役割を演じている.体内で生じた活性酸素は,OH **ラジカル*** に変化し,発がん性の高い過酸化脂質の生成に関与する.そこで,活性酸素の処理(無毒化)が必要となる.活性酸素の処理で重要な働きをしているのが,スーパーオキシドジスムターゼ(SOD)などの酵素による処理系である(**図 10.4**).活性酸素(O_2^-)は SOD の働きで過酸化水素(H_2O_2)となる.しかし,H_2O_2 も放置しておくと,やがて OH ラジカルとなる.そこで,グルタチオンペルオキシダーゼやカタラーゼの働きで過酸化水素を水(H_2O)に変えて無毒化する.SOD には銅,亜鉛,マンガン,グルタチオンペルオキシダーゼにはセレンが含まれており,近年これら微量元素の栄養価が再認識されている.SOD 活性の強さと生物の最大寿命との間には有意な正の相関関係があり(**図 10.5**),SOD 系の働きが疾病の予防や老化の防止に重要であることが知られている.このことから,遺伝的に SOD 系酵素の DNA 発現量が少ない場合や高齢の場合,酸化ストレスを受けやすいと考えられる.その場合,スカベンジャーとして働く抗酸化ビタミン(プロビタミン A,ビタミン C,ビタミン E)の作用も重要である.

> **コラム　酸化と老化**
>
> 　一般に体の大きい生物は，単位体積あたりの酸化ダメージが少なく，長生きである（ラットのほうがマウスより最大寿命が長いなど）と考えられるが，該当しないケース（小型犬のほうが大型犬より最大寿命が長いなど）も認められる．しかし，SOD活性と生物の最大寿命との間には有意な正の相関関係が認められ（図10.5），活性酸素の処理能力が老化と関連が深いことが，近年注目されている．また，加齢に伴うSOD活性の低下を補うために，ビタミンCやEのような抗酸化ビタミンが有効であることが知られている．

d　ストレスによる代謝の変動

　生体はストレス時の応答としてホメオスタシスの制御作用が働く．その結果，生体成分の代謝が変動する．

1）ストレスとたんぱく質

　ストレス状態ではエネルギー消費量が増大するので，エネルギー源としてたんぱく質を使用する．すなわち，たんぱく質の分解が促進され，生じたアミノ酸を糖新生の材料として使用するため，窒素出納は負となる．とくに，火傷，手術などのストレッサーにさらされている状態では，窒素出納が著しく負となる．

2）ストレスと糖質

　ストレスの初期段階では，血糖値が減少する．また，ストレス状態ではたんぱく質が分解されて生じたアミノ酸が糖新生の材料として使われる．とくにアラニンとグリシンが肝臓で糖新生の材料として使用される．これらのアミノ酸は可欠アミノ酸であるため，体構成たんぱく質の材料を確保するために，他の可欠アミノ酸がアミノ基転移反応を受けこれらのアミノ酸の材料となる．したがって，ストレス時には体構成たんぱく質の材料となるアミノ酸が減少する．アミノ酸の喪失は生体に致命的な影響を与えるので，これらの状態を解消するために，ストレス時にはグルコースの投与が必要となる．

3）ストレスと脂質

　ストレス状態では，エネルギー消費量が増大するので，糖質，たんぱく質だけでなく脂質もエネルギー源として動員される．ストレス時にはアドレナリンの分泌量が増大するので，脂肪組織から脂肪が動員される．脂質の投与は，グルコースの投与と同様にたんぱく質の減少を防ぐ働きがあると考えられる．しかし，脂肪酸の代謝であるβ-酸化が促進されるとケトン体が生じてアシドーシスとなるおそれがあるので，脂質の過剰な摂取は危険である．また，強いストレス時では，脂質の摂取によるたんぱく質の節約作用は期待できない．

4）ストレスとミネラル

　ストレス状態では神経や筋肉の興奮が一時的に高まる．この変化に対して生体がホメオスタシスを維持するために，カルシウムとマグネシウムが使用される．また，免疫力の低下や感染に対する抵抗力を増加させるために，鉄と亜鉛が必要となる．

　ストレス状態ではエネルギー生産などの生体内代謝が促進されるため，活性酸素の産生量が増加する．そのため，活性酸素を処理するSOD系などの抗酸化作用の働きを高める必要がある．SOD系の酵素は，銅，亜鉛，マンガン，鉄，セレンなどを構成成分としているため，これらの要求量も高まる．

5) ストレスとビタミン

ストレス時には，副腎皮質および髄質におけるホルモンの合成量が増加する．これらのホルモンの合成にはビタミンCが必要であるので，その要求量も増加する．またストレス時にはエネルギー生産などの生体内代謝が促進されるため，代謝系の補酵素およびその成分となるビタミンB群の要求量が高まる．さらにストレス時には抗酸化力を高めるために，抗酸化ビタミンの必要量も増加する．

e ストレスと栄養

ストレス時には，バランスのとれた規則正しい食生活が大切である．このことにより，日内リズムが正常に保たれ，免疫力も増加する．また，栄養素摂取としては，エネルギー，炭水化物，たんぱく質，ミネラル，ビタミンの必要量が増加する．

1) エネルギー

ストレス状態ではエネルギー消費量が増大するので，エネルギーの必要量が増加する．

2) 糖　質

炭水化物はエネルギー源としてだけでなく，糖新生を防止し，体構成たんぱく質の減少を防ぐ目的で，必要量が増加する．

3) たんぱく質

体構成たんぱく質の分解を補給するために，たんぱく質の必要量は増加する．また，体構成たんぱく質となる割合の高いたんぱく質を摂取すべきである．具体的には，栄養価（生物価やアミノ酸価）の高いたんぱく質源（卵など）を補給する．

4) ミネラル

神経や筋肉の興奮性を鎮めるために，カルシウムやマグネシウムの必要量が増加する．また，免疫力を高め感染を防止するために鉄や亜鉛の必要量が増加する．さらに，SOD系の酵素に必要な微量元素の必要量も増加する．

5) ビタミン

副腎皮質および髄質におけるホルモンの合成に必要なビタミンCの必要量が増加する．また，代謝系酵素の補酵素およびその成分となるビタミンB群の必要量が増加する．さらに抗酸化ビタミンの必要量が増加する．

f 「健康日本21」におけるストレス対策

「健康日本21」ではストレス対策として**表10.2**のような指針をあげている．また，個人がストレスに対処する能力を高めるための具体的な方法として，**表10.3**の留意点をあげている．

〈表10.2〉 ストレス対策の指針

① ストレスに対する個人の対処能力を高めること．
② 個人を取り巻く周囲のサポートを充実させること．
③ ストレスの少ない社会をつくること．

（厚生労働省：健康日本21より）

〈表10.3〉 ストレスへの対処における留意点

① ストレスの正しい知識を得る．
② 健康的な，睡眠，運動，食習慣によって心身の健康を維持する．
③ 自分自身のストレスの状態を正確に理解する．
④ リラックスできるようになる．
⑤ ものごとを現実的で柔軟にとらえる．
⑥ 自分の感情や考えを上手に表現する．
⑦ 時間を有効に使ってゆとりをもつ．
⑧ 趣味や旅行などの気分転換をはかる．

（厚生労働省：健康日本21より）

B　生体内リズムと栄養

　動物の生理機能にはさまざまなリズムがあることが認められている．これらのリズムのうち，光や温度などの環境因子から周期性を除いた状態でも観察されるリズムを内因性リズムという．これを生物時計（biological clock）または体内時計（endogenous clock）といい，これから発生する周期性のある現象を，生体リズムまたは生物リズムという．

a　生体機能の日内リズム

　ヒトは地球の自転周期に同調して昼間（活動期）と夜間（休息期）が交互に繰り返され，その生活機能の変動はほぼ24時間（25時間に近い）周期となっている．これを日内リズム（サーカディアン・リズム）という．ヒトの日内リズムは外界の刺激から遮断された状態でも認められ，ほぼ24時間周期で睡眠と覚醒のリズムが繰り返されている．このリズムは，脳の視交叉上核*に存在する生物時計に依存している．

　ヒトの日内リズムが現れる生理機能としては，睡眠と覚醒のほかに，体温，尿量および尿中成分，血中成分，血圧，心拍数，消化・吸収機能，ホルモン分泌量変化などが観察されている．体温や循環器機能（血圧，心拍数など）は昼間に上昇し，夜間に低下する．消化・吸収機能も昼間に高く夜に低いリズムがある．

b　食事摂取による同調

　唾液や胃液の分泌リズムには食事の時間や内容に影響を受けない因子も含まれているが，消化・吸収および代謝機能における24時間リズムの多くは食事摂取による影響が強い．栄養素の消化・吸収および代謝に関与する酵素系のリズムは，摂食パターンによって大きく影響を受けている．すなわち，食事摂取の周期性に対してリズムが同調している．

　ラットを用いた実験では，摂食時刻に対応して消化酵素の分泌リズムが形成され，摂食予定

コラム　睡眠リズム

　睡眠にもリズムがある．成人では90分サイクルで睡眠が深くなったり浅くなったりしている．深い睡眠のときに起きると目覚めが悪く，不快感や疲労感を生じやすいことが知られている（図）．
　睡眠は大きくレム睡眠とノンレム睡眠に分けられる．レム睡眠は，身体は眠っているが脳は目覚めている状態である．ノンレム睡眠は，身体も脳も眠っている状態である．

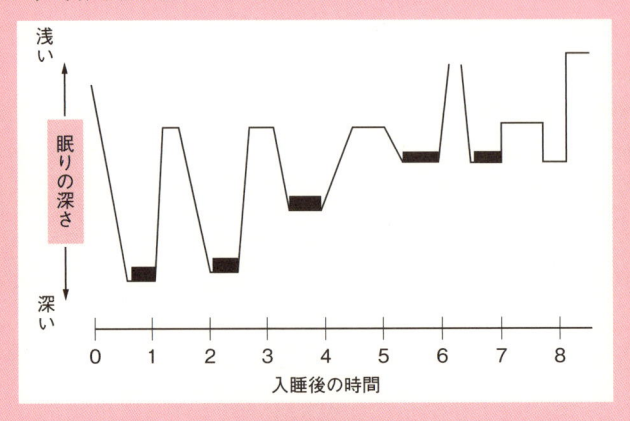

〈図〉　睡眠パターン
（森　基子，玉川和子，澤　純子他：応用栄養学〔第9版〕，医歯薬出版，p. 263，2010 より）

B 生体内リズムと栄養

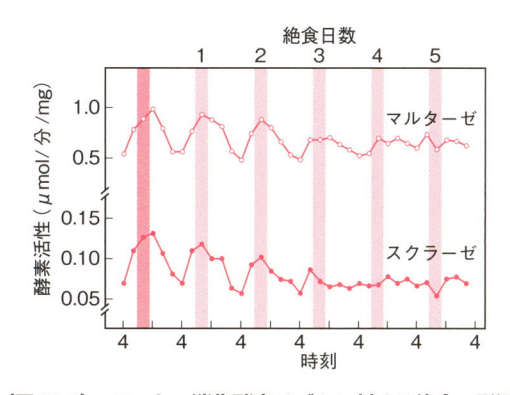

〈図10.6〉 ラットの消化酵素リズムに対する絶食の影響
(斉藤昌之ほか：蛋白質核酸酵素, 27, 138, 1982 より)

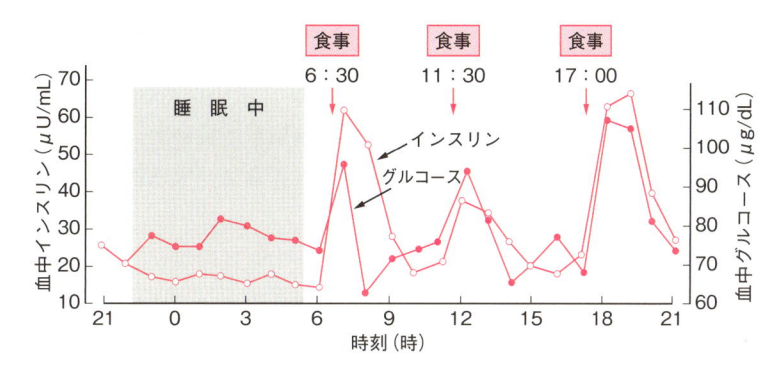

〈図10.7〉 食事の血液中グルコースおよびインスリン濃度の日内リズムに及ぼす影響
(森本靖朗：代謝, 8, 82, 1971 より)

時刻になると消化酵素の活性が増加することがわかった．また，絶食しても2日間はそのリズムが持続していた（**図10.6**）．この消化酵素活性の日内リズム変動は生物時計によって引き起こされる反応であり，摂食予知反応と呼ばれている．さらに，ラットの視交叉上核を破壊するとこのリズムが消失することから，**視床下部外側野**＊の摂食中枢，**腹内側核**＊の満腹中枢などの食欲中枢は生物時計の制御下にあることが知られている．

ヒトでは毎日同じ時刻に食事をとると**インスリン**＊の分泌がよくなる（**図10.7**）．また，連続して経管栄養を受けているヒトでは，体温やホルモン分泌の24時間リズムが消失する．このことから，経管栄養はできるだけ実施しないほうがよいという考え方が生まれている．ヒトの一般的な食習慣として，食事は1日3食である．しかし，生活や仕事が多様化した現代では食事リズムが乱れることが多くなった．また，朝食を中心として欠食率も増加している．食生活のリズムの乱れは，消化・吸収および代謝機能における24時間リズムに悪影響を及ぼし，食欲不振，胃腸障害，体内代謝不調の原因となり，健康を損なう危険率が高くなると考えられる．

c 代謝の月周・年周リズム

日内リズムより長いリズムとして，月経周期と季節のリズムなどがある．女性の月経周期（月周リズム）の変動には，**エストロゲン**＊などの女性ホルモンの変動が大きく影響している．また，年周リズムを生む季節変動には日照時間の変動が影響している．これらの周期中には基礎代謝量などの変動がみられ，周期の変動に対し，身体機能のリズムに合わせた栄養環境が必要である．

C 特殊環境と栄養

ヒトは恒温動物であり，外気温が変化しても体温を一定に保つ機能をもっている．体温は，生体内の熱産生と生体外への熱放出のバランスにより保持されている．すなわち体温は，生体内のエネルギー代謝の結果生じる熱エネルギーの産生，発汗などの皮膚表面からの水分蒸発，各種ホルモン作用などにより調節されている．体温を保持することにより，生体内の消化・吸収および代謝反応を起こりやすくする酵素の至適温度が保たれ，生体内の物質変化が円滑に進行する．

a 特殊環境下の代謝変化

高温環境下では基礎代謝量が低下し，低温環境下では基礎代謝量が増加する．これは次のような変化から起こる．高温環境下では，発汗などによる熱放出が促進され熱産生が低下する．発汗は最も有効な体温低下機構であり，発汗が起こる環境をつくるために甲状腺機能が低下する．そのために基礎代謝量が低下する．低温環境下では，体温を保持するために熱産生が増加する．熱産生を行う主要部位は**褐色脂肪組織***であり，その代謝調節には交感神経系が関与し，ノルアドレナリンの分泌が亢進する．グルカゴンや副腎皮質刺激ホルモン（ACTH）も関与して，グルコースの取り込みや脂肪分解を亢進する．さらに，甲状腺機能が亢進する．そのために基礎代謝量が増加する．

寒冷地（−40℃）から熱帯地（38℃）に至る種々の温度環境が異なる地域に駐屯する兵士のエネルギー摂取量を調査したJohnsonとKarkの研究では，エネルギー摂取量と測定地平均温度との間には有意な負の相関関係が認められた（**図10.8**）．これらの結果から，年平均気温10℃の温帯に住む健康な成人男子（体重65 kg）と女子（体重55 kg）のエネルギー摂取量を基準とし，外気温が10℃昇降するごとにエネルギー摂取量を5％増減することが望ましいとされてい

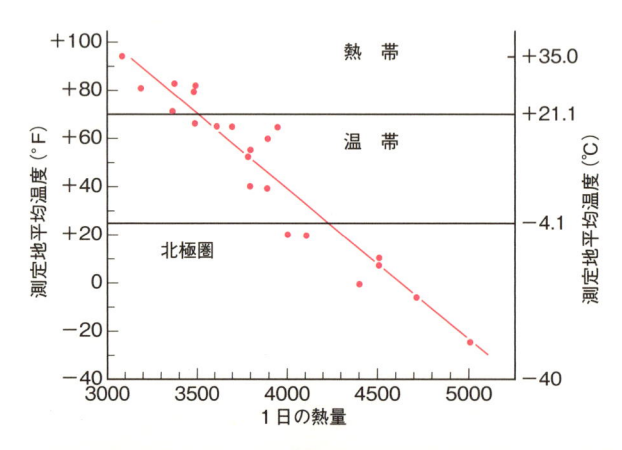

〈図10.8〉 環境温度とエネルギー摂取量との関係（JohnsonとKark）
（伊藤真次：「寒さ暑さと栄養」（「栄養学読本」からだの科学増刊1），1970より）

コラム　基礎代謝の季節変化

日本のように四季の変化に伴い温度差が生じる場合，基礎代謝量は，夏は少なく冬は多くなるという季節変化があることが報告されていた．しかし現在では，生活環境温度の季節差は少なくなっており，エネルギー摂取基準量の設定において，基礎代謝量の季節変動は考慮されていない．

C 特殊環境と栄養

る．現在日本では，季節による生活環境温度の差は少なく，季節によるエネルギー摂取量の変化は考慮されていない．

b 熱けいれん，うつ熱，熱疲弊と水分・電解質補給

高温環境下に長時間さらされると，生体の防御機構が限界に達し，放熱が十分に行われず，熱中症を発症する．熱中症はその症状と重症度から，熱射病，熱疲弊，熱けいれんに分けられる．

熱射病：　発汗が抑制されて放熱が熱産生を上回るうつ熱状態に陥る疾患である．うつ熱状態では体温が上昇するので，臓器の機能障害が起こる．症状としては，頭痛，悪心，めまい，倦怠脱力感が現れる．重篤な場合は昏睡状態に陥る．うつ熱の応急処置としては，冷所に移動させ，水をかけたり，マッサージを行って末梢血管を拡張させることにより，速やかに体温を下げる方法が有効である．また，生理食塩水や**電解質**＊輸液により，水分と電解質を補給することが有効である．

熱疲弊：　発汗による水分不足から脱水と末梢血管の拡張が起こる疾患である．症状としては，口渇，倦怠感，頭痛，めまい，悪心などが現れる．また，一過性の意識障害が起こることがある．熱疲弊の応急処置としては，冷所に移動させて安静とし，食塩水やブドウ糖液を補給することが有効である．

熱けいれん：　強い発汗により，多量の水分と電解質が失われたとき，大量の水を補給したために血液が急激に希釈されて体液のバランスが崩れ，筋肉がけいれんを起こす疾患である．熱けいれんの応急処置としては，食塩水を補給し，冷所で安静にさせることが有効である．

c 寒冷環境と脂質およびたんぱく質の補給

寒冷環境では，エネルギー産生を増加させる必要があるが，そのために中枢を刺激してエネルギー摂取量を増やそうとする働きが活発になる．その際，適度な糖質摂取を前提に，脂質の補給が寒冷環境対応への生理的変化を起こすために重要である．脂質の補給は甲状腺機能（サイロキシンの分泌）やカテコールアミン分泌を亢進させ，脂肪分解を促進する．このことにより，遊離脂肪酸量が増加し熱産生が増加する．また，たんぱく質は食事誘発性熱産生（消化吸収に必要とするエネルギー量）が高いので，たんぱく質摂取は食後の体エネルギー産生に効果的である．一般に，筋肉が発達し，皮下脂肪を適度に蓄えている人は寒さに強く，やせて皮下脂肪の少ない人は寒さに弱いとされている．

d 高温・低温環境と栄養

高温環境下では発汗に伴い水分が失われるので，最も重要なことは水分補給である．また，発汗に伴い電解質が失われるので，食塩やミネラルの必要量が増加する．一般に高温環境下では食欲が低下するのでエネルギー摂取量が低下する．とくに食事誘発性熱産生の高いたんぱく質摂取量が低下する．たんぱく質は体構成たんぱく質の材料となるので，不足しないように注意する必要がある．また，高温環境下はストレス状態であるので代謝亢進が起こる．その代謝亢進に対応するために，ビタミンB群の必要量が増加する．さらに，ストレス時に起こるホルモン系の応答に必要な，副腎皮質ホルモンの生成に関与するビタミンCの必要量が増加する．

低温環境下では，熱産生が増加するために，エネルギー必要量が増加する．したがって3大栄養素の必要量が増加するが，前項で解説したように，とくに脂質の必要量が増加する．また，代謝亢進に対応して，ビタミンB群，ビタミンCの必要量も増加する．

D 高圧・低圧環境と栄養

ヒトは，通常の日常生活を1気圧（760 mmHg）付近で営んでいる．しかし，特殊な仕事（潜水作業など）時には，高圧環境にさらされる．また高地での生活や高山への登山時には低圧環境に曝露される．このような特殊環境下では，栄養素摂取においても注意が必要である．

a 高圧環境とエネルギー補給

潜水などの水中作業を行う場合，気圧は水深10 mごとに1気圧上昇する．水中で作業する場合，水深に相応した気圧下の圧縮空気を呼吸する．高圧環境下で，ヒトは中耳，副鼻腔，肺，気道に物理的影響を受けるが，圧縮空気の使用により圧力が平衡状態であれば，体の組織は大きな影響は受けない．しかし，平衡状態が保てない高圧下では，窒素，酸素，二酸化炭素が血液や体液に溶解する．その結果，酸素中毒，窒素中毒，および減圧症などの症状が現れる．潜水作業で高圧環境にさらされた人が，浮上して常圧に戻るとき，血液や体液に溶解していた過剰の窒素を体外に排除できず，溶解限度を超えて気泡を形成して局所循環を傷害する減圧症を潜函病（ケイソン病）という．減圧症の症状は一過性のものと慢性のものがある．一過性の症状としては，四肢の関節痛，しびれ，発疹，めまいなどがあげられる．慢性の症状としては，運動麻痺があげられる．

高圧環境は低温環境も加わる．そのために生体からの熱損失が大きくなる．また，高圧下では窒素の麻酔作用を防ぐため，窒素をヘリウムに置換した高圧ヘリウム混合ガスを使用する．この混合ガスの比熱や熱伝導性は空気より大きい．このことにより体の熱損失がより一層大きくなる．したがって消費エネルギー量を補うために，高エネルギー補給が必要となる．また，栄養素のバランスが崩れないように配慮することも大切である．

b 低圧環境における栄養問題（食欲不振，脱水）

高度が上昇すると気圧が低下し，吸気中の酸素分圧が低下する．その結果，動脈血の酸素飽和度が低下するので，組織や細胞への酸素供給量が不足する．

低圧環境下では高山病の症状の1つである食欲不振が現れる．また，湿度の低下，肺換気量の増大，発汗などにより脱水症状が現れる．ヒトは高度4,500 m以上に曝露されると，脳循環が障害されるために，急性高山病の症状が現れる．症状としては，頭痛，めまい，食欲不振の初期症状や，思考力低下，意識消失などの重篤症状があげられる．

このように，一般的に低圧環境下では食欲低下と脱水症状が現れ，それに伴い体重が減少する．また，生体内では酸素が不足しているため，TCAサイクルが起こりにくくなる．その結果，解糖経路で生じたピルビン酸がアセチルCoAに変化することができにくくなるため，ピルビン酸は乳酸に変化して蓄積される．したがって低圧環境下では，エネルギー源として脂質を補給することが大切である．また，赤血球数増加に対応するため，良質たんぱく質や鉄の補給も重要である．さらに脱水は体液のミネラルバランスを崩すので，十分な水分およびミネラルの供給も必要である．

c 酸素解離特性

前述したように，低圧環境下では動脈血の酸素飽和度が低下して組織や細胞への酸素供給量が不足するため，酸素運搬を担うヘモグロビンには酸素解離特性の右方シフトが認められ，生体への酸素供給量を増加させようとする（**図10.9**）．しかしながら，低圧環境下では生体への酸素供給量が不足するため，酸素を必要とするエネルギー生産系の代謝反応が起こりにくくなる．このような変化に対応するため，高地で生活する人は高所順化が起こり血液性状が変化し，

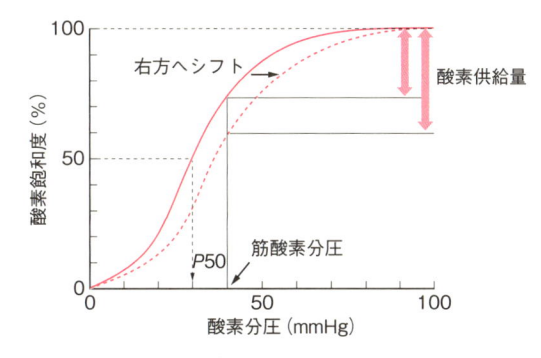

〈図10.9〉 高地（低圧環境下）におけるヘモグロビンの酸素溶解特性とその右方シフト
（渡邊令子：栄養・健康科学シリーズ　応用栄養学（戸谷誠行，藤田美明，伊藤節子編），南江堂，p.328，2005 より）

〈表10.4〉 平地住民（0 m）と高地住民（4,540 m）の換気容量と血液性状

検討項目	平地住民	高地住民	検討項目	平地住民	高地住民
換気量（L/min/m²）	4.82±0.10	6.42±0.20	赤血球数（万/mm³）	511±2	644±9
呼吸数（毎分）	14.70±0.52	17.3±0.46	ヘマトクリット値（％）	46.6±0.15	59.5±0.68
1回呼吸量（L）	0.60±0.02	0.59±0.03	ヘモグロビン量（g/dL）	15.6±0.05	20.1±0.22
肺胞 O_2 分圧（mmHg）	104.4±0.66	50.5±0.74	総ビリルビン量（mg/dL）	0.76±0.03	1.28±0.13
肺胞 CO_2 分圧（mmHg）	38.6±0.35	29.1±0.52	白血球数（千/mm³）	6.68±0.10	7.04±0.19
呼吸商（RQ）	0.9±0.008	0.88±0.014	全赤血球容積（mL/kg）	37.2±0.71	61.1±0.60
循環血液量（mL/kg）	79.6±1.43	100.5±2.29	全ヘモグロビン量（g/kg）	12.6±0.30	20.7±0.60
循環血漿量（mL/kg）	42.0±0.99	39.2±0.99			

（伏木　亨・柴田克己・横越英彦・中野長久ほか：スポーツと栄養と食品，朝倉書店，1996 より）

赤血球数，ヘモグロビン濃度，ヘマトクリット値，循環血液量などが増加する（**表10.4**）．この変化には腎臓で産生されるホルモンである**エリスロポエチン**＊が関与している．

E　無重力環境（宇宙環境）と栄養

スペースシャトルや国際宇宙ステーションでの活躍が注目されている．近い将来，人類が宇宙で生活することも夢ではなくなってきている．その際，食事や栄養に関しても，特別の配慮が必要である．

a　無重力環境（宇宙環境）

ヒトは地球表面で1G（980 cm/s²）の重力を受けている．地球の中心から離れるほど重力は小さくなり，重力が0となった場合が無重力環境である．宇宙では無重力環境となるので，宇宙船（スペースシャトルなど）内では，ヒトは無重力環境に曝露される．

b　無重力環境における栄養・代謝変化と順応

無重力環境下では，筋収縮の必要性が減少するため，不労性筋萎縮が起こる．その結果，筋重量は低下し，筋組織でのエネルギー生産能が低下する．また，骨格への負担がかからないため，骨からミネラルが喪失する脱灰現象が起こる．したがって，無重力環境下では，筋重量低下の影響を受け，たんぱく質出納が負となるので，良質たんぱく質の補給が必要である．また，たんぱく質エネルギー比もやや高くする（12～15％）必要がある．エネルギー生産能の低下を補うために，エネルギー源の補給も必要である．さらにミネラルの喪失と代謝量の増加を補うために，十分なミネラルおよびビタミン摂取が必要である．

参 考 書

第1章
細谷憲政ほか：これからの高齢者の栄養管理サービス，第一出版，2000．
山東勤弥：臨床栄養107（4），臨時増刊，2005．
雨宮照祥責任編集：JCNセレクト ワンステップアップ 栄養アセスメント 基礎編，医歯薬出版，2010．
日本栄養アセスメント研究会 身体計測基準値検討委員会策定：日本人の新身体計測基準値（Japanese Anthropometric Reference Data：JARD2001）．栄養—評価と治療，19（suppl.），2002．
足達淑子編：ライフスタイル療法Ⅰ—生活習慣改善のための行動療法 第3版—，医歯薬出版，2006．
杉山みち子，小山秀夫：入院高齢患者におけるタンパク質・エネルギー低栄養状態の栄養スクリーニング，栄養アセスメント．平成8年老人保健事業推進等補助金研究，高齢者の栄養管理サービスに関する研究報告書（主任研究員：松田 朗），1997．
小山 諭，畠山勝義：総リンパ球数．JCNセレクト ワンステップアップ栄養アセスメント 基礎編，p.63，医歯薬出版，2010．
日本肥満学会：体脂肪率による肥満の判定基準，日本肥満学会．

第2章
厚生労働省「日本人の食事摂取基準」策定検討会：日本人の食事摂取基準（2010年版），第一出版，2009．
田中平三：臨床栄養別冊 日本人の食事摂取基準（2010年版）完全ガイド，医歯薬出版，2009．
厚生労働省：健康づくりのための運動基準2006，2006．

第3章
Scammon, R.E.：The measurement of the body in childhood. in Harris J.A. *et al.* (Eds.), *The Measurement of Man*, pp.173-215, University of Minnesota Press, 1930.
文部科学省：学校保健統計調査　http://www.e-stat.go.jp/
白澤卓二：応用栄養学，第一出版，2003．
栄養学ハンドブック編集委員会編：栄養学ハンドブック第3版，技報堂出版，1996．
竹内義博，大矢紀昭編：よくわかる小児保健，ミネルヴァ書房，2009．
改訂・保育士養成講座編集委員会編：改訂・保育士養成講座 第5巻 小児保健，全国社会福祉協議会，2005．
東洋療法学校協会編，佐藤優子ほか：生理学 第2版，医歯薬出版，2010．
石井 功ほか：応用栄養学，第一出版，2003．
独立行政法人国立健康・栄養研究所監修，戸谷誠之ほか編：応用栄養学，南江堂，2010．

第4章
〈4.1〉
高野 陽，柳川 洋，加藤忠明編：母子保健マニュアル 改定6版，南山堂，2008．
丸尾 猛，岡井 崇編：標準産科婦人科学 第3版，医学書院，2009．
厚生労働省「日本人の食事摂取基準」策定検討会：日本人の食事摂取基準（2010年版），第一出版，2009．
C. N. Hales and D. J. P. Barker：Type 2 (non-insulin-dependent) diabetes mellitus：the thrifty phenotype hypothesis. *Diabetologia*, 35, 595-601, 1992.
中野昭一編：図説・からだの仕組みと働き・生化学・栄養，医歯薬出版，2001．
小川雄之亮，岩村 透，栗谷典量，仁志田博司，竹内久彌，高田正亮，板橋家頭夫，井村総一，磯部健一：日本人の在胎別出生時体格基準．新生児誌，34，624-632，1998．

〈4.2〉
松尾 保，守田哲朗：乳幼児栄養学．医歯薬出版，1971．
金森雅雄，楠 智一，美濃 真，薮内百治責任編集：今日の乳児栄養，光生館，1985．

厚生労働省：授乳・離乳の支援ガイド，2007.

第5章
林　謙治監修：子どもをとりまく環境と食生活—妊娠期からのすこやかな発育・発達のために—，日本小児医事出版社，2010.
田中哲郎監修：子育て支援における保健相談マニュアル改訂版，日本小児医事出版社，2009.
独立行政法人国立健康・栄養研究所監修：管理栄養士全科のまとめ　第3版，南山堂，2007.
中村丁次編：食生活と栄養の百科事典，丸善，2005.
木村修一，香川靖雄日本語版監修：食品・栄養・食事療法事典，産調出版，2006.
近藤和雄，鈴木恵美子，脊山洋右，藤原葉子編：スタンダード栄養・食物シリーズ10 応用栄養学，東京化学同人，2005.

第6章
⟨6.1⟩
加藤英夫，市橋保雄，小林　登：新小児科学，南山堂，1978.
小川次郎：発達小児科学，医歯薬出版，1978.
厚生労働省雇用均等・児童家庭局：平成12年 乳幼児身体発育調査報告書，2001.
加藤則子，高石昌弘：乳幼児のカウプ指数．小児保健研究 51 (4)，560-563，1992.
厚生労働省：日本人の食事摂取基準（2010年版），2009.
⟨6.2⟩
文部科学省：平成21年度 学校保健統計調査，2010.
日本学校保健会：平成20年度 児童生徒の健康状態サーベイランス事業報告書，2010.
厚生労働省：日本人の食事摂取基準（2010年版），2009.
日本スポーツ振興センター：平成19年度 児童生徒の食事状況等調査報告書，2009.
⟨6.3⟩
厚生労働省：平成20年度 国民健康栄養調査結果，2009.
厚生労働省：日本人の食事摂取基準（2010年版），2009.
厚生労働省雇用均等・児童家庭局：食を通じた子どもの健全育成（—いわゆる「食育」の視点から—）のあり方に関する検討会報告書，2004.
吉永正夫ほか：思春期（高校生）の生活習慣病予防に関する提言．厚生労働省科学研究，2010.

第7章
⟨7.1⟩
厚生統計協会編：国民衛生の動向・厚生の指標，増刊・第57巻第9号，2010.
厚生統計協会編：図説国民衛生の動向 2010/2011，2010.
独立行政法人国立健康・栄養研究所監修，戸谷誠之ほか編：応用栄養学，南江堂，2010.
梶本雅俊，近藤雅雄，川野　因編：コンパクト公衆栄養学，朝倉書店，2009.
⟨7.2⟩
独立行政法人国立健康・栄養研究所監修，戸谷誠之ほか編：応用栄養学，南江堂，2010.
江澤郁子，津田博子編：Nブックス 改訂応用栄養学，建帛社，2010.
管理栄養士国家試験教科研究会編：管理栄養士受験講座応用栄養学，第一出版，2007.
松本俊夫：骨シグナルと骨粗鬆症，羊土社，1997.

第8章
雨海照祥責任編集：JCNセレクト2 ワンステップアップ栄養アセスメント 基礎編，医歯薬出版，2010.
江指隆年，中嶋洋子：ネオエスカ 応用栄養学，同文書院，2010.
鈴木和春編著：三訂 応用栄養学，光生館，2010.

第9章

小林修平編：アスリートのための栄養・食事ガイド，第一出版，2001．
池上晴夫：運動生理学（現代栄養科学シリーズ18），朝倉書店，1995．
栄養学・食品学・健康教育研究会編：新エスカ21・運動生理学，同文書院，1987．
Snyder, A.C., 山崎　元監訳：エクササイズと食事の最新知識，ナップ，1999．
Fox, E.L., 服部和彦訳：スポーツ生理学，大修館書店，1982．
厚生労働省「日本人の食事摂取基準」策定検討会報告書：日本人の食事摂取基準（2010年版），第一出版，2009．

第10章

灘本知憲，宮谷秀一編：食品・栄養科学シリーズ 応用栄養学 第2版，化学同人，2010．
江澤郁子，津田博子編：Nブックス 改訂応用栄養学，建帛社，2010．
田中敬子，爲房恭子編：応用栄養学（食物と栄養科学シリーズ7），朝倉書店，2009．
戸谷誠行，伊藤節子，渡邊令子編：栄養・健康科学シリーズ 応用栄養学 改訂第3版，南江堂，2010．
森　基子，玉川和子，澤　純子ほか：応用栄養学 第9版，医歯薬出版，2010．
松尾光芳編著：老化と環境因子，学会出版センター，1994．
河合良訓監修：脳単―語源から覚える解剖学英単語集―，エヌ・ティー・エス，2005．

用 語 解 説 (五十音順)

＊アスペルガー症候群

言葉の発達の遅れはないが，コミュニケーションの障害，対人関係・社会性の障害，パターン化した行動がみられる．興味・関心の偏りがみられ，他の人と話しているときに自分のことばかり話してしまったりして，相手から「もう話さなくてもいいです」といわれないと止まらないことがある．とても専門的な知識をもつこともできる．

＊アディポサイトカイン

脂肪組織から分泌されるホルモン様物質の総称．アディポサイトカインのなかには，脂肪組織の肥大によってその分泌が増加する物質や，逆に低下する物質があり，肥満による内臓肥満の蓄積によって，それらの分泌バランスが崩れると，糖尿病，脂質異常症，動脈硬化，高血圧症などの生活習慣病を発症する．

＊アンカップリング

骨は形成と吸収を局所的に繰り返し，全体的な骨量は骨吸収量と骨形成量のバランスから決まる．両者の相対的量が等しいと骨量の増減はないので，バランスがとれた状態となる．これをカップリングとし，骨粗鬆症など骨量低下はアンカップリングな状態である．

＊インスリン

膵臓に存在するランゲルハンス島B（β，ベータ）細胞から分泌されるポリペプチドホルモン．血糖低下作用をもっている．

＊インスリン抵抗性

インスリンが分泌されていてもその作用が十分に発揮されない状態．肥満によるアディポサイトカインの分泌異常によって引き起こされる．

＊ウエイトサイクリング

減量をしてやせ，しばらく経つとまた太ってしまうリバウンドを繰り返すこと．無理な減量は，脂肪だけでなく筋肉量の低下を招いて太りやすい体質をつくる．

＊ HDL コレステロール

高比重リポたんぱく質（HDL）中のコレステロール．主に，末梢組織から肝臓に運ばれるため，善玉コレステロールと呼ばれる．

＊ AMP キナーゼ

AMP の存在下にさまざまな基質たんぱく質をリン酸化する酵素．AMP キナーゼの活性が亢進すると，細胞内にある GLUT4 が細胞膜に移動し，細胞膜上の GLUT4 が増えて血中グルコースの細胞内への取り込みが促進される．運動をすると，筋肉細胞内の AMP キナーゼが活性化され，筋肉細胞膜上の GLUT4 が増えて，血中グルコースの筋肉中への取り込みが促進される．

＊エクササイズ（Ex）

身体活動の量を表す単位で，身体活動の強度（メッツ）に身体活動の実施時間（時）をかけたもの（メッツ・時）．より強い身体活動ほど短い時間で1エクササイズとなる．

＊エストロゲン

卵胞ホルモンと呼ばれ，卵巣や胎盤などで合成・分泌され，乳腺の発育，子宮内膜の増殖，子宮筋

の収縮などの作用をもつ．また，排卵の準備をするホルモンで，生理の終わり頃から排卵前にかけて分泌が高まる．女性の第二次性徴の発現に関与する．エストロゲンにはエストロン（E1），エストラジオール（E2），エストリオール（E3）の3種類があり，エストラジオール（E2）が最も活性が強い．エストロゲンは，骨吸収を抑制するので，更年期でエストロゲンの分泌が低下すると，骨がもろくなりやすくなる．

*エリスロポエチン
エリスロポエチンは赤血球の産生を調節するホルモンであり，腎組織の酸素濃度変化に対応して腎臓で生産・内分泌され，赤芽球前駆細胞に働いて赤血球の生産を促す．

*エルゴジェニックエイズ
競技力向上のために使用される栄養補助食品（いわゆる栄養サプリメント）．

*LDL コレステロール
低密度リポたんぱく質（LDL）中のコレステロール．末梢組織に取り込まれ，動脈壁にコレステロールを沈着させて動脈硬化の原因となるので，悪玉コレステロールと呼ばれる．

*覚せい剤
強い中枢神経興奮作用をもち，疲労感や眠気がなくなり，思考力や活動力が増す一群の薬物で，習慣性があり，慢性中毒になると幻覚や妄想が現れる．

*拡張期血圧（最低血圧）
心臓が拡張して血液を心臓にため込んでいるときに血管壁にかかる圧力（血圧）．

*褐色脂肪組織
主に首のまわりと胸郭の大きな血管に位置する脂肪組織．ミトコンドリアの内膜に生じた水素イオン濃度勾配を，ATP生産に使わずに脱共役たんぱく（UCP）を通すだけで解消することで，脂肪酸を分解して発熱することができる．

*希釈性貧血
運動時に循環血漿量が増加することによって起こる貧血（見かけの貧血）．

*基礎代謝
生命を維持するために必要最低限なエネルギー量．

*吸収率
日本人の食事摂取基準（2010年版）で扱う吸収率は，見かけの消化率を指している．消化率の考え方と同じ．

*グリコーゲンローディング法
筋肉グリコーゲンを蓄積させる方法．試合の1週間程度前に激しい運動と低糖食によって，筋肉グリコーゲンを枯渇させ，その後試合直前までの間に，運動量を低下させるとともに，高糖質食を与えることによって，筋肉グリコーゲンを補充する．

*グルコーストランスポーター4（GLUT4）
細胞に存在するグルコース取り込み装置の一種で，骨格筋や心筋，脂肪組織に発現する．
インスリンが細胞膜のインスリン受容体に作用すると，GLUT4が細胞質から細胞膜へ移動して，グルコースの取り込みを促進する．2型糖尿病では，GULT4の量は正常であるが，細胞質から細胞膜への移動能が低下している．また，グルコーストランスポーターには，GLUT4を含めて5種類のアイソザイムが存在する．

*系統的レビュー（システマティック・レビュー）
一定の基準を設けて系統的に検索した文献のレビュー（総説）であり，仮説や新規性をもち，原著

論文として成り立つもの．これに対し，文献の収集方法に再現性や網羅性のない，解説を主な目的としているレビューを記述的（または叙述的）レビューという．

＊経皮窒素損失量

汗などによって皮膚上から損失される窒素の量．

＊「健康づくりのための運動指針 2006 ―身体活動・運動・体力―」（運動基準）

厚生労働省が 2006（平成 18）年 7 月に国民の生活習慣病予防のために策定した，身体活動量，運動量および体力の基準値．

＊抗酸化作用

活性酸素（ラジカル性，非ラジカル性の反応性の高い酸素やその関連物質）は脂質，たんぱく質，核酸などさまざまな生体成分を酸化し，その作用を低下させる．このような作用を抗酸化作用という．ビタミン C，E，ポリフェノール，カロテノイド，クルクミンなどが知られている．

＊抗重力筋

重力に抗して働く下肢の伸筋群を総称したものである．

＊克山病

中国東北部（黒竜江省）の克山県でみられる心不全のことである．地中のセレン含有量が低いことに起因するセレン欠乏症で，亜セレン酸塩の投与により発症を予防できる．ただし，セレンは毒性が強いため，サプリメントなどの摂取には注意が必要である．

＊コクラン・ライブラリー（The Cochrane Library）

ヘルスケアに関する意思決定に役立つ，質の高いエビデンスを集めたデータベース．下の URL から無料で系統的レビューの論文（英語）をダウンロードできる．

http://www.thecochranelibrary.com/view/0/index.html

＊骨芽細胞

造骨細胞ともいわれ，骨を形成する細胞で，コラーゲンなどの骨基質を合成したり，骨の石灰化を行う．

＊骨吸収

破骨細胞が骨を溶解し，カルシウムが血中へ移行することをいう．

＊骨粗鬆症

骨の構成成分（カルシウム，リン，コラーゲンなど）の比率は正常なままで，全体の骨量（骨密度）が病的に減少した状態．カルシウム沈着の阻害で骨が軟らかくなる骨軟化症とは，病巣が異なる．

＊骨密度

骨を構成するカルシウムやマグネシウムなどの無機質がどのくらいしっかり詰まっているかを表す指標．骨の強さを表す指標で，これが低下すると，骨がもろくなって骨折しやすくなる．一般的には，20〜30 歳でピークを迎え，その後は徐々に低下していく．女性の場合，更年期に入って女性ホルモンの分泌が減少することによって，骨密度も低下しやすくなる．骨塩量ともいう．

＊持久系スポーツ

マラソンやジョギングなど，長時間にわたって行われる運動の総称で，疲労までの時間が長い．

＊子宮内胎児発育遅延（intrauterinegrowth restriction；IUGR）

在胎期間のわりに胎児の発育が遅い場合のこと．胎児期の子宮内胎児発育遅延は胎内での正常な発育が困難であったり，出生時の低体重に移行することが多い．新生児が小児期に急速な成長を遂げると，将来メタボリックシンドロームのリスクが高くなる．

*持久力

持久力とは，一定の負荷状態をできる限り長時間維持できる能力，すなわち，運動を持続させる能力のことで，マラソンやクロスカントリーなどの能力は，持久力の大きさが影響する．持久力には，腕立て伏せのように，一部の筋肉を使った運動を，長く続けるための筋持久力と，持久走のような，全身運動を長く続けるための，全身持久力とがある．

*視交叉上核

視交叉直上の視床下部にある神経細胞の集団からなる小さな核．概日リズムを刻む体内時計の機能をもっている．

*視床下部

間脳の一部で視床の前下方にあって第3脳室の底部に位置している．下方に突出して脳下垂体に連なる．体温調節・睡眠・生殖・物質代謝などをつかさどる自律神経系の最高中枢である．

*視床下部外側野

視床下部の外側．ここを破壊すると，空腹感を感じなくなり拒食になることから，視床下部外側野に摂食中枢が存在することがわかった．

*自閉症

言葉の発達の遅れ，コミュニケーションの障害，対人関係や社会性の障害，さらにパターン化した行動がみられる．

*収縮期血圧（最高血圧）

心臓が収縮して血液が動脈に押し出されたときに血管壁にかかる圧力（血圧）．

*瞬発力

瞬間的に作動する筋肉の力，すなわち，すばやく運動する能力のことで，筋力とスピードの積で求められる．短距離走や跳躍競技などの能力は，瞬発力が大きくかかわってくる．

*消化率

日本人の食事摂取基準（2010年版）で扱う消化率は，見かけの消化率を指している．

　　　見かけの消化率＝（摂取量）－（排泄量）
　　　　真の消化率＝（摂取量）－（排泄量）＋（栄養素の不消化残渣から産生しないもの）

栄養素の不消化残渣から産生しないものとは，腸管内面の脱落，細菌，残存消化液などのこと．

*食育基本法

食育基本法は，2004（平成16）年の第159回国会に提出され，2005（平成17）年6月10日に成立した（参考資料2参照）．

*自律授乳や頻回授乳

子どもが欲しがるときに欲しがるだけ与える授乳を自律授乳といい，子どもの欲求が満たされ世界保健機関（WHO）も推奨している．また，回数や時間を決めないで欲しがるままに頻回に与える授乳のことを頻回授乳という．

*自律神経

不随意の神経系で，意志とは無関係に身体臓器機能（血管・内臓・汗腺など）を支配し，生体の植物的機能を自動的に調節する神経．求心性（感覚性）と遠心性（運動性）からなり，後者は交感神経と副交感神経とがある．その中枢は脊髄と脳幹にある．

*浸透圧

小さな物質しか通さない半透膜をはさんで液面の高さが同じである溶媒のみの純溶媒と，何らかの物質を溶かした溶液があるとき，純溶媒側から溶液側へ液が流入する．溶液側に一定の圧を加えると，

液の流入が阻止され，このときに加える圧力を浸透圧という．

*スパート（発育急進期）

急速に成長することを成長急伸（growth spurt）といい，このような変化がみられる時期をスパート期ともいう．スパート期は一生のうち，乳幼児期と思春期の2回みられる．

*生体利用率

日本人の食事摂取基準（2010年版）では，相対生体利用率と記されている．化学的に加水分解することができても，酵素では分解できない結合形態の栄養素（たとえば，フィチン酸カルシウムなど）は，生物学的に利用できないとされている．

　　　　ある栄養素Aの生体利用率
　　　　　＝（食事中の栄養素Aの全量－酵素では消化できない結合形態の栄養素Aの量）
　　　　　　　÷食事中の栄養素Aの全量×100（％）

*成長ホルモン

下垂体前葉から内分泌されるペプチドホルモン．成長促進作用のほか，血糖上昇作用，脂肪組織中のトリグリセリド分解作用などを有する．

*生理的体重減少

生後3〜4日にみられる体重減少．皮膚や肺からの水分損失や，排便・排尿によるもので，これらが哺乳による摂取量を上回るため，体重減少が起こる．その後，哺乳量が増加するため，生後1〜2週間で出生時体重に戻る．

*全身性脂肪萎縮症

脂肪組織の顕著な消失および減少がみられる疾患．遺伝子的要因によって発症する先天性と，麻疹や水痘などの感染症が先行した後に発症する後天性とがある．

*大脳辺縁系

大脳半球内側面辺縁部の総称．帯状回，透明中隔，脳弓，乳頭体，海馬，海馬傍回などを含む．

*胎便

生後3日目までの便．胎内で飲み込んだ羊水や羊水中の産毛，胎脂，腸の上皮細胞などの脱落細胞，胆汁色素などの分泌物が含まれるため，黒緑色かつ粘稠であるが，無臭である．

*注意欠陥多動性障害

不注意が多かったり（物事に集中できない），多動・多弁であったり（じっとしていられない），衝動的に行動したりする（考えるよりも先に動く）特徴をもつ．

*適応

外部環境の変化に対して，その状況に慣れるよう習性や形態を変えること．

*鉄欠乏性貧血

体内の鉄の不足によってヘモグロビンの合成が低下することで起こる貧血．

*電解質

水などの溶媒に溶解した際，陽イオンと陰イオンとに解離する物質．生体内にはNa^+，K^+，Mg^{2+}，Ca^{2+}，Cl^-などが存在する．その溶液は電気伝導度が高い．生来内の細胞液（内液および外液）も電解質溶液である．

*日内変動

昼夜に依存する生物の活動リズム（日内リズム）の変化．概日リズム，サーカディアンリズムともいう．

＊乳幼児身体発育調査
　10年ごとに厚生労働省雇用均等・児童家庭局が実施している調査．この結果をもとに成長曲線が作成される．

＊乳幼児栄養調査
　10年ごとに厚生労働省雇用均等・児童家庭局が実施している調査．4歳未満の子ども約3,500人が対象．

＊熱中症
　外気においての高温多湿などが原因となって起こる症状の総称で，重症度により，Ⅰ度・Ⅱ度・Ⅲ度に分類される．症状としては，意識の消失，発汗，徐脈，けいれん，硬直などがみられる．

＊廃用性筋萎縮症（サルコペニア）
　過度の安静や活動の低下が原因で，筋肉を使わないために筋肉組織が退化して小さく弱くなった状態．加齢に伴って，筋肉の使用が低下すると起こる．

＊パーセンタイル値
　パーセント点ともいう．小さいほうから数えて，何％目の値はどれくらいかという見方をする統計的表示法．たとえば，女児の身長の分布について，「3パーセンタイル値は45cm」といえば，45cm以下の児が全体の3％を占めていることになる．

＊発達障害者支援法
　この法律には，発達障害者の心理機能の適正な発達および円滑な社会生活の促進のための発達障害の症状の早期発見，早期支援に関する国および地方公共団体の責務について，また発達障害者の自立および社会参加ができるような生活全般にわたる支援を図ることについて，さらに福祉の増進に寄与することについて述べられている．

＊パワー系スポーツ
　陸上競技の短距離走など，短時間に集中して行われる運動の総称で，疲労までの時間が短い．

＊ヒト絨毛性ゴナドトロピン（hCG）
　胎盤から分泌されるhCGは受精後2週間頃から尿中に検出されるので，妊娠反応として利用される．

＊非ヘム鉄
　主に植物性食品に含まれる鉄で，鉄が3価鉄の状態で存在している．一方，ヘム鉄は，動物性食品中にヘモグロビンというたんぱく質と結合する形で存在している鉄で，ヘム鉄のほうが吸収がよい．非ヘム鉄は，ビタミンCなどで2価鉄に還元することによって吸収率が上がる．

＊疲労骨折
　一度では骨折に至らない程度の力が，骨の同一部位に繰り返し加わることにより，骨が金属疲労様現象を起こして発生する骨折．スポーツにおいては，跳躍や長時間の疾走などを繰り返し行うことで起こる場合がある．

＊不感蒸泄
　呼気中への水分の排泄や体表面から気化する水分のことで，発熱や高温環境でより多くなる．

＊腹内側核
　視床下部の内側．ここを破壊すると，満腹感を感じなくなり肥満になる．このことから，腹内側核に満腹中枢が存在することがわかった．

＊不定愁訴
　頭重，めまい，ふるえ，動悸，発汗，胃部不快感，肩こりのように，不特定多数の症状で，身体の

用 語 解 説

特定の部位に偏らない自覚症状を訴えるか，検査しても明確な病気が発見できず，原因となる状態もみつからないものを指す．

*分岐鎖アミノ酸（BCAA）

側鎖（残基）に枝分かれ構造があるアミノ酸で，バリン，ロイシン，イソロイシンの3種類がある．筋肉を構成している必須アミノ酸の約30〜40％がBCAAで，筋肉のたんぱく質分解を抑制し，活動時に主に筋肉でエネルギー源となる．BCAAはすべて，体内で合成することができない必須アミノ酸である．

*母子同室，母子同床

出産後（多くの場合は24時間後から），母子が24時間同室で，ときには同床で過ごすことで，分娩後，早期のスキンシップが可能となる．近年の病院施設の改善により，終日母子同室とする病院が増えてきた．

*ホメオスタシス

フランスのクロード・ベルナール（C. Bernard）は1865年に生体の組織液を内部環境と呼び，内部環境が一定に保たれることが生命維持に重要であることを示唆した．その後，米国の生理学者ウォルター・B・キャノン（W.B. Cannon）は1929年に内部環境をある範囲内に維持するメカニズムをホメオスタシスと呼んだ．「ホメオスタシス」は，同一の（homeo）状態（stasis）を意味するギリシア語からの造語．すなわち，生物体の体内諸器官が，外部環境（気温・湿度など）の変化や主体的条件の変化（姿勢・運動など）に応じて，統一的・合目的に体内環境（体温・血流量・血液成分など）をある一定範囲に保っている状態．

*ホルモン感受性リパーゼ

脂肪組織に存在するトリアシルグリセロールを加水分解するリパーゼで，貯蔵脂肪からの脂肪動員の律速酵素．ホルモン感受性リパーゼの活性は，グルカゴン，成長ホルモン，糖質コルチコイド，副腎皮質刺激ホルモン，甲状腺刺激ホルモンによって上昇し，インスリンによって低下する．

*マス・スクリーニング

先天性代謝異常や先天性甲状腺機能低下症（クレチン病）などは，早期発見・早期治療により心身障害の発生を防止することができるため，すべての新生児を対象に，尿や血液を用いて検査を行う．

*迷走神経

第10脳神経の名称．副交感神経性の神経で，脳幹から腹部まで達する．咽頭から上行結腸までの消化管や心臓，気管と肺，肝臓，腎臓などの内臓に分布し，唾液・消化液の分泌，消化管の運動，心拍，血圧などの調節に関与する．

*メタボリックシンドローム

内臓脂肪型肥満に高血糖・高血圧・脂質異常症のうち2つ以上を合併した状態．脂肪組織が肥大すると，脂肪組織内で分泌されるアディポサイトカインのバランスが崩れ，糖尿病，脂質異常症，動脈硬化，高血圧症などの生活習慣病が引き起こされる．

*メッツ（METS）

身体活動の強さを安静時の何倍に相当するかで表す単位で，座って安静にしている状態が1メッツ，普通歩行が3メッツに相当する．

*免疫たんぱく質

液性免疫にかかわる抗体（免疫グロブリン）のことで，B細胞の表面にIgG，IgA，IgM，IgD，IgEをもち，抗原刺激を受けると活性化して分泌する．この抗体は血漿のγグロブリン分画に含まれて循環する．

***溶血性貧血**

運動時の機械的衝撃，赤血球膜の酸化および浸透圧の変化によって，赤血球が破壊されて起こる貧血．

***抑うつ**

抑うつ（うつ病）とは，何らかの原因で気分が落ち込み，その結果，身体のあちらこちらに不調が現れる疾患．

***ラジカル**

過激という意味から，化学反応などにおいて反応性が高い状態であることを表している．

***離乳**

乳汁栄養から幼児食へ移行する過程．

***リバウンド**

減量によって減少した体重が短期間でもとに戻るか，減量前よりも体重が増加すること．

***レジスタンス運動**

腕立て伏せや腹筋など，筋肉に一定の付加を加える運動の総称で，筋力の維持や強化に役立つ．

参 考 資 料

1. 日本人の食事摂取基準（2010年版）
2. 食育基本法（抜粋）
3. 食生活指針
4. 食事バランスガイド

1. 日本人の食事摂取基準（2010年版）

●基準体位（基準身長，基準体重）[1]

年齢	男性		女性[2]	
	基準身長 (cm)	基準体重 (kg)	基準身長 (cm)	基準体重 (kg)
0～5（月）	61.5	6.4	60.0	5.9
6～11（月）	71.5	8.8	69.9	8.2
6～8（月）	69.7	8.5	68.1	7.8
9～11（月）	73.2	9.1	71.6	8.5
1～2（歳）	85.0	11.7	84.0	11.0
3～5（歳）	103.4	16.2	103.2	16.2
6～7（歳）	120.0	22.0	118.6	22.0
8～9（歳）	130.0	27.5	130.2	27.2
10～11（歳）	142.9	35.5	141.4	34.5
12～14（歳）	159.6	48.0	155.0	46.0
15～17（歳）	170.0	58.4	157.0	50.6
18～29（歳）	171.4	63.0	158.0	50.6
30～49（歳）	170.5	68.5	158.0	53.0
50～69（歳）	165.7	65.0	153.0	53.6
70以上（歳）	161.0	59.7	147.5	49.0

1) 1歳以上は平成17年および18年国民健康・栄養調査における当該年齢階級における中央値（17歳以下は各年齢の加重が等しくなるように調整），1歳未満は平成12年乳幼児身体発育調査の身長および体重発育パーセンタイル曲線の当該の月齢における中央値を用いた．
2) 妊婦を除く．

●基礎代謝量

年齢	男性			女性		
	基礎代謝基準値 (kcal/kg体重/日)	基準体重 (kg)	基礎代謝量 (kcal/日)	基礎代謝基準値 (kcal/kg体重/日)	基準体重 (kg)	基礎代謝量 (kcal/日)
1～2（歳）	61.0	11.7	710	59.7	11.0	660
3～5（歳）	54.8	16.2	890	52.2	16.2	850
6～7（歳）	44.3	22.0	980	41.9	22.0	920
8～9（歳）	40.8	27.5	1,120	38.3	27.2	1,040
10～11（歳）	37.4	35.5	1,330	34.8	34.5	1,200
12～14（歳）	31.0	48.0	1,490	29.6	46.0	1,360
15～17（歳）	27.0	58.4	1,580	25.3	50.6	1,280
18～29（歳）	24.0	63.0	1,510	22.1	50.6	1,120
30～49（歳）	22.3	68.5	1,530	21.7	53.0	1,150
50～69（歳）	21.5	65.0	1,400	20.7	53.6	1,110
70以上（歳）	21.5	59.7	1,280	20.7	49.0	1,010

●推定平均必要量から推奨量を推定するために用いられた変動係数と推奨量算定係数の一覧

変動係数	推奨量算定係数	栄養素
10%	1.2	ビタミンB_1，ビタミンB_2，ナイアシン，ビタミンB_6，ビタミンB_{12}，葉酸，ビタミンC，カルシウム，マグネシウム，鉄（成人，15～17歳），亜鉛，セレン，クロム，モリブデン
12.5%	1.25	たんぱく質
15%	1.3	銅
20%	1.4	ビタミンA，鉄（6カ月～14歳），ヨウ素

参考資料

●身体活動の分類例

身体活動の分類 （メッツ値[1]の範囲）	身体活動の例
睡眠（0.9）	睡眠
座位または立位の静的な活動 （1.0〜1.9）	テレビ・読書・電話・会話など（座位または立位），食事，運転，デスクワーク，縫物，入浴（座位），動物の世話（座位，軽度）
ゆっくりした歩行や家事など低強度の活動（2.0〜2.9）	ゆっくりした歩行，身支度，炊事，洗濯，料理や食材の準備，片付け（歩行），植物への水やり，軽い掃除，コピー，ストレッチング，ヨガ，キャッチボール，ギター・ピアノなどの楽器演奏
長時間持続可能な運動・労働など中強度の活動（普通歩行を含む）（3.0〜5.9）	ふつう歩行〜速歩，床掃除，荷造り，自転車（ふつうの速さ），大工仕事，車の荷物の積み下ろし，苗木の植栽，階段を下りる，子どもと遊ぶ，動物の世話（歩く/走る，ややきつい），ギター：ロック（立位），体操，バレーボール，ボーリング，バドミントン
頻繁に休みが必要な運動・労働など高強度の活動（6.0以上）	家財道具の移動・運搬，雪かき，階段を上る，山登り，エアロビクス，ランニング，テニス，サッカー，水泳，縄跳び，スキー，スケート，柔道，空手

1) メッツ値（metabolic equivalent, MET：単数形, METs：複数形）は，Ainsworth, et al. による．
いずれの身体活動でも活動実施中における平均値に基づき，休憩・中断中は除く．

●身体活動レベル別にみた活動内容と活動時間の代表例（15〜69歳）[1]

		低い（Ⅰ）	ふつう（Ⅱ）	高い（Ⅲ）
身体活動レベル[2]		1.50 （1.40〜1.60）	1.75 （1.60〜1.90）	2.00 （1.90〜2.20）
日常生活の内容[3]		生活の大部分が座位で，静的な活動が中心の場合	座位中心の仕事だが，職場内での移動や立位での作業・接客等，あるいは通勤・買物・家事，軽いスポーツ等のいずれかを含む場合	移動や立位の多い仕事への従事者．あるいは，スポーツなど余暇における活発な運動習慣をもっている場合
個々の活動の分類（時間/日）	睡眠（0.9）[4]	7〜8	7〜8	7
	座位または立位の静的な活動（1.5：1.0〜1.9）[4]	12〜13	11〜12	10
	ゆっくりした歩行や家事など低強度の活動（2.5：2.0〜2.9）[4]	3〜4	4	4〜5
	長時間持続可能な運動・労働など中強度の活動（普通歩行を含む）（4.5：3.0〜5.9）[4]	0〜1	1	1〜2
	頻繁に休みが必要な運動・労働など高強度の活動（7.0：6.0以上）[4]	0	0	0〜1

1) 表中の値は，東京近郊在住の成人を対象とした，3日間の活動記録の結果から得られた各活動時間の標準値．二重標識水法および基礎代謝量の実測値から得られた身体活動レベルにより3群に分け，各群の標準値を求めた．
2) 代表値．（ ）内はおよその範囲．
3) 活動記録の内容に加え，Black, et al. を参考に，身体活動レベル（PAL）に及ぼす職業の影響が大きいことを考慮して作成．
4) （ ）内はメッツ値（代表値：下限〜上限）．

●給食管理を目的として食事摂取基準を用いる場合の作業手順の基本的な考え方

基本事項	作業手順の基本的な考え方
① 食事を提供する対象集団の決定と特性の把握	・食事を提供する対象集団を決定．次に対象の性・年齢階級・身体特性（主として身長と体重），身体活動レベルの分布を把握または推定
② 食事摂取量の評価	・食事摂取量を評価．給食に由来するもののみならず，すべての食事が対象．その中での給食からの寄与についての情報も得ることが望ましい ・情報を得ることが難しい場合は，一部の食事だけ（例えば給食だけ）について評価を行ったり，当該集団の中の一部の集団について評価を実施 ・さらに，対象集団については評価を行わず，他の類似集団で得られた情報をもって代用
③ 食事計画の決定	・①と②で得られた情報に基づき，食事摂取基準を用いて，食事計画（提供する食種の数や給与栄養素量）を決定 ・対象集団が摂取するすべての食事を提供するのか，一部を提供するのかについても考慮して作成
④ 予定献立の作成	・③に基づいて，具体的な予定献立を作成
⑤ 品質管理・食事の提供	・④に従って，適切な品質管理のもとで調製された食事を提供
⑥ 食事摂取量の把握	・対象者（対象集団）が摂取した食事量を把握
⑦ 食事計画の見直し	・一定期間ごとに⑥の結果と①の見直しにより，③の確認，見直し

●給食管理を目的として食事摂取基準を用いる場合の概念：エネルギー及び栄養素の別ならびに評価と食事計画の別にみた考え方

目的	評価（上表の①と②に相当）		食事計画の決定（上表の③に相当）	
	用いる指標	基本的概念	用いる指標	基本的概念
エネルギー摂取の過不足からの回避	BMI 体重変化量 身体活動レベル	・性・年齢階級・身長・体重・身体活動レベルの分布を把握 ・BMIの分布から，BMIが18.5未満ならびに25.0以上の者の割合を算出 ・変化を観察したい場合は体重変化量を測定	推定エネルギー必要量	・性・年齢階級・身体活動レベル別の分布から推定エネルギー必要量を算出，BMIや体重変化量などを考慮してエネルギー給与量を決定
栄養素摂取不足からの回避	推定平均必要量 目安量	・測定された摂取量の分布と推定平均必要量から，推定平均必要量を下回る者の割合を算出 ・目安量を用いる場合は，目安量を下回る者の割合を算出	推定平均必要量 推奨量 目安量	・評価結果を参考にして，推定平均必要量を下回る者がほとんどいなくなるように，また，目安量を下回る者ができるだけ少なくなるように，給与栄養量を計画．具体的には，推奨量または目安量に近い摂取量になるような献立作成 ・これらよりも摂取量が少なくなる場合は，推奨量または目安量をめざした献立を計画．推奨量付近またはそれ以上か，目安量付近またはそれ以上の摂取が可能な場合はその計画を実施．推奨量を満たすことが困難な場合でも，推定平均必要量は下回らないように留意． （留意点）対象者全員が推奨量や目安量を満たす必要はない．そのようにすると過剰摂取の者が出現する割合が大きくなることもあるため留意．「集団へのアプローチ[1]」だけでなく，「高危険度群へのアプローチ[1]」も併せて用いることが望ましい
栄養素過剰摂取からの回避	耐容上限量	・測定された摂取量の分布と耐容上限量から，過剰摂取の可能性を有する者の割合を算出	耐容上限量	・耐容上限量を超える者がでないような献立を立案
生活習慣病の一次予防	目標量	・測定された摂取量の分布と目標量から，目標量の範囲を逸脱する者の割合を算出．また，予防目的としている生活習慣病が関連する他の栄養関連因子ならびに非栄養性の関連因子の存在と程度に関する情報も入手	目標量	・評価結果を参考にして，目標量を逸脱した摂取量の者をできるだけ少なくできるような献立を立案．具体的には，摂取量が目標量の範囲に入るような献立を計画 （留意点）予防を目的としている生活習慣病が関連する他の栄養関連因子ならびに非栄養性の関連因子の存在とその程度を考慮して総合的に対応することが望ましい．また，生活習慣病の特徴から考えて，長い年月にわたって摂取可能な献立の立案

1) 公衆衛生学で用いられる概念で，集団全体を対象として教育や介入を行う場合を「集団へのアプローチ」，ある特定のリスクをもっている小集団を集団から抽出して，集団全体ではなく，その小集団を対象として教育や介入を行う場合を「高危険度群へのアプローチ」と呼ぶ．

参考資料

●エネルギーの食事摂取基準：推定エネルギー必要量（kcal/日）[1]

年齢	男性 身体活動レベル			女性 身体活動レベル		
	Ⅰ	Ⅱ	Ⅲ	Ⅰ	Ⅱ	Ⅲ
0〜5（月）	—	550	—	—	500	—
6〜8（月）	—	650	—	—	600	—
9〜11（月）	—	700	—	—	650	—
1〜2（歳）	—	1,000	—	—	900	—
3〜5（歳）	—	1,300	—	—	1,250	—
6〜7（歳）	1,350	1,550	1,700	1,250	1,450	1,650
8〜9（歳）	1,600	1,800	2,050	1,500	1,700	1,900
10〜11（歳）	1,950	2,250	2,500	1,750	2,000	2,250
12〜14（歳）	2,200	2,500	2,750	2,000	2,250	2,550
15〜17（歳）	2,450	2,750	3,100	2,000	2,250	2,500
18〜29（歳）	2,250	2,650	3,000	1,700	1,950	2,250
30〜49（歳）	2,300	2,650	3,050	1,750	2,000	2,300
50〜69（歳）	2,100	2,450	2,800	1,650	1,950	2,200
70以上（歳）[2]	1,850	2,200	2,500	1,450	1,700	2,000
妊婦（付加量）初期				+50	+50	+50
中期				+250	+250	+250
末期				+450	+450	+450
授乳婦（付加量）				+350	+350	+350

[1] 成人では，推定エネルギー必要量＝基礎代謝量（kcal/日）×身体活動レベルとして算定した．18〜69歳では，身体活動レベルはそれぞれⅠ＝1.50，Ⅱ＝1.75，Ⅲ＝2.00としたが，70歳以上では，それぞれⅠ＝1.45，Ⅱ＝1.70，Ⅲ＝1.95とした．
[2] 主として，70〜75歳ならびに自由な生活を営んでいる対象者に基づく報告から算定した．

●たんぱく質の食事摂取基準（g/日）

年齢	男性				女性			
	推定平均必要量	推奨量	目安量	耐容上限量	推定平均必要量	推奨量	目安量	耐容上限量
0〜5（月）	—	—	10	—	—	—	10	—
6〜8（月）	—	—	15	—	—	—	15	—
9〜11（月）	—	—	25	—	—	—	25	—
1〜2（歳）	15	20	—	—	15	20	—	—
3〜5（歳）	20	25	—	—	20	25	—	—
6〜7（歳）	25	30	—	—	25	30	—	—
8〜9（歳）	30	40	—	—	30	40	—	—
10〜11（歳）	40	45	—	—	35	45	—	—
12〜14（歳）	45	60	—	—	45	55	—	—
15〜17（歳）	50	60	—	—	45	55	—	—
18〜29（歳）	50	60	—	—	40	50	—	—
30〜49（歳）	50	60	—	—	40	50	—	—
50〜69（歳）	50	60	—	—	40	50	—	—
70以上（歳）	50	60	—	—	40	50	—	—
妊婦（付加量）初期					+0	+0	—	—
中期					+5	+5	—	—
末期					+20	+25	—	—
授乳婦（付加量）					+15	+20	—	—

●脂質の食事摂取基準

年齢	脂質の総エネルギーに占める割合（脂肪エネルギー比率）；％エネルギー				飽和脂肪酸（％エネルギー）	
	男　性		女　性		男　性	女　性
	目安量	目標量（範囲）	目安量	目標量（範囲）	目標量（範囲）	目標量（範囲）
0～5（月）	50	—	50	—	—	—
6～11（月）	40	—	40	—	—	—
1～2（歳）	—	20以上30未満	—	20以上30未満	—	—
3～5（歳）	—	20以上30未満	—	20以上30未満	—	—
6～7（歳）	—	20以上30未満	—	20以上30未満	—	—
8～9（歳）	—	20以上30未満	—	20以上30未満	—	—
10～11（歳）	—	20以上30未満	—	20以上30未満	—	—
12～14（歳）	—	20以上30未満	—	20以上30未満	—	—
15～17（歳）	—	20以上30未満	—	20以上30未満	—	—
18～29（歳）	—	20以上30未満	—	20以上30未満	4.5以上7.0未満	4.5以上7.0未満
30～49（歳）	—	20以上25未満	—	20以上25未満	4.5以上7.0未満	4.5以上7.0未満
50～69（歳）	—	20以上25未満	—	20以上25未満	4.5以上7.0未満	4.5以上7.0未満
70以上（歳）	—	20以上25未満	—	20以上25未満	4.5以上7.0未満	4.5以上7.0未満
妊　婦			—	—		—
授乳婦			—	—		—

年齢	n-6系脂肪酸				n-3系脂肪酸（g/日）				コレステロール（mg/日）	
	男　性		女　性		男　性		女　性		男　性	女　性
	目安量（g/日）	目標量（％エネルギー）	目安量（g/日）	目標量（％エネルギー）	目安量	目標量[2]	目安量	目標量[2]	目標量	目標量
0～5（月）	4	—	4	—	0.9	—	0.9	—	—	—
6～11（月）	5	—	5	—	0.9	—	0.9	—	—	—
1～2（歳）	5	—	5	—	0.9	—	0.9	—	—	—
3～5（歳）	7	—	6	—	1.2	—	1.2	—	—	—
6～7（歳）	8	—	7	—	1.6	—	1.3	—	—	—
8～9（歳）	9	—	8	—	1.7	—	1.5	—	—	—
10～11（歳）	10	—	9	—	1.8	—	1.7	—	—	—
12～14（歳）	11	—	10	—	2.1	—	2.1	—	—	—
15～17（歳）	13	—	11	—	2.5	—	2.1	—	—	—
18～29（歳）	11	10未満	9	10未満	—	2.1以上	—	1.8以上	750未満	600未満
30～49（歳）	10	10未満	9	10未満	—	2.2以上	—	1.8以上	750未満	600未満
50～69（歳）	10	10未満	8	10未満	—	2.4以上	—	2.1以上	750未満	600未満
70以上（歳）	8	10未満	7	10未満	—	2.2以上	—	1.8以上	750未満	600未満
妊　婦			+1[1]	—			1.9	—		—
授乳婦			+0	—			1.7	—		—

1) 付加量.
2) 目標量では，EPAおよびDHAを1g/日以上摂取することが望ましい.

●炭水化物・食物繊維の食事摂取基準

年齢	炭水化物（％エネルギー）[1]		食物繊維（g/日）	
	男　性	女　性	男　性	女　性
	目標量（範囲）	目標量（範囲）	目標量	目標量
0～5（月）	—	—	—	—
6～11（月）	—	—	—	—
1～2（歳）	50以上70未満	50以上70未満	—	—
3～5（歳）	50以上70未満	50以上70未満	—	—
6～7（歳）	50以上70未満	50以上70未満	—	—
8～9（歳）	50以上70未満	50以上70未満	—	—
10～11（歳）	50以上70未満	50以上70未満	—	—
12～14（歳）	50以上70未満	50以上70未満	—	—
15～17（歳）	50以上70未満	50以上70未満	—	—
18～29（歳）	50以上70未満	50以上70未満	19以上	17以上
30～49（歳）	50以上70未満	50以上70未満	19以上	17以上
50～69（歳）	50以上70未満	50以上70未満	19以上	17以上
70以上（歳）	50以上70未満	50以上70未満	19以上	17以上
妊婦（付加量）		—		—
授乳婦（付加量）		—		—

1) アルコールに由来するエネルギーを含む.

●ビタミンの食事摂取基準

年齢	ビタミン A (μgRE/日)[1]							
	男性				女性			
	推定平均必要量[2]	推奨量[2]	目安量[3]	耐容上限量[3]	推定平均必要量[2]	推奨量[2]	目安量[3]	耐容上限量[3]
0～5（月）	—	—	300	600	—	—	300	600
6～11（月）	—	—	400	600	—	—	400	600
1～2（歳）	300	400	—	600	250	350	—	600
3～5（歳）	300	450	—	700	300	450	—	700
6～7（歳）	300	450	—	900	300	400	—	900
8～9（歳）	350	500	—	1,200	350	500	—	1,200
10～11（歳）	450	600	—	1,500	400	550	—	1,500
12～14（歳）	550	750	—	2,000	500	700	—	2,000
15～17（歳）	650	900	—	2,500	450	650	—	2,500
18～29（歳）	600	850	—	2,700	450	650	—	2,700
30～49（歳）	600	850	—	2,700	500	700	—	2,700
50～69（歳）	600	850	—	2,700	500	700	—	2,700
70以上（歳）	550	800	—	2,700	450	650	—	2,700
妊婦（付加量）初期					+0	+0	—	—
中期					+0	+0	—	—
末期					+60	+80	—	—
授乳婦（付加量）					+300	+450	—	—

1) レチノール当量（μgRE）＝レチノール（μg）＋β-カロテン（μg）×1/12＋α-カロテン（μg）×1/24 ＋β-クリプトキサンチン（μg）×1/24＋その他のプロビタミンAカロテノイド（μg）×1/24
2) プロビタミンAカロテノイドを含む．
3) プロビタミンAカロテノイドを含まない．

年齢	ビタミン D (μg/日)				ビタミン E (mg/日)[2]				ビタミン K (μg/日)	
	男性		女性		男性		女性		男性	女性
	目安量	耐容上限量	目安量	耐容上限量	目安量	耐容上限量	目安量	耐容上限量	目安量	目安量
0～5（月）[1]	2.5 (5.0)	25	2.5 (5.0)	25	3.0	—	3.0	—	4	4
6～11（月）[1]	5.0 (5.0)	25	5.0 (5.0)	25	3.5	—	3.5	—	7	7
1～2（歳）	2.5	25	2.5	25	3.5	150	3.5	150	25	25
3～5（歳）	2.5	30	2.5	30	4.5	200	4.5	200	30	30
6～7（歳）	2.5	30	2.5	30	5.0	300	5.0	300	40	40
8～9（歳）	3.0	35	3.0	35	6.0	350	5.5	350	45	45
10～11（歳）	3.5	35	3.5	35	6.5	450	6.0	450	55	55
12～14（歳）	3.5	45	3.5	45	7.0	600	7.0	600	70	65
15～17（歳）	4.5	50	4.5	50	8.0	750	7.0	650	80	60
18～29（歳）	5.5	50	5.5	50	7.0	800	6.5	650	75	60
30～49（歳）	5.5	50	5.5	50	7.0	900	6.5	700	75	65
50～69（歳）	5.5	50	5.5	50	7.0	850	6.5	700	75	65
70以上（歳）	5.5	50	5.5	50	7.0	750	6.5	650	75	65
妊婦（付加量）			+1.5	—			+0.0	—		+0
授乳婦（付加量）			+2.5	—			+3.0	—		+0

1) 適度な日照を受ける環境にある乳児の目安量．（ ）内は，日照を受ける機会が少ない乳児の目安量．
2) α-トコフェロールについて算定した．α-トコフェロール以外のビタミンEは含んでいない．

年齢	ビタミン B_1 (mg/日)[1]						ビタミン B_2 (mg/日)[1]					
	男性			女性			男性			女性		
	推定平均必要量	推奨量	目安量	推定平均必要量	推奨量	目安量	推定平均必要量	推奨量	目安量	推定平均必要量	推奨量	目安量
0～5（月）	—	—	0.1	—	—	0.1	—	—	0.3	—	—	0.3
6～11（月）	—	—	0.3	—	—	0.3	—	—	0.4	—	—	0.4
1～2（歳）	0.5	0.5	—	0.4	0.5	—	0.5	0.6	—	0.5	0.5	—
3～5（歳）	0.6	0.7	—	0.6	0.7	—	0.7	0.8	—	0.6	0.8	—
6～7（歳）	0.7	0.8	—	0.7	0.8	—	0.8	0.9	—	0.7	0.9	—
8～9（歳）	0.8	1.0	—	0.8	1.0	—	0.9	1.1	—	0.9	1.0	—
10～11（歳）	1.0	1.2	—	0.9	1.1	—	1.1	1.4	—	1.0	1.2	—
12～14（歳）	1.1	1.4	—	1.0	1.2	—	1.3	1.5	—	1.1	1.4	—
15～17（歳）	1.2	1.5	—	1.0	1.2	—	1.4	1.7	—	1.1	1.4	—
18～29（歳）	1.2	1.4	—	0.9	1.1	—	1.3	1.6	—	1.0	1.2	—
30～49（歳）	1.2	1.4	—	0.9	1.1	—	1.3	1.6	—	1.0	1.2	—
50～69（歳）	1.1	1.3	—	0.9	1.1	—	1.2	1.5	—	1.0	1.2	—
70以上（歳）	1.0	1.2	—	0.8	0.9	—	1.1	1.3	—	0.9	1.0	—
妊婦（付加量）初期				+0.0	+0.0	—				+0.0	+0.0	—
中期				+0.1	+0.1	—				+0.1	+0.2	—
末期				+0.2	+0.2	—				+0.2	+0.3	—
授乳婦（付加量）				+0.2	+0.2	—				+0.3	+0.4	—

1) 身体活動レベルⅡの推定エネルギー必要量を用いて算定した．

年齢	ナイアシン (mgNE/日)[1]								ビタミン B$_6$ (mg/日)[4]							
	男性				女性				男性				女性			
	推定平均必要量	推奨量	目安量	耐容上限量[2]	推定平均必要量	推奨量	目安量	耐容上限量[2]	推定平均必要量	推奨量	目安量	耐容上限量[5]	推定平均必要量	推奨量	目安量	耐容上限量[5]
0〜5 (月)	—	—	2[3]	—	—	—	2[3]	—	—	—	0.2	—	—	—	0.2	—
6〜11 (月)	—	—	3	—	—	—	3	—	—	—	0.3	—	—	—	0.3	—
1〜2 (歳)	5	6	—	60(15)	4	5	—	60(15)	0.4	0.5	—	10	0.4	0.5	—	10
3〜5 (歳)	6	7	—	80(20)	6	7	—	80(20)	0.5	0.6	—	15	0.5	0.6	—	15
6〜7 (歳)	7	9	—	100(30)	7	8	—	100(30)	0.7	0.8	—	20	0.6	0.7	—	20
8〜9 (歳)	9	10	—	150(35)	8	10	—	150(35)	0.8	0.9	—	25	0.8	0.9	—	25
10〜11 (歳)	11	13	—	200(45)	10	12	—	150(45)	0.9	1.0	—	30	0.9	1.0	—	30
12〜14 (歳)	12	14	—	250(60)	11	13	—	250(60)	1.0	1.3	—	40	1.0	1.3	—	40
15〜17 (歳)	13	16	—	300(70)	11	13	—	250(65)	1.1	1.4	—	50	1.0	1.3	—	45
18〜29 (歳)	13	15	—	300(80)	9	11	—	250(65)	1.1	1.4	—	55	1.0	1.1	—	45
30〜49 (歳)	13	15	—	350(85)	10	12	—	250(65)	1.1	1.4	—	60	1.0	1.1	—	45
50〜69 (歳)	12	14	—	350(80)	9	11	—	250(65)	1.1	1.4	—	55	1.0	1.1	—	45
70 以上 (歳)	11	13	—	300(75)	8	10	—	250(60)	1.1	1.4	—	50	1.0	1.1	—	40
妊婦 (付加量)					+0	+0	—	—					+0.7	+0.8	—	—
授乳婦 (付加量)					+3	+3	—	—					+0.3	+0.3	—	—

1) NE＝ナイアシン当量＝ナイアシン＋1/60トリプトファン．
  身体活動レベルⅡの推定エネルギー必要量を用いて算定した．
2) 耐容上限量はニコチンアミドの mg 量，( ) 内はニコチン酸の mg 量．基準体重を用いて算定した．
3) 単位は mg/日．
4) たんぱく質食事摂取基準の推奨量を用いて算定した（妊婦・授乳婦の付加量は除く）．
5) 食事性ビタミン B$_6$ の量ではなく，ピリドキシンとしての量である．

年齢	ビタミン B$_{12}$ (μg/日)						葉酸 (μg/日)[1]							
	男性			女性			男性				女性			
	推定平均必要量	推奨量	目安量	推定平均必要量	推奨量	目安量	推定平均必要量	推奨量	目安量	耐容上限量[2]	推定平均必要量	推奨量	目安量	耐容上限量[2]
0〜5 (月)	—	—	0.4	—	—	0.4	—	—	40	—	—	—	40	—
6〜11 (月)	—	—	0.6	—	—	0.6	—	—	65	—	—	—	65	—
1〜2 (歳)	0.8	0.9	—	0.8	0.9	—	80	100	—	300	80	100	—	300
3〜5 (歳)	0.9	1.1	—	0.9	1.1	—	90	110	—	400	90	110	—	400
6〜7 (歳)	1.1	1.4	—	1.1	1.4	—	110	140	—	600	110	140	—	600
8〜9 (歳)	1.3	1.6	—	1.3	1.6	—	130	160	—	700	130	160	—	700
10〜11 (歳)	1.6	1.9	—	1.6	1.9	—	160	190	—	900	160	190	—	900
12〜14 (歳)	2.0	2.4	—	2.0	2.4	—	200	240	—	1,200	200	240	—	1,200
15〜17 (歳)	2.0	2.4	—	2.0	2.4	—	200	240	—	1,300	200	240	—	1,300
18〜29 (歳)	2.0	2.4	—	2.0	2.4	—	200	240	—	1,300	200	240	—	1,300
30〜49 (歳)	2.0	2.4	—	2.0	2.4	—	200	240	—	1,400	200	240	—	1,400
50〜69 (歳)	2.0	2.4	—	2.0	2.4	—	200	240	—	1,400	200	240	—	1,400
70 以上 (歳)	2.0	2.4	—	2.0	2.4	—	200	240	—	1,300	200	240	—	1,300
妊婦 (付加量)				+0.3	+0.4	—					+200	+240	—	—
授乳婦 (付加量)				+0.7	+0.8	—					+80	+100	—	—

1) 妊娠を計画している女性，または，妊娠の可能性がある女性は，神経管閉鎖障害のリスクの低減のために，付加的に 400 μg/日のプテロイルモノグルタミン酸の摂取が望まれる．
2) 耐容上限量は，プテロイルモノグルタミン酸の量として算定した．

年齢	パントテン酸 (mg/日)		ビオチン (μg/日)		ビタミンC (mg/日)					
	男性	女性	男性	女性	男性			女性		
	目安量	目安量	目安量	目安量	推定平均必要量	推奨量	目安量	推定平均必要量	推奨量	目安量
0〜5 (月)	4	4	4	4	—	—	40	—	—	40
6〜11 (月)	5	5	10	10	—	—	40	—	—	40
1〜2 (歳)	3	3	20	20	35	40	—	35	40	—
3〜5 (歳)	4	4	25	25	40	45	—	40	45	—
6〜7 (歳)	5	5	30	30	45	55	—	45	55	—
8〜9 (歳)	6	5	35	35	55	65	—	55	65	—
10〜11 (歳)	7	6	40	40	65	80	—	65	80	—
12〜14 (歳)	7	6	50	50	85	100	—	85	100	—
15〜17 (歳)	7	5	50	50	85	100	—	85	100	—
18〜29 (歳)	5	5	50	50	85	100	—	85	100	—
30〜49 (歳)	5	5	50	50	85	100	—	85	100	—
50〜69 (歳)	6	5	50	50	85	100	—	85	100	—
70 以上 (歳)	6	5	50	50	85	100	—	85	100	—
妊婦 (付加量)		+1		+2				+10	+10	—
授乳婦 (付加量)		+1		+5				+40	+50	—

参 考 資 料

● ミネラルの食事摂取基準

| 年齢 | ナトリウム(mg/日), [( )は食塩相当量(g/日)] |||||| カリウム (mg/日) ||||
| | 男性 ||| 女性 ||| 男性 || 女性 ||
	推定平均必要量	目安量	目標量	推定平均必要量	目安量	目標量	目安量[1]	目標量[2]	目安量[1]	目標量[2]
0～5 (月)	—	100(0.3)	—	—	100(0.3)	—	400	—	400	—
6～11 (月)	—	600(1.5)	—	—	600(1.5)	—	700	—	700	—
1～2 (歳)	—	—	(4.0未満)	—	—	(4.0未満)	900	—	800	—
3～5 (歳)	—	—	(5.0未満)	—	—	(5.0未満)	1,000	—	1,000	—
6～7 (歳)	—	—	(6.0未満)	—	—	(6.0未満)	1,300	—	1,200	—
8～9 (歳)	—	—	(7.0未満)	—	—	(7.0未満)	1,500	—	1,400	—
10～11 (歳)	—	—	(8.0未満)	—	—	(7.5未満)	1,900	—	1,700	—
12～14 (歳)	—	—	(9.0未満)	—	—	(7.5未満)	2,300	—	2,100	—
15～17 (歳)	—	—	(9.0未満)	—	—	(7.5未満)	2,700	—	2,000	—
18～29 (歳)	600(1.5)	—	(9.0未満)	600(1.5)	—	(7.5未満)	2,500	2,800	2,000	2,700
30～49 (歳)	600(1.5)	—	(9.0未満)	600(1.5)	—	(7.5未満)	2,500	2,900	2,000	2,800
50～69 (歳)	600(1.5)	—	(9.0未満)	600(1.5)	—	(7.5未満)	2,500	3,000	2,000	3,000
70以上 (歳)	600(1.5)	—	(9.0未満)	600(1.5)	—	(7.5未満)	2,500	3,000	2,000	2,900
妊婦(付加量)				—	—	—			+0	—
授乳婦(付加量)				—	—	—			+400	—

1) 体内のカリウム平衡を維持するために適正と考えられる値と現在の日本人の摂取量を考慮して目安量として設定した.
2) 高血圧の一次予防を積極的に進める観点から設定した.

| 年齢 | カルシウム (mg/日) |||||||| マグネシウム (mg/日) ||||||||
| | 男性 |||| 女性 |||| 男性 |||| 女性 ||||
	推定平均必要量	推奨量	目安量	耐容上限量	推定平均必要量	推奨量	目安量	耐容上限量	推定平均必要量	推奨量	目安量	耐容上限量[1]	推定平均必要量	推奨量	目安量	耐容上限量[1]
0～5 (月)	—	—	200	—	—	—	200	—	—	—	20	—	—	—	20	—
6～11 (月)	—	—	250	—	—	—	250	—	—	—	60	—	—	—	60	—
1～2 (歳)	350	400	—	—	350	400	—	—	60	70	—	—	60	70	—	—
3～5 (歳)	500	600	—	—	450	550	—	—	80	100	—	—	80	100	—	—
6～7 (歳)	500	600	—	—	450	550	—	—	110	130	—	—	110	130	—	—
8～9 (歳)	550	650	—	—	600	750	—	—	140	170	—	—	140	160	—	—
10～11 (歳)	600	700	—	—	600	700	—	—	180	210	—	—	170	210	—	—
12～14 (歳)	800	1,000	—	—	650	800	—	—	240	290	—	—	230	280	—	—
15～17 (歳)	650	800	—	—	550	650	—	—	290	350	—	—	250	300	—	—
18～29 (歳)	650	800	—	2,300	550	650	—	2,300	280	340	—	—	230	270	—	—
30～49 (歳)	550	650	—	2,300	550	650	—	2,300	310	370	—	—	240	290	—	—
50～69 (歳)	600	700	—	2,300	550	650	—	2,300	290	350	—	—	240	290	—	—
70以上 (歳)	600	700	—	2,300	550	600	—	2,300	270	320	—	—	220	260	—	—
妊婦(付加量)					+0	+0	—	—					+30	+40	—	—
授乳婦(付加量)					+0	+0	—	—					+0	+0	—	—

1) 通常の食品からの摂取の場合,耐容上限量は設定しない.通常の食品以外からの摂取量の耐容上限量は,成人の場合 350 mg/日,小児では 5 mg/kg 体重/日とする.

年齢	リン (mg/日)				鉄 (mg/日)[1]							
	男性		女性		男性				女性					
									月経なし || 月経あり ||||
	目安量	耐容上限量	目安量	耐容上限量	推定平均必要量	推奨量	目安量	耐容上限量	推定平均必要量	推奨量	推定平均必要量	推奨量	目安量	耐容上限量
0～5 (月)	120	—	120	—	—	—	0.5	—	—	—	—	—	0.5	—
6～11 (月)	260	—	260	—	3.5	5.0	—	—	3.5	4.5	—	—	—	20
1～2 (歳)	600	—	600	—	3.0	4.0	—	25	3.0	4.5	—	—	—	20
3～5 (歳)	800	—	700	—	4.0	5.5	—	25	4.0	5.5	—	—	—	25
6～7 (歳)	900	—	900	—	4.5	6.5	—	30	4.5	6.5	—	—	—	30
8～9 (歳)	1,100	—	1,000	—	6.0	8.5	—	35	5.5	8.0	—	—	—	35
10～11 (歳)	1,200	—	1,100	—	7.0	10.0	—	35	6.5	9.5	9.5	13.5	—	35
12～14 (歳)	1,200	—	1,100	—	8.0	11.0	—	35	7.0	10.0	10.0	14.0	—	45
15～17 (歳)	1,200	—	1,000	—	8.0	9.5	—	45	5.5	7.0	8.5	10.5	—	40
18～29 (歳)	1,000	3,000	900	3,000	6.0	7.0	—	50	5.0	6.0	8.5	10.5	—	40
30～49 (歳)	1,000	3,000	900	3,000	6.5	7.5	—	55	5.5	6.5	9.0	11.0	—	40
50～69 (歳)	1,000	3,000	900	3,000	6.0	7.5	—	50	5.5	6.5	9.0	11.0	—	45
70以上 (歳)	1,000	3,000	900	3,000	6.0	7.0	—	50	5.0	6.0	—	—	—	40
妊婦(付加量)初期			+0	—					+2.0	+2.5	—	—	—	—
中期・末期			+0	—					+12.5	+15.0	—	—	—	—
授乳婦(付加量)			+0	—					+2.0	+2.5	—	—	—	—

1) 過多月経(月経出血量が 80 m*l*/回以上)の人を除外して策定した.

参考資料

年齢	亜鉛 (mg/日)								銅 (mg/日)							
	男性				女性				男性				女性			
	推定平均必要量	推奨量	目安量	耐容上限量	推定平均必要量	推奨量	目安量	耐容上限量	推定平均必要量	推奨量	目安量	耐容上限量	推定平均必要量	推奨量	目安量	耐容上限量
0〜5（月）	—	—	2	—	—	—	2	—	—	—	0.3	—	—	—	0.3	—
6〜11（月）	—	—	3	—	—	—	3	—	—	—	0.3	—	—	—	0.3	—
1〜2（歳）	4	5	—	—	4	5	—	—	0.2	0.3	—	—	0.2	0.3	—	—
3〜5（歳）	5	6	—	—	5	6	—	—	0.3	0.3	—	—	0.3	0.3	—	—
6〜7（歳）	6	7	—	—	6	7	—	—	0.3	0.4	—	—	0.3	0.4	—	—
8〜9（歳）	7	8	—	—	7	8	—	—	0.4	0.5	—	—	0.4	0.5	—	—
10〜11（歳）	8	10	—	—	8	10	—	—	0.5	0.6	—	—	0.5	0.6	—	—
12〜14（歳）	9	11	—	—	8	9	—	—	0.6	0.8	—	—	0.6	0.8	—	—
15〜17（歳）	11	13	—	—	7	9	—	—	0.7	0.9	—	—	0.6	0.7	—	—
18〜29（歳）	10	12	—	40	7	9	—	35	0.7	0.9	—	10	0.6	0.7	—	10
30〜49（歳）	10	12	—	45	8	9	—	35	0.7	0.9	—	10	0.6	0.7	—	10
50〜69（歳）	10	12	—	45	8	9	—	35	0.7	0.9	—	10	0.6	0.7	—	10
70以上（歳）	9	11	—	40	7	9	—	30	0.6	0.8	—	10	0.5	0.7	—	10
妊婦（付加量）					+1	+2	—	—					+0.1	+0.1	—	—
授乳婦（付加量）					+3	+3	—	—					+0.5	+0.6	—	—

年齢	マンガン (mg/日)				ヨウ素 (µg/日)								セレン (µg/日)							
	男性		女性		男性				女性				男性				女性			
	目安量	耐容上限量	目安量	耐容上限量	推定平均必要量	推奨量	目安量	耐容上限量	推定平均必要量	推奨量	目安量	耐容上限量	推定平均必要量	推奨量	目安量	耐容上限量	推定平均必要量	推奨量	目安量	耐容上限量
0〜5（月）	0.01	—	0.01	—	—	—	100	250	—	—	100	250	—	—	15	—	—	—	15	—
6〜11（月）	0.5	—	0.5	—	—	—	130	250	—	—	130	250	—	—	15	—	—	—	15	—
1〜2（歳）	1.5	—	1.5	—	35	50	—	250	35	50	—	250	10	10	—	50	10	10	—	50
3〜5（歳）	1.5	—	1.5	—	45	60	—	350	45	60	—	350	10	15	—	70	10	15	—	70
6〜7（歳）	2.0	—	2.0	—	55	75	—	500	55	75	—	500	15	15	—	100	15	15	—	100
8〜9（歳）	2.5	—	2.5	—	65	90	—	500	65	90	—	500	15	20	—	120	15	20	—	120
10〜11（歳）	3.0	—	3.0	—	75	110	—	500	75	110	—	500	20	25	—	160	20	20	—	150
12〜14（歳）	4.0	—	3.5	—	95	130	—	1,300	95	130	—	1,300	25	30	—	210	20	25	—	200
15〜17（歳）	4.5	—	3.5	—	100	140	—	2,100	100	140	—	2,100	25	35	—	260	20	25	—	220
18〜29（歳）	4.0	11	3.5	11	95	130	—	2,200	95	130	—	2,200	25	30	—	280	20	25	—	220
30〜49（歳）	4.0	11	3.5	11	95	130	—	2,200	95	130	—	2,200	25	30	—	300	20	25	—	230
50〜69（歳）	4.0	11	3.5	11	95	130	—	2,200	95	130	—	2,200	25	30	—	280	20	25	—	230
70以上（歳）	4.0	11	3.5	11	95	130	—	2,200	95	130	—	2,200	25	30	—	260	20	25	—	210
妊婦（付加量）			+0	—					+75	+110	—	—					+5	+5	—	—
授乳婦（付加量）			+0	—					+100	+140	—	—					+15	+20	—	—

年齢	クロム (µg/日)[1]						モリブデン (µg/日)							
	男性			女性			男性				女性			
	推定平均必要量	推奨量	目安量	推定平均必要量	推奨量	目安量	推定平均必要量	推奨量	目安量	耐容上限量	推定平均必要量	推奨量	目安量	耐容上限量
0〜5（月）	—	—	0.8	—	—	0.8	—	—	2	—	—	—	2	—
6〜11（月）	—	—	1.0	—	—	1.0	—	—	3	—	—	—	3	—
1〜2（歳）	—	—	—	—	—	—	—	—	—	—	—	—	—	—
3〜5（歳）	—	—	—	—	—	—	—	—	—	—	—	—	—	—
6〜7（歳）	—	—	—	—	—	—	—	—	—	—	—	—	—	—
8〜9（歳）	—	—	—	—	—	—	—	—	—	—	—	—	—	—
10〜11（歳）	—	—	—	—	—	—	—	—	—	—	—	—	—	—
12〜14（歳）	—	—	—	—	—	—	—	—	—	—	—	—	—	—
15〜17（歳）	—	—	—	—	—	—	—	—	—	—	—	—	—	—
18〜29（歳）	35	40	—	25	30	—	20	25	—	550	20	20	—	450
30〜49（歳）	35	40	—	25	30	—	25	30	—	600	20	25	—	500
50〜69（歳）	30	40	—	25	30	—	20	25	—	600	20	25	—	500
70以上（歳）	30	35	—	20	25	—	20	25	—	550	20	20	—	450
妊婦（付加量）				—	—	—					—	—	—	—
授乳婦（付加量）				—	—	—					+3	+3	—	—

1) 身体活動レベルⅡの推定エネルギー必要量を用いて算定した．

●乳児の食事摂取基準

エネルギー・栄養素		月齢	0〜5（月）		6〜8（月）		9〜11（月）	
		策定項目	男児	女児	男児	女児	男児	女児
エネルギー（kcal/日）		推定エネルギー必要量	550	500	650	600	700	650
たんぱく質（g/日）		目安量	10		15		25	
脂質	脂質（%エネルギー）	目安量	50		40			
	脂質（g/日）[1]	（参考）	(30)		—			
	飽和脂肪酸（%エネルギー）		—		—			
	n-6系脂肪酸（g/日）	目安量	4		5			
	n-3系脂肪酸（g/日）	目安量	0.9		0.9			
	コレステロール（mg/日）		—		—			
炭水化物	炭水化物（%エネルギー）		—		—			
	食物繊維（g/日）		—		—			
ビタミン	脂溶性	ビタミンA（μgRE/日）[2]	目安量	300		400		
			耐容上限量	600		600		
		ビタミンD（μg/日）[3]	目安量	2.5 (5.0)		5.0 (5.0)		
			耐容上限量	25		25		
		ビタミンE（mg/日）	目安量	3.0		3.5		
		ビタミンK（μg/日）	目安量	4		7		
	水溶性	ビタミンB_1（mg/日）	目安量	0.1		0.3		
		ビタミンB_2（mg/日）	目安量	0.3		0.4		
		ナイアシン（mgNE/日）[4]	目安量	2		3		
		ビタミンB_6（mg/日）	目安量	0.2		0.3		
		ビタミンB_{12}（μg/日）	目安量	0.4		0.6		
		葉酸（μg/日）	目安量	40		65		
		パントテン酸（mg/日）	目安量	4		5		
		ビオチン（μg/日）	目安量	4		10		
		ビタミンC（mg/日）	目安量	40		40		
ミネラル	多量	ナトリウム（mg/日）	目安量	100		600		
		（食塩相当量）（g/日）	目安量	0.3		1.5		
		カリウム（mg/日）	目安量	400		700		
		カルシウム（mg/日）	目安量	200		250		
		マグネシウム（mg/日）	目安量	20		60		
		リン（mg/日）	目安量	120		260		
	微量	鉄（mg/日）[5]	目安量	0.5		—			
			推定平均必要量	—		3.5	3.5	3.5	3.5
			推奨量	—		5.0	4.5	5.0	4.5
		亜鉛（mg/日）	目安量	2		3		
		銅（mg/日）	目安量	0.3		0.3		
		マンガン（mg/日）	目安量	0.01		0.5		
		ヨウ素（μg/日）	目安量	100		130		
			耐容上限量	250		250		
		セレン（μg/日）	目安量	15		15		
		クロム（μg/日）	目安量	0.8		1.0		
		モリブデン（μg/日）	目安量	2		3		

1) 母乳中脂肪濃度と0〜5か月児の1日の哺乳量から算出した．
2) プロビタミンAカロテノイドを含まない．
3) 適度な日照を受ける環境にある乳児の目安量．（ ）内は，日照を受ける機会が少ない乳児の目安量．
4) 0〜5か月児の目安量の単位はmg/日．
5) 6〜11か月はひとつの月齢区分として男女別に算定した．

●小児（1〜2歳）の推定エネルギー必要量

身体活動レベル	男子			女子		
	I	II	III	I	II	III
エネルギー（kcal/日）	—	1,000	—	—	900	—

●小児（1〜2歳）の食事摂取基準

栄養素		男子					女子				
		推定平均必要量	推奨量	目安量	耐容上限量	目標量	推定平均必要量	推奨量	目安量	耐容上限量	目標量
たんぱく質（g/日）		15	20	—	—	—	15	20	—	—	—
脂質	脂質（%エネルギー）	—	—	—	—	20以上30未満	—	—	—	—	20以上30未満
	飽和脂肪酸（%エネルギー）	—	—	—	—	—	—	—	—	—	—
	n-6系脂肪酸（g/日）	—	—	5	—	—	—	—	5	—	—
	n-3系脂肪酸（g/日）	—	—	0.9	—	—	—	—	0.9	—	—
	コレステロール（mg/日）	—	—	—	—	—	—	—	—	—	—
炭水化物	炭水化物（%エネルギー）	—	—	—	—	50以上70未満	—	—	—	—	50以上70未満
	食物繊維（g/日）	—	—	—	—	—	—	—	—	—	—
ビタミン	脂溶性 ビタミンA（μgRE/日）[1]	300	400	—	600	—	250	350	—	600	—
	ビタミンD（μg/日）	—	—	2.5	25	—	—	—	2.5	25	—
	ビタミンE（mg/日）	—	—	3.5	150	—	—	—	3.5	150	—
	ビタミンK（μg/日）	—	—	25	—	—	—	—	25	—	—
	水溶性 ビタミンB_1（mg/日）	0.5	0.5	—	—	—	0.4	0.5	—	—	—
	ビタミンB_2（mg/日）	0.5	0.6	—	—	—	0.5	0.5	—	—	—
	ナイアシン（mgNE/日）[2]	5	6	—	60(15)	—	4	5	—	60(15)	—
	ビタミンB_6（mg/日）[3]	0.4	0.5	—	10	—	0.4	0.5	—	10	—
	ビタミンB_{12}（μg/日）	0.8	0.9	—	—	—	0.8	0.9	—	—	—
	葉酸（μg/日）[4]	80	100	—	300	—	80	100	—	300	—
	パントテン酸（mg/日）	—	—	3	—	—	—	—	3	—	—
	ビオチン（μg/日）	—	—	20	—	—	—	—	20	—	—
	ビタミンC（mg/日）	35	40	—	—	—	35	40	—	—	—
ミネラル	多量 ナトリウム（mg/日）	—	—	—	—	—	—	—	—	—	—
	（食塩相当量）（g/日）	—	—	—	—	4.0未満	—	—	—	—	4.0未満
	カリウム（mg/日）	—	—	900	—	—	—	—	800	—	—
	カルシウム（mg/日）	350	400	—	—	—	350	400	—	—	—
	マグネシウム（mg/日）[5]	60	70	—	—	—	60	70	—	—	—
	リン（mg/日）	—	—	600	—	—	—	—	600	—	—
	微量 鉄（mg/日）	3.0	4.0	—	25	—	3.0	4.5	—	20	—
	亜鉛（mg/日）	4	5	—	—	—	4	5	—	—	—
	銅（mg/日）	0.2	0.3	—	—	—	0.2	0.3	—	—	—
	マンガン（mg/日）	—	—	1.5	—	—	—	—	1.5	—	—
	ヨウ素（μg/日）	35	50	—	250	—	35	50	—	250	—
	セレン（μg/日）	10	10	—	50	—	10	10	—	50	—
	クロム（μg/日）	—	—	—	—	—	—	—	—	—	—
	モリブデン（μg/日）	—	—	—	—	—	—	—	—	—	—

1) 推定平均必要量，推奨量はプロビタミンAカロテノイドを含む．耐容上限量はプロビタミンAカロテノイドを含まない．
2) 耐容上限量はニコチンアミドのmg量，（ ）内はニコチン酸のmg量．基準体重を用いて算定した．
3) 耐容上限量は食事性ビタミンB_6の量ではなく，ピリドキシンとしての量である．
4) 耐容上限量はプテロイルモノグルタミン酸の量として算定した．
5) 通常の食品からの摂取の場合，耐容上限量は設定しない．通常の食品以外からの摂取量の耐容上限量は，小児では5 mg/kg体重/日とする．

●小児（3〜5歳）の推定エネルギー必要量

身体活動レベル	男子 I	男子 II	男子 III	女子 I	女子 II	女子 III
エネルギー（kcal/日）	—	1,300	—	—	1,250	—

●小児（3〜5歳）の食事摂取基準

栄養素		男子 推定平均必要量	男子 推奨量	男子 目安量	男子 耐容上限量	男子 目標量	女子 推定平均必要量	女子 推奨量	女子 目安量	女子 耐容上限量	女子 目標量
たんぱく質（g/日）		20	25	—	—	—	20	25	—	—	—
脂質	脂質（%エネルギー）	—	—	—	—	20 以上 30 未満	—	—	—	—	20 以上 30 未満
	飽和脂肪酸（%エネルギー）	—	—	—	—	—	—	—	—	—	—
	n-6系脂肪酸（g/日）	—	—	7	—	—	—	—	6	—	—
	n-3系脂肪酸（g/日）	—	—	1.2	—	—	—	—	1.2	—	—
	コレステロール（mg/日）	—	—	—	—	—	—	—	—	—	—
炭水化物	炭水化物（%エネルギー）	—	—	—	—	50 以上 70 未満	—	—	—	—	50 以上 70 未満
	食物繊維（g/日）	—	—	—	—	—	—	—	—	—	—
ビタミン	脂溶性 ビタミンA（μgRE/日）[1]	300	450	—	700	—	300	450	—	700	—
	ビタミンD（μg/日）	—	—	2.5	30	—	—	—	2.5	30	—
	ビタミンE（mg/日）	—	—	4.5	200	—	—	—	4.5	200	—
	ビタミンK（μg/日）	—	—	30	—	—	—	—	30	—	—
	水溶性 ビタミンB_1（mg/日）	0.6	0.7	—	—	—	0.6	0.7	—	—	—
	ビタミンB_2（mg/日）	0.7	0.8	—	—	—	0.6	0.8	—	—	—
	ナイアシン（mgNE/日）[2]	6	7	—	80(20)	—	6	7	—	80(20)	—
	ビタミンB_6（mg/日）[3]	0.5	0.6	—	15	—	0.5	0.6	—	15	—
	ビタミンB_{12}（μg/日）	0.9	1.1	—	—	—	0.9	1.1	—	—	—
	葉酸（μg/日）[4]	90	110	—	400	—	90	110	—	400	—
	パントテン酸（mg/日）	—	—	4	—	—	—	—	4	—	—
	ビオチン（μg/日）	—	—	25	—	—	—	—	25	—	—
	ビタミンC（mg/日）	40	45	—	—	—	40	45	—	—	—
ミネラル	多量 ナトリウム（mg/日）	—	—	—	—	—	—	—	—	—	—
	（食塩相当量）（g/日）	—	—	—	—	5.0未満	—	—	—	—	5.0未満
	カリウム（mg/日）	—	—	1,000	—	—	—	—	1,000	—	—
	カルシウム（mg/日）	500	600	—	—	—	450	550	—	—	—
	マグネシウム（mg/日）[5]	80	100	—	—	—	80	100	—	—	—
	リン（mg/日）	—	—	800	—	—	—	—	700	—	—
	微量 鉄（mg/日）	4.0	5.5	—	25	—	4.0	5.5	—	25	—
	亜鉛（mg/日）	5	6	—	—	—	5	6	—	—	—
	銅（mg/日）	0.3	0.3	—	—	—	0.3	0.3	—	—	—
	マンガン（mg/日）	—	—	1.5	—	—	—	—	1.5	—	—
	ヨウ素（μg/日）	45	60	—	350	—	45	60	—	350	—
	セレン（μg/日）	10	15	—	70	—	10	15	—	70	—
	クロム（μg/日）	—	—	—	—	—	—	—	—	—	—
	モリブデン（μg/日）	—	—	—	—	—	—	—	—	—	—

1) 推定平均必要量，推奨量はプロビタミンAカロテノイドを含む．耐容上限量はプロビタミンAカロテノイドを含まない．
2) 耐容上限量はニコチンアミドのmg量，（ ）内はニコチン酸のmg量．基準体重を用いて算定した．
3) 耐容上限量は食事性ビタミンB_6の量ではなく，ピリドキシンとしての量である．
4) 耐容上限量はプテロイルモノグルタミン酸の量として算定した．
5) 通常の食品からの摂取の場合，耐容上限量は設定しない．通常の食品以外からの摂取量の耐容上限量は，小児では5 mg/kg体重/日とする．

● 妊婦の推定エネルギー必要量（付加量）

身体活動レベル	Ⅰ	Ⅱ	Ⅲ
エネルギー（kcal/日）（初期）	+50	+50	+50
（中期）	+250	+250	+250
（末期）	+450	+450	+450

● 妊婦の食事摂取基準（付加量）

栄養素				推定平均必要量	推奨量	目安量	耐容上限量	目標量
たんぱく質（g/日）			（初期）	+0	+0	—	—	—
			（中期）	+5	+5	—	—	—
			（末期）	+20	+25	—	—	—
脂 質		脂質（%エネルギー）		—	—	—	—	—
		飽和脂肪酸（%エネルギー）		—	—	—	—	—
		n-6系脂肪酸（g/日）		—	—	+1	—	—
		（%エネルギー）		—	—	—	—	—
		n-3系脂肪酸（g/日）[1]		—	—	1.9	—	—
		コレステロール（mg/日）		—	—	—	—	—
炭水化物		炭水化物（%エネルギー）		—	—	—	—	—
		食物繊維（g/日）		—	—	—	—	—
ビタミン	脂溶性	ビタミンA（μgRE/日）[2]	（初期・中期）	+0	+0	—	—	—
			（末期）	+60	+80	—	—	—
		ビタミンD（μg/日）		—	—	+1.5	—	—
		ビタミンE（mg/日）		—	—	+0.0	—	—
		ビタミンK（μg/日）		—	—	+0	—	—
	水溶性	ビタミンB_1（mg/日）	（初期）	+0.0	+0.0	—	—	—
			（中期）	+0.1	+0.1	—	—	—
			（末期）	+0.2	+0.2	—	—	—
		ビタミンB_2（mg/日）	（初期）	+0.0	+0.0	—	—	—
			（中期）	+0.1	+0.2	—	—	—
			（末期）	+0.2	+0.3	—	—	—
		ナイアシン（mgNE/日）		+0	+0	—	—	—
		ビタミンB_6（mg/日）		+0.7	+0.8	—	—	—
		ビタミンB_{12}（μg/日）		+0.3	+0.4	—	—	—
		葉酸（μg/日）		+200	+240	—	—	—
		パントテン酸（mg/日）		—	—	+1	—	—
		ビオチン（μg/日）		—	—	+2	—	—
		ビタミンC（mg/日）		+10	+10	—	—	—
ミネラル	多量	ナトリウム（mg/日）		—	—	—	—	—
		（食塩相当量）（g/日）		—	—	—	—	—
		カリウム（mg/日）		—	—	+0	—	—
		カルシウム（mg/日）		+0	+0	—	—	—
		マグネシウム（mg/日）		+30	+40	—	—	—
		リン（mg/日）		—	—	+0	—	—
	微量	鉄（mg/日）	（初期）	+2.0	+2.5	—	—	—
			（中期・末期）	+12.5	+15.0	—	—	—
		亜鉛（mg/日）		+1	+2	—	—	—
		銅（mg/日）		+0.1	+0.1	—	—	—
		マンガン（mg/日）		—	—	+0	—	—
		ヨウ素（μg/日）		+75	+110	—	—	—
		セレン（μg/日）		+5	+5	—	—	—
		クロム（μg/日）		—	—	—	—	—
		モリブデン（μg/日）		—	—	—	—	—

1) 付加量ではない．
2) プロビタミンAカロテノイドを含む．

●授乳婦の推定エネルギー必要量（付加量）

身体活動レベル	Ⅰ	Ⅱ	Ⅲ
エネルギー（kcal/日）	+350	+350	+350

●授乳婦の食事摂取基準（付加量）

栄養素			推定平均必要量	推奨量	目安量	耐容上限量	目標量
たんぱく質（g/日）			+15	+20	—	—	—
脂質		脂質（％エネルギー）	—	—	—	—	—
		飽和脂肪酸（％エネルギー）	—	—	—	—	—
		n-6系脂肪酸（g/日）	—	—	+0	—	—
		（％エネルギー）	—	—	—	—	—
		n-3系脂肪酸（g/日）[1]	—	—	1.7	—	—
		コレステロール（mg/日）	—	—	—	—	—
炭水化物		炭水化物（％エネルギー）	—	—	—	—	—
		食物繊維（g/日）	—	—	—	—	—
ビタミン	脂溶性	ビタミンA（μgRE/日）[2]	+300	+450	—	—	—
		ビタミンD（μg/日）	—	—	+2.5	—	—
		ビタミンE（mg/日）	—	—	+3.0	—	—
		ビタミンK（μg/日）	—	—	+0	—	—
	水溶性	ビタミンB_1（mg/日）	+0.2	+0.2	—	—	—
		ビタミンB_2（mg/日）	+0.3	+0.4	—	—	—
		ナイアシン（mgNE/日）	+3	+3	—	—	—
		ビタミンB_6（mg/日）	+0.3	+0.3	—	—	—
		ビタミンB_{12}（μg/日）	+0.7	+0.8	—	—	—
		葉酸（μg/日）	+80	+100	—	—	—
		パントテン酸（mg/日）	—	—	+1	—	—
		ビオチン（μg/日）	—	—	+5	—	—
		ビタミンC（mg/日）	+40	+50	—	—	—
ミネラル	多量	ナトリウム（mg/日）	—	—	—	—	—
		（食塩相当量）（g/日）	—	—	—	—	—
		カリウム（mg/日）	—	—	+400	—	—
		カルシウム（mg/日）	+0	+0	—	—	—
		マグネシウム（mg/日）	+0	+0	—	—	—
		リン（mg/日）	—	—	+0	—	—
	微量	鉄（mg/日）	+2.0	+2.5	—	—	—
		亜鉛（mg/日）	+3	+3	—	—	—
		銅（mg/日）	+0.5	+0.6	—	—	—
		マンガン（mg/日）	—	—	+0	—	—
		ヨウ素（μg/日）	+100	+140	—	—	—
		セレン（μg/日）	+15	+20	—	—	—
		クロム（μg/日）	—	—	—	—	—
		モリブデン（μg/日）	+3	+3	—	—	—

1) 付加量ではない．
2) プロビタミンAカロテノイドを含む．

● 高齢者（70歳以上）の推定エネルギー必要量

	男性			女性		
身体活動レベル	I	II	III	I	II	III
エネルギー（kcal/日）	1,850	2,200	2,500	1,450	1,700	2,000

● 高齢者（70歳以上）の食事摂取基準

栄養素			男性					女性				
			推定平均必要量	推奨量	目安量	耐容上限量	目標量	推定平均必要量	推奨量	目安量	耐容上限量	目標量
たんぱく質（g/日）			50	60	—	—	—	40	50	—	—	—
脂質	脂質（%エネルギー）		—	—	—	—	20以上25未満	—	—	—	—	20以上25未満
	飽和脂肪酸（%エネルギー）		—	—	—	—	4.5以上7.0未満	—	—	—	—	4.5以上7.0未満
	n-6系脂肪酸（g/日）		—	—	8	—	—	—	—	7	—	—
	（%エネルギー）		—	—	—	—	10未満	—	—	—	—	10未満
	n-3系脂肪酸（g/日）		—	—	2.2以上	—	—	—	—	1.8以上	—	—
	コレステロール（mg/日）		—	—	—	—	750未満	—	—	—	—	600未満
炭水化物	炭水化物（%エネルギー）		—	—	—	—	50以上70未満	—	—	—	—	50以上70未満
	食物繊維（g/日）		—	—	—	—	19以上	—	—	—	—	17以上
ビタミン	脂溶性	ビタミンA（μgRE/日）	550	800	—	2,700	—	450	650	—	2,700	—
		ビタミンD（μg/日）	—	—	5.5	50	—	—	—	5.5	50	—
		ビタミンE（mg/日）	—	—	7.0	750	—	—	—	6.5	650	—
		ビタミンK（μg/日）	—	—	75	—	—	—	—	65	—	—
	水溶性	ビタミンB_1（mg/日）	1.0	1.2	—	—	—	0.8	0.9	—	—	—
		ビタミンB_2（mg/日）	1.1	1.3	—	—	—	0.9	1.0	—	—	—
		ナイアシン（mgNE/日）	11	13	—	300(75)[1]	—	8	10	—	250(60)[1]	—
		ビタミンB_6（mg/日）	1.1	1.4	—	50	—	1.0	1.1	—	40	—
		ビタミンB_{12}（μg/日）	2.0	2.4	—	—	—	2.0	2.4	—	—	—
		葉酸（μg/日）	200	240	—	1,300[2]	—	200	240	—	1,300[2]	—
		パントテン酸（mg/日）	—	—	6	—	—	—	—	5	—	—
		ビオチン（μg/日）	—	—	50	—	—	—	—	50	—	—
		ビタミンC（mg/日）	85	100	—	—	—	85	100	—	—	—
ミネラル	多量	ナトリウム（mg/日）	600	—	—	—	—	600	—	—	—	—
		（食塩相当量）（g/日）	1.5	—	—	—	9.0未満	1.5	—	—	—	7.5未満
		カリウム（mg/日）	—	—	2,500	—	3,000	—	—	2,000	—	2,900
		カルシウム（mg/日）	600	700	—	2,300	—	500	600	—	2,300	—
		マグネシウム（mg/日）	270	320	—	—	—	220	260	—	—	—
		リン（mg/日）	—	—	1,000	3,000	—	—	—	900	3,000	—
	微量	鉄（mg/日）	6.0	7.0	—	50	—	5.0	6.0	—	40	—
		亜鉛（mg/日）	9	11	—	40	—	7	9	—	30	—
		銅（mg/日）	0.6	0.8	—	10	—	0.5	0.7	—	10	—
		マンガン（mg/日）	—	—	4.0	11	—	—	—	3.5	11	—
		ヨウ素（μg/日）	95	130	—	2,200	—	95	130	—	2,200	—
		セレン（μg/日）	25	30	—	260	—	20	25	—	210	—
		クロム（μg/日）	30	35	—	—	—	20	25	—	—	—
		モリブデン（μg/日）	20	25	—	550	—	20	20	—	450	—

1) 耐容上限量：ニコチンアミドの mg 量，（ ）内はニコチン酸の mg 量．
2) サプリメントや強化食品から摂取する場合の許容上限量．

2. 食育基本法 (平成17年6月17日，法律第63号) (抜粋)

第1章　総則

(目的)
第1条　この法律は，近年における国民の食生活をめぐる環境の変化に伴い，国民が生涯にわたって健全な心身を培い，豊かな人間性をはぐくむための食育を推進することが緊要な課題となっていることにかんがみ，食育に関し，基本理念を定め，及び国，地方公共団体等の責務を明らかにするとともに，食育に関する施策の基本となる事項を定めることにより，食育に関する施策を総合的かつ計画的に推進し，もって現在及び将来にわたる健康で文化的な国民の生活と豊かで活力ある社会の実現に寄与することを目的とする．

(国民の心身の健康の増進と豊かな人間形成)
第2条　食育は，食に関する適切な判断力を養い，生涯にわたって健全な食生活を実現することにより，国民の心身の健康の増進と豊かな人間形成に資することを旨として，行われなければならない．

(食に関する感謝の念と理解)
第3条　食育の推進に当たっては，国民の食生活が，自然の恩恵の上に成り立っており，また，食に関わる人々の様々な活動に支えられていることについて，感謝の念や理解が深まるよう配慮されなければならない．

(食育推進運動の展開)
第4条　食育を推進するための活動は，国民，民間団体等の自発的意思を尊重し，地域の特性に配慮し，地域住民その他の社会を構成する多様な主体の参加と協力を得るものとするとともに，その連携を図りつつ，あまねく全国において展開されなければならない．

(子どもの食育における保護者，教育関係者等の役割)
第5条　食育は，父母その他の保護者にあっては，家庭が食育において重要な役割を有していることを認識するとともに，子どもの教育，保育等を行う者にあっては，教育，保育等における食育の重要性を十分自覚し，積極的に子どもの食育の推進に関する活動に取り組むこととなるよう，行われなければならない．

(食に関する体験活動と食育推進活動の実践)
第6条　食育は，広く国民が家庭，学校，保育所，地域その他のあらゆる機会とあらゆる場所を利用して，食料の生産から消費等に至るまでの食に関する様々な体験活動を行うとともに，自ら食育の推進のための活動を実践することにより，食に関する理解を深めることを旨として，行われなければならない．

(伝統的な食文化，環境と調和した生産等への配意及び農山漁村の活性化と食料自給率の向上への貢献)
第7条　食育は，我が国の伝統のある優れた食文化，地域の特性を生かした食生活，環境と調和のとれた食料の生産とその消費等に配意し，我が国の食料の需要及び供給の状況についての国民の理解を深めるとともに，食料の生産者と消費者との交流等を図ることにより，農山漁村の活性化と我が国の食料自給率の向上に資するよう，推進されなければならない．

(食品の安全性の確保等における食育の役割)
第8条　食育は，食品の安全性が確保され安心して消費できることが健全な食生活の基礎であることにかんがみ，食品の安全性をはじめとする食に関する幅広い情報の提供及びこれについての意見交換が，食に関する知識と理解を深め，国民の適切な食生活の実践に資することを旨として，国際的な連携を図りつつ積極的に行われなければならない．

(国の責務)
第9条　国は，第2条から前条までに定める食育に関する基本理念(以下「基本理念」という.)にのっとり，食育の推進に関する施策を総合的かつ計画的に策定し，及び実施する責務を有する．

(地方公共団体の責務)
第10条　地方公共団体は，基本理念にのっとり，食育の推進に関し，国との連携を図りつつ，その地方公共団体の区域の特性を生かした自主的な施策を策定し，及び実施する責務を有する．

(教育関係者等及び農林漁業者等の責務)
第11条　教育並びに保育，介護その他の社会福祉，医療及び保健(以下「教育等」という.)に関する職務に従事する者並びに教育等に関する関係機関及び関係団体(以下「教育関係者等」という.)は，食に関する関心及び理解の増進

に果たすべき重要な役割にかんがみ，基本理念にのっとり，あらゆる機会とあらゆる場所を利用して，積極的に食育を推進するよう努めるとともに，他の者の行う食育の推進に関する活動に協力するよう努めるものとする．

2　農林漁業者及び農林漁業に関する団体（以下「農林漁業者等」という．）は，農林漁業に関する体験活動等が食に関する国民の関心及び理解を増進する上で重要な意義を有することにかんがみ，基本理念にのっとり，農林漁業に関する多様な体験の機会を積極的に提供し，自然の恩恵と食に関わる人々の活動の重要性について，国民の理解が深まるよう努めるとともに，教育関係者等と相互に連携して食育の推進に関する活動を行うよう努めるものとする．

（食品関連事業者等の責務）

第12条　食品の製造，加工，流通，販売又は食事の提供を行う事業者及びその組織する団体（以下「食品関連事業者等」という．）は，基本理念にのっとり，その事業活動に関し，自主的かつ積極的に食育の推進に自ら努めるとともに，国又は地方公共団体が実施する食育の推進に関する施策その他の食育の推進に関する活動に協力するよう努めるものとする．

（国民の責務）

第13条　国民は，家庭，学校，保育所，地域その他の社会のあらゆる分野において，基本理念にのっとり，生涯にわたり健全な食生活の実現に自ら努めるとともに，食育の推進に寄与するよう努めるものとする．

第2章　食育推進基本計画等

（食育推進基本計画）

第16条　食育推進会議は，食育の推進に関する施策の総合的かつ計画的な推進を図るため，食育推進基本計画を作成するものとする．

2　食育推進基本計画は，次に掲げる事項について定めるものとする．
　一　食育の推進に関する施策についての基本的な方針
　二　食育の推進の目標に関する事項
　三　国民等の行う自発的な食育推進活動等の総合的な促進に関する事項
　四　前3号に掲げるもののほか，食育の推進に関する施策を総合的かつ計画的に推進するために必要な事項

3　食育推進会議は，第1項の規定により食育推進基本計画を作成したときは，速やかにこれを内閣総理大臣に報告し，及び関係行政機関の長に通知するとともに，その要旨を公表しなければならない．

第3章　基本的施策

（家庭における食育の推進）

第19条　国及び地方公共団体は，父母その他の保護者及び子どもの食に対する関心及び理解を深め，健全な食習慣の確立に資するよう，親子で参加する料理教室その他の食事についての望ましい習慣を学びながら食を楽しむ機会の提供，健康美に関する知識の啓発その他の適切な栄養管理に関する知識の普及及び情報の提供，妊産婦に対する栄養指導又は乳幼児をはじめとする子どもを対象とする発達段階に応じた栄養指導その他の家庭における食育の推進を支援するために必要な施策を講ずるものとする．

（学校，保育所等における食育の推進）

（地域における食生活の改善のための取組の推進）

（食育推進運動の展開）

（生産者と消費者との交流の促進，環境と調和のとれた農林漁業の活性化等）

（食文化の継承のための活動への支援等）

（食品の安全性，栄養その他の食生活に関する調査，研究，情報の提供及び国際交流の推進）

第25条　国及び地方公共団体は，すべての世代の国民の適切な食生活の選択に資するよう，国民の食生活に関し，食品の安全性，栄養，食習慣，食料の生産，流通及び消費並びに食品廃棄物の発生及びその再生利用の状況等について調査及び研究を行うとともに，必要な各種の情報の収集，整理及び提供，データベースの整備その他食に関する正確な情報を迅速に提供するために必要な施策を講ずるものとする．

2　国及び地方公共団体は，食育の推進に資するため，海外における食品の安全性，栄養，食習慣等の食生活に関する情報の収集，食育に関する研究者等の国際的交流，食育の推進に関する活動についての情報交換その他国際交流の推進のために必要な施策を講ずるものとする．

参 考 資 料

第4章 食育推進会議等

(食育推進会議の設置及び所掌事務)

第26条 内閣府に,食育推進会議を置く.

2 食育推進会議は,次に掲げる事務をつかさどる.

　一　食育推進基本計画を作成し,及びその実施を推進すること.

　二　前号に掲げるもののほか,食育の推進に関する重要事項について審議し,及び食育の推進に関する施策の実施を推進すること.

(組織)

第27条 食育推進会議は,会長及び委員25人以内をもって組織する.

(会長)

第28条 会長は,内閣総理大臣をもって充てる.

2 会長は,会務を総理する.

3 会長に事故があるときは,あらかじめその指名する委員がその職務を代理する.

3. 食生活指針 (平成12年3月,文部省・厚生省・農林水産省決定)

食生活指針	食生活指針の実践
食事を楽しみましょう	・心とからだにおいしい食事を,味わって食べましょう. ・毎日の食事で,健康寿命をのばしましょう. ・家族の団らんや人との交流を大切に,また,食事づくりに参加しましょう.
1日の食事のリズムから,健やかな生活リズムを	・朝食で,いきいきした1日を始めましょう. ・夜食や間食はとりすぎないようにしましょう. ・飲酒はほどほどにしましょう.
主食,主菜,副菜を基本に,食事のバランスを	・多様な食品を組み合わせましょう. ・調理方法が偏らないようにしましょう. ・手作りと外食や加工食品・調理食品を上手に組み合わせましょう.
ごはんなどの穀類をしっかりと	・穀類を毎食とって,糖質からのエネルギー摂取を適正に保ちましょう. ・日本の気候・風土に適している米などの穀類を利用しましょう.
野菜・果物,牛乳・乳製品,豆類,魚なども組み合わせて	・たっぷり野菜と毎日の果物で,ビタミン,ミネラル,食物繊維をとりましょう. ・牛乳・乳製品,緑黄色野菜,豆類,小魚などで,カルシウムを十分にとりましょう.
食塩や脂肪は控えめに	・塩辛い食品を控えめに,食塩は1日10g未満にしましょう. ・脂肪のとりすぎをやめ,動物,植物,魚由来の脂肪をバランスよくとりましょう. ・栄養成分表示を見て,食品や外食を選ぶ習慣を身につけましょう.
適正体重を知り,日々の活動に見合った食事量を	・太ってきたかなと感じたら,体重を量りましょう. ・普段から意識して身体を動かすようにしましょう. ・美しさは健康から.無理な減量はやめましょう. ・しっかりかんで,ゆっくり食べましょう.
食文化や地域の産物を活かし,ときには新しい料理も	・地域の産物や旬の素材を使うとともに,行事食を取り入れながら,自然の恵みや四季の変化を楽しみましょう. ・食文化を大切にして,日々の食生活に活かしましょう. ・食材に関する知識や料理技術を身につけましょう. ・ときには新しい料理を作ってみましょう.
調理や保存を上手にして無駄や廃棄を少なく	・買いすぎ,作りすぎに注意して,食べ残しのない適量を心がけましょう. ・賞味期限や消費期限を考えて利用しましょう. ・定期的に冷蔵庫の中身や家庭内の食材を点検し,献立を工夫して食べましょう.
自分の食生活を見直してみましょう	・自分の健康目標をつくり,食生活を点検する習慣を持ちましょう. ・家族や仲間と,食生活を考えたり,話し合ったりしてみましょう. ・学校や家庭で食生活の正しい理解や望ましい習慣を身につけましょう. ・子どものころから,食生活を大切にしましょう.

4. 食事バランスガイド（平成17年6月，厚生労働省・農林水産省決定）

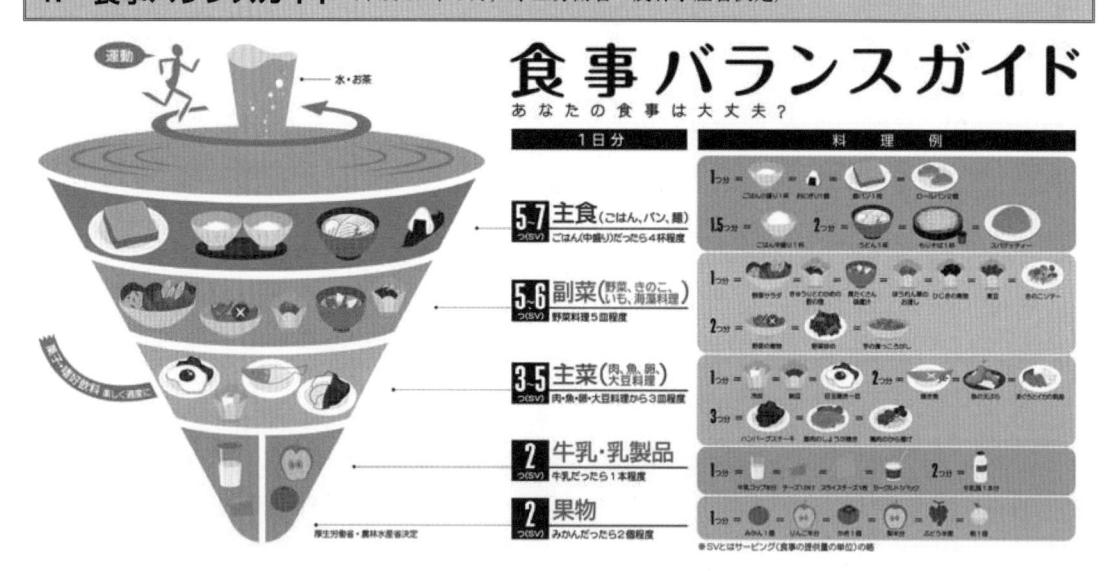

索　引

欧　文

ADL　102
Af　20
AI　16
AMP キナーゼ　111
BCAA　115
BMI　5
DEXA　100
DG　16
EAR　16
EER　16
GLUT4　111
HDL コレステロール　98, 111
IBM　5
LDL コレステロール　98, 111
LDL コレステロール値　78
LH　38
METS　19, 20
PAL　19
PEM　103
QOL　1, 11, 99
RDA　16
SMI　99
UL　16
％標準体重比　5

あ　行

アクティビティファクター　20
アスペルガー症候群　67
アディポサイトカイン　113
アルツハイマー型認知症　106
アレルゲン　64
アンカップリング　100

育児用調製粉乳　61
移行乳　51
移行便　56
一次予防　94
一般型　74
遺伝性早老症　30
飲酒行為　83
インスリン　125
インスリン抵抗性　111

ウエイトサイクリング　118
ウエスト周囲長　7
ウェルニッケ脳症　46

う歯　71
後ろ向きコホート研究　13
宇宙環境　129
うつ　99
うつ熱　127
運動　18, 108
運動強度　18

影響評価　13
栄養アセスメント　2, 3
栄養教育　2
栄養教諭制度　81
栄養ケア計画　2
栄養ケア・マネジメント　1
栄養スクリーニング　1
栄養素貯蔵能　88
栄養補給　2
エストロゲン　38, 82, 98, 112, 125
エネルギー　17
エラー蓄積説　35
エリスロポエチン　129
エルゴジェニックエイズ　118
嚥下反射　106

黄体　38
黄体形成ホルモン　38, 98
黄体ホルモン　38
オキシトシン　51

か　行

外挿法　24
介入前後の比較　14
カウプ指数　5
化学分析法　10
過期産　38
拡張期血圧　78, 112
学童期　25, 74
獲得免疫　32
陰膳法　10
過体重　62
下腿周囲長　7
カタラーゼ　35
学校給食　80
学校給食法　80
褐色脂肪組織　126
活性酸素　35
過程評価　13
加齢　29

がん　97
環境　119
完全給食　81
がん予防法　97
寒冷環境　127

希釈性貧血　116
基礎代謝　19, 113
基礎代謝基準値　32
喫煙　83
急速代謝回転たんぱく質　8
牛乳　61
虚血性心疾患　96
巨大児　41, 62

空腹時血糖値　78
グリコーゲンローディング法　117
グルコーストランスポーター 4　111
グルタチオンペルオキシダーゼ　35
クワシオルコル　33

経過評価　13
経済評価　13
経皮窒素損失量　115
血圧　86
結果評価　13
月周リズム　125
血清アルブミン　8, 78
血清脂質　86
血清総たんぱく質濃度　78
血糖　9, 86
健康寿命　90
健康づくりのための運動基準 2006
　20, 114
健康日本 21　94

高圧環境　128
高温環境　126
後期新生児期　56
高血圧　79, 95, 99
高血圧症　86
高血圧治療ガイドライン　95
抗酸化物質　35
抗重力筋　100
高尿酸血症　96
更年期　97
更年期指数　99
高齢期　28, 101
高齢初産婦　42

誤嚥 106
誤嚥性肺炎 106
極低出生体重児 41
国民健康・栄養調査 91
孤食 80
骨芽細胞 100, 112
骨吸収 102
骨粗鬆症 34, 99, 112
骨密度 112
骨量 85
個別評価 14
コホート研究の応用 13
混合栄養 55, 61

さ 行

最高血圧 112
臍静脈 39
臍帯 39
最大骨量 85
最低血圧 112
臍動脈 39
サルコペニア 114
酸化ストレス 35, 120
産褥 50
三次予防 94

持久系スポーツ 110
子宮底長 43
子宮内胎児発育遅延 40
子宮復古 50
持久力 110
視交叉上核 124
自己抑制 76
脂質 21
脂質異常 99
脂質異常症 50, 78, 86, 96
思春期 26, 82
思春期スパート 74, 76
視床下部外側野 125
自然免疫 32
自閉症 67
脂肪エネルギー比率 76
脂肪細胞 34
若年妊産婦 42
周産期 50
収縮期血圧 78, 112
出生時体重 62
授乳期 24, 51
授乳支援 55
授乳婦の健康管理 55
授乳・離乳の支援ガイド 52, 59
瞬発力 110
消化率 21
情緒不安定 76
小児期メタボリックシンドローム診断基

準 87
症例対照研究の応用 14
上腕筋周囲長 6
上腕筋面積 6
上腕周囲長 6
食育基本法 69, 81
食育月間 81
食事摂取基準 15
食事のリズム 62
食習慣自立期 89
食事誘発性熱産生 19
食スキル 11
褥瘡 35
食品衛生法 64
褥婦 50
食物アレルギー 64
食物摂取頻度調査法 10
初経 82
初乳 51
自律授乳 52
自律神経 120
事例評価 14
神経型 74
神経管閉鎖障害 49
神経性過食症 88
神経性食欲不振症 33, 87
人工栄養 55, 61
身体活動 18
身体活動強度 18
身体活動レベル 18, 19
身体発育曲線 57
浸透圧 115

推奨体重増加量 43
推奨量 16
推定エネルギー必要量 16
推定平均必要量 16
スキャモンの成長曲線 29, 57, 74
ストレス 119
ストレッサー 119
スーパーオキシドジスムターゼ 35

生活活動 18
生活活動強度 18
生活習慣病 93
正期産 38
性周期 38
生殖型 74
成人期 26, 90
精神発達速度 75
性腺刺激ホルモン 84
生体インピーダンス法 6
生体利用率 21
成長 29, 57
成長期 65
成長急伸 82

成長曲線 57, 85, 86
成長ホルモン 115
静的アセスメント 4
成乳 51
生理的黄疸 63
生理的体重減少 56
積極的支援 94
摂食障害 87
全身性脂肪萎縮症 113

早期新生児期 56
総合評価 13
総コレステロール 8
総コレステロール値 78
早産 38
総たんぱく質 8
咀嚼機能 58

た 行

ダイエット 88
胎芽 40
体格指数 5
胎児付属物 39
体重減少率 6
第二次発育急進期 74, 84
大脳辺縁系 119
胎盤 39
胎便 56
耐容上限量 16
脱水 71
タナー分類 84
多領域からの栄養ケア 2
短期目標 12, 13
単純性肥満 76
炭水化物 21
たんぱく質 20
たんぱく質栄養評価指標 78
たんぱく質・エネルギー栄養障害 103
たんぱく質推奨量 76

注意欠陥多動性障害 67
中期目標 12, 13
中枢神経系 75
長期目標 12, 13
朝食欠食 79
朝食の孤食化 79
超低出生体重児 41

つわり 45

低圧環境 128
低栄養 71
低温環境 126
低出生体重児 41, 62

索引

低体重　62, 70
適応　111
手づかみ食べ　58
鉄欠乏性貧血　45, 76, 88, 116
テロメア　35
電解質　115, 127

糖化ヘモグロビン　9
動機づけ支援　94
動的アセスメント　4
糖尿病　85, 86, 95, 99
糖尿病性腎症　47
糖尿病性網膜症　47
動物性たんぱく質　77
動脈硬化性疾患予防ガイドライン　96
トランスフェリン　78
トリアシルグリセロール　8

な 行

内臓脂肪症候群　95
内臓脂肪測定法　6
内臓脂肪蓄積型肥満　98

2型糖尿病　78
二次性徴　74, 82, 87
二重エネルギーX線吸収法　100
24時間思い出し法　10
二次予防　94
日常生活動作　102
日内変動　32
日内リズム　124
二分脊椎症　49
日本人の食事摂取基準（2010年版）　20, 84, 88
乳児期　24, 56
乳糖不耐症　63
乳糖分解酵素　63
乳幼児栄養調査　62
妊産婦のための食事バランスガイド　45
妊産婦のための食生活指針　45
妊娠　38
妊娠悪阻　41, 45
妊娠期　23, 38
妊娠高血圧症候群　47
妊娠初期　39
妊娠水血症　41
妊娠中期　39
妊娠糖尿病　46
妊娠の自覚症状　42
妊娠前糖尿病　46
妊娠末期　39
認知症　106
妊婦健康診査　42
妊婦の既往歴　42

熱けいれん　127
熱射病　127
熱中症　115
熱疲弊　127
年周リズム　125
年齢3区分別人口　90

脳血管疾患　96

は 行

廃用性筋萎縮症　114
破骨細胞　100
バーセルインデックス　103
％標準体重比　5
発育　57
発育量のピーク　74
発達　29, 57
発達障害者支援法　67
パワー系スポーツ　110

皮下脂肪型肥満　98
皮下脂肪厚　6
ビタミン　21
ビタミンA過剰摂取　50
必須脂肪酸　77
非ヘム鉄　116
肥満　85, 94, 99
肥満傾向児　77, 78
評価　12
評価のデザイン　13
費用効果　13
標準的な健診・保健プログラム　94
費用便益　13
秤量記録法　10
疲労骨折　114
頻回授乳　52
貧血　9, 88

フィードバック　14
フォローアップミルク　61
不感蒸泄　55
腹囲　7
腹内側核　125
浮腫　49
不定愁訴　99
プレアルブミン　78
プログラム説　35
プロゲステロン　38, 98
プロラクチン　51
分岐鎖アミノ酸　115
分娩　50

閉経期　97
ベビーフード　62
偏食　72

母子同室　52
母子同床　52
補食給食　81
母乳　59
母乳育児の利点　52
母乳育児を成功させるための10カ条　52
母乳栄養　55
母乳中の感染防御因子　52
哺乳量　54
ホメオスタシス　30, 119
ホルモン感受性リパーゼ　111

ま 行

前向きコホート研究　13
末梢神経系　75
マラスムス　33
慢性閉塞性肺疾患　34

ミネラル　22
ミルク給食　81

無作為化比較試験　13
無重力環境　129

迷走神経　120
メタボリックシンドローム　94, 95, 98, 111
メッツ　19, 20
目安量　16
免疫たんぱく質　32
面接記録法　10

目標量　16
モニタリング　2

や 行

薬物乱用　84
やせ傾向児　77, 78

溶血性貧血　116
葉酸　49
幼児期　25, 65
羊水　39
抑うつ　37, 114

ら 行

ライフステージ　29
ラクターゼ　63
ラジカル　121
卵胞刺激ホルモン　38, 98
卵胞ホルモン　38
卵膜　39

理想体重　5	流産　38	レジスタンス運動　115
離乳期　62	良質のたんぱく質　37	
離乳食　62	臨床検査　86	老人性感音性難聴　34
離乳食の進め方　61	リンパ型　74	老人性白内障　34
離乳の開始　62	リンパ系　75	老年症候群　36
リバウンド　118		ローレル指数　5, 79

編集者略歴

鈴木和春
1950年　静岡県に生まれる
1972年　東京農業大学農学部栄養学科卒業
現　在　東京農業大学応用生物科学部栄養科学科教授
　　　　医学博士

重田公子
1949年　山口県に生まれる
2008年　東京農業大学大学院農学研究科修了
現　在　東京都市大学都市生活学部都市生活学科教授
　　　　博士（栄養学）

近藤雅雄
1949年　東京都に生まれる
1976年　東京都立大学理学部化学科卒業
現　在　東京都市大学人間科学部児童学科教授
　　　　薬学博士

コンパクト応用栄養学　　　　　　　　定価はカバーに表示

2011年　4月25日　初版第1刷
2013年　11月10日　　　第4刷

編集者	鈴木和春
	重田公子
	近藤雅雄
発行者	朝倉邦造
発行所	株式会社 朝倉書店

東京都新宿区新小川町6-29
郵便番号　162-8707
電話　03(3260)0141
FAX　03(3260)0180
http://www.asakura.co.jp

〈検印省略〉

真興社・渡辺製本

© 2011 〈無断複写・転載を禁ず〉

ISBN 978-4-254-61050-5　C 3077　　Printed in Japan

JCOPY ＜(社)出版者著作権管理機構　委託出版物＞

本書の無断複写は著作権法上での例外を除き禁じられています．複写される場合は，そのつど事前に，(社)出版者著作権管理機構（電話 03-3513-6969, FAX 03-3513-6979, e-mail: info@jcopy.or.jp）の許諾を得てください．

田名病院 阿部好文・宇部興産中央病院 福本陽平編著	学生・若い医師へ向けて"正しい"カルテを提示。〔内容〕診療録とは／POMR／診療録の見本／傷病名について／内科／外科／産婦人科／小児科／精神科／救急診療科／診療録管理の実践／医療情報開示／電子カルテの実際／英文診療録／付録
診療科目別 正しい診療録の書き方	
30075-8 C3047　　B5判 212頁 本体3800円	

冨田軍二著　小泉貞明・石館 基補訂	自然科学関係の研究・調査・観察・観測等に従事する学生・研究者の必携書。〔内容〕序論／論文にまとめるまで／論文の構成／文章論／文献／図表／特殊事項の表示形式／原稿の仕上げと校正／付録：欧文雑誌略名一覧・英語論文範文／他
新版 科学論文のまとめ方と書き方	
10011-2 C3040　　A5判 224頁 本体3800円	

宮川松男監修　氏家信久著	国際人として翻訳に耐える良質の日本語科学技術文書を作るにはどうしたらよいか。著者の永年の経験からその秘訣を伝授する。〔内容〕なぜ書く能力が求められているか／どんな文書を作成するのか／どう書けばよいか／事例研究／総まとめ
科学技術文書の作り方	
10051-8 C3040　　A5判 128頁 本体2500円	

M.F.モリアティ著　前自治医大 長野 敬訳	「書く」ことは「考える」ことだ。学生レポートからヒポクラテスまで様々な例文を駆使し、素材を作品に仕上げていく方法をコーチ。〔内容〕科学を考える・書く／読者と目的／抄録／見出し／論文／図表／展望／定義／文脈としての分類／比較／他
「考える」科学文章の書き方	
10172-0 C3040　　A5判 224頁 本体3600円	

有田秀穂・原田玲子著	医学教育コアカリキュラムに則して、人体各器官の正常構造と機能を、わかりやすく解説。1テーマにつき、図表1頁と解説文1頁を見開き形式でまとめ、エッセンシャルな知識が要領よく得られる。医学部学生、医療関連学科学生に最適な書
コア・スタディ 人体の構造と機能	
31086-3 C3047　　B5判 240頁 本体5600円	

黒島晨汎・浦野哲盟・柏柳 誠・河合康明・窪田隆裕・篠原一之・高井 章・丸中良典他著	主として看護師、保健師、作業療法士、理学療法士、介護士などの医療関連職を目指す人々、医科大学の学生以外で一般的な生理学の知識を学ぼうとする人々を対象として、生理学の基礎的理解を確実にできるように、わかりやすくまとめたもの
人 体 生 理 学	
33502-6 C3047　　B5判 232頁 本体3800円	

浜松医大 渡邊泰秀・九州看護福祉大 樋口マキヱ編	薬剤師や看護師をめざす学生向けのテキスト。初学者のために図表・イラストを大幅に増やし、見てわかりやすい2色刷レイアウトにした全面的な改訂版。演習問題を充実させ、さらにエイジング、漢方、毒物など最新の動向まで盛り込んだ。
コメディカルのための 薬理学（第2版）	
33005-2 C3047　　B5判 244頁 本体3900円	

聖路加看護大 柳井晴夫・聖路加看護大 井部俊子編	心理測定尺度の構成を目指す学生・研究者へ向けて因子分析の基礎を講じた上で、看護データを用いた8つの実例を通じて分析の流れや勘所を解説する。〔内容〕因子分析の基礎／実例（看護管理指標、職業満足度、母親らしさ、妊婦の冷え症他）
看 護 を 測 る ―因子分析による質問紙調査の実際―	
33006-9 C3047　　B5判 152頁 本体3200円	

前京大 糸川嘉則総編集	世界一の高齢社会を迎える日本において「看護」「介護」「福祉」の必要性は高まる一方である。本書では3分野の重要事項を網羅するとともに、分野間の連携の必要性も視野に入れて解説。〔内容〕看護（総合看護、看護基礎、母性看護、小児看護、成人看護、精神看護、老年看護、地域看護）／介護（概念・歴史・政策、介護保険サービス、介護技法、技術各論、介護従事者と他職種との連携、海外の事情）／福祉（基本理論、制度、福祉の領域、社会福祉援助の方法、関連領域と福祉との関係）
看護・介護・福祉の百科事典（普及版）	
33007-6 C3547　　A5判 676頁 本体8500円	

帝京大 三上真弘・帝京平成大 青木主税・東北福祉大 鈴木堅二・帝京平成大 寺山久美子編	すべての人が安全に生き生きとした生活を送るための、医療・保健・福祉・生活に関わる、健康増進活動の一環としてのリハビリテーション医療の重要テーマやトピックスを読みやすい解説によりわかりやすく記述。リハビリテーション科、整形外科、神経科をはじめとする医師、看護師、保健師、理学療法士、作業療法士、言語聴覚士、視能訓練士、柔道整復師、整体師、社会福祉士、介護福祉士、ケアマネジャー、ホームヘルパーなど、リハビリテーション医療に関わる人々の必携書
リハビリテーション医療事典	
33503-3 C3547　　B5判 336頁 本体12000円	

上記価格（税別）は2013年10月現在